T0274347

INMUNOTIPO

LA CLAVE PARA FORTALECER TU

SISTEMA INMUNITARIO

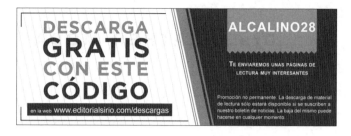

DESCARGA GRATIS CON ESTE CÓDIGO

en la web www.editorialsirio.com/descargas

ALCALINO28

TE ENVIAREMOS UNAS PÁGINAS DE LECTURA MUY INTERESANTES

Promoción no permanente. La descarga de material de lectura sólo estará disponible si se suscriben a nuestro boletín de noticias. La baja del mismo puede hacerse en cualquier momento.

Título original: IMMUNOTYPE BREAKTHROUGH: Your Personalized Plan to Balance Your Immune System, Optimize Health, and Build Lifelong Resilience
Traducido del inglés por Antonio Luis Gómez Molero
Diseño de portada: Editorial Sirio, S.A.
Maquetación: Toñi F. Castellón

©   de la edición original
      2021 de Heather Moday

      Esta edición ha sido publicada con autorización de Little, Brown and Company,
      Nueva York, USA.
      Todos los derechos reservados

©   de la fotografía de la autora
      Exposed Moxie Photography

©   de la presente edición
      EDITORIAL SIRIO, S.A.
      C/ Rosa de los Vientos, 64
      Pol. Ind. El Viso
      29006-Málaga
      España

www.editorialsirio.com
sirio@editorialsirio.com

I.S.B.N.: 978-84-19105-18-9
Depósito Legal: MA-937-2022

Impreso en Imagraf Impresores, S. A.
c/ Nabucco, 14 D - Pol. Alameda
29006 - Málaga

Impreso en España

Puedes seguirnos en Facebook, Twitter, YouTube e Instagram.

El papel utilizado para la impresión de este libro está **libre de cloro** elemental (ECF) y su procedencia está certificada por una entidad independiente, no gubernamental, que promueve la sostenibilidad de los bosques.

PEFC

Dra. HEATHER MODAY

INMUNOTIPO

LA CLAVE PARA FORTALECER TU

SISTEMA INMUNITARIO

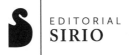

EDITORIAL
SIRIO

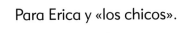

Para Erica y «los chicos».

Índice

El misterio del sistema inmunitario, el mayor mecanismo de defensa de nuestro cuerpo

El año 2020 fue un año que, por muchos motivos, jamás olvidaremos. Para mí, inmunóloga y experta en medicina integral y funcional, 2020 será siempre el año en que todo el mundo empezó a hablar del sistema inmunitario. Términos como *citoquinas*, *antígenos* e *inmunidad de rebaño* pasaron a formar parte del vocabulario habitual en reuniones al aire libre en las que se respetaba la distancia social. Antes de que apareciera el COVID-19, seguramente la mayoría no le dábamos mucha importancia al sistema inmunitario, y cuando nos acordábamos de él era para pensar que nos ayudaba a superar los resfriados y a volver antes al trabajo; sin embargo, de repente, empezamos a considerarlo como un mecanismo biológico de salvación. Y, por desgracia, en el transcurso de la pandemia de COVID-19, la solidez de su sistema inmunitario ha sido para muchos una cuestión de vida o muerte.

No le desearía el año 2020 a nadie. Sin embargo, no puedo evitar pensar que uno de los aspectos positivos que se pueden extraer de él es que todos empezamos a prestar atención al papel que el sistema inmunitario desempeña en nuestras vidas y a mostrarle el respeto que merece. Al fin y al cabo, se trata del mayor mecanismo de defensa de nuestro cuerpo. Es, sin lugar a dudas, lo que nos mantiene vivos día tras día. Por desgracia, durante mucho tiempo no le dimos el menor valor; más bien, lo ignoramos o incluso abusamos de él.

Solo tienes que pensar que cada año nos hacemos pruebas de detección de todo tipo de enfermedades: colonoscopias y mamografías para detectar el cáncer, o controles de colesterol y de presión arterial para analizar la salud cardiovascular; algunos incluso se someten a pruebas para descubrir deficiencias nutricionales y a análisis de sangre para el hígado y los riñones. No obstante, nadie le pide a su médico un chequeo del sistema inmunitario. Y, si lo hiciera, probablemente el facultativo se le quedaría mirando con la boca abierta y empezaría a rascarse la cabeza.

¿Por qué? Está claro que el sistema inmunitario es importante; entonces, ¿por qué no tenemos en cuenta su salud general y su mantenimiento?

En parte, el problema radica en que este sistema es un enigma para la inmensa mayoría de la comunidad médica, con la excepción de los especialistas e investigadores. Y créeme que lo entiendo, porque es extraordinariamente complejo y está compuesto por infinidad de células, receptores y mensajeros químicos con nombres enrevesados, compuestos por números, letras y símbolos desconcertantes.

Por no mencionar el hecho de que, a los médicos, en general, no se les enseña mucho en la facultad sobre el sistema inmunitario. En mi caso, asistí a un solo curso de inmunología en mi segundo año de Medicina y me aprendí de memoria solo los suficientes datos para pasar los exámenes. De no haber decidido más tarde convertirme en inmunóloga, la mayor parte de esos conocimientos habría quedado confinada en los recovecos de mi cerebro, y allí permanecerían archivados junto a la secuencia exacta del desarrollo del corazón del feto y las complejas reacciones de química orgánica que memoricé (y olvidé enseguida).

Otro obstáculo a la hora de entender el sistema inmunitario es la enorme cantidad de nuevas investigaciones surgidas en las últimas décadas. El campo de la inmunología avanza a un ritmo vertiginoso, y nuestros conocimientos cambian sin cesar, prácticamente a diario. Para tratarse de una ciencia relativamente joven —cuyos orígenes se remontan a los descubrimientos del científico ruso Élie Metchnikoff en 1883—, el incesante volumen de información nueva que produce y que hay que seguir resulta abrumador para la mayoría de los médicos.

Esto se puso de manifiesto en la forma en que nos apresuramos como sociedad —más bien, como planeta— a entender el virus SARS-CoV-2 y a armar nuestros sistemas inmunitarios para luchar contra él. Todos nos preguntamos qué debíamos hacer para protegernos de la infección por el virus. Nos pusimos mascarillas, compramos litros de desinfectante de manos y nos distanciamos socialmente hasta el punto de cerrar negocios, cancelar vacaciones y trabajar desde casa durante más de un año. Además, investigamos por Internet si ciertos suplementos y curas dudosas podrían inmunizarnos, y nos mantuvimos pendientes de las noticias sobre la carrera mundial para conseguir una vacuna. Así aprendimos que las enfermedades subyacentes constituyen un factor de riesgo para los malos resultados y nos preocupamos por si estábamos entre los grupos de riesgo. Queríamos «reforzar» nuestro sistema inmunitario, pero luego supimos que la mayoría de las personas que morían por el COVID-19 sufrían una respuesta inmunitaria hiperactiva denominada tormenta de citoquinas. Es confuso, ¿verdad? Tantas preguntas y tan pocas respuestas. Esto bastó para asustarnos, abrumarnos y darnos la sensación de que nuestro mundo estaba mal equipado para enfrentarse a un microbio invisible que se había extendido como una plaga.

Lo cierto es que para apoyar al sistema inmunitario de la forma apropiada y en el momento oportuno se requiere un poco de delicadeza. Sobre todo, cuando hay una nueva amenaza, como el SARS-CoV-2. Y es que, de hecho, no existe un examen fiable de detección para nuestro intrincado y misterioso sistema inmunitario, que se extiende, como descubrirás en este libro, por todos y cada uno de los rincones de nuestro cuerpo. Además, está continuamente en movimiento y carece de límites reales u órganos específicos en los que sea posible aislarlo y medirlo por completo. No se puede escanear con una radiografía o someter a una biopsia, ni determinar su fuerza o debilidad con una sola prueba.

Y aunque hayamos podido desarrollar rápidamente vacunas eficaces contra el COVID-19, nuestros sistemas inmunitarios seguirán enfrentándose durante toda la vida a diferentes retos, como los nuevos virus emergentes. La amenaza para el sistema inmunitario no termina ahí, ni mucho menos. Porque, aunque solemos asociarlo con la lucha contra las bacterias y los virus, la verdad es que hace mucho más que eso. Su comportamiento –bueno o malo– influye en casi todas las enfermedades conocidas por la humanidad, si es que no las causa directamente. El sistema inmunitario juega un papel decisivo en las enfermedades de origen microbiano, como el resfriado común y la gripe, sí, pero también es un factor importantísimo en las afecciones cardíacas, las pulmonares, la diabetes, el alzhéimer y el cáncer, que son las principales causas de muerte a nivel mundial.

No hay ningún otro sistema en el cuerpo tan intrincado y de tanto alcance. En esencia, su integridad es el santo grial para obtener la mejor calidad de vida. Al final, la salud del sistema inmunitario determina si enfermamos y morimos de alguna afección o si, por el contrario, disfrutamos de una longevidad vigorosa.

Cuando empecé mi carrera como alergóloga e inmunóloga en la práctica privada, me esforcé por dominar el sistema inmunitario. Para eso me habían formado. Diariamente trataba eczemas, urticaria, asma, sinusitis y, en ocasiones, deficiencias o trastornos inmunitarios complicados. Los tratamientos eran los habituales: inyecciones de esteroides o vacunas para la alergia, cremas, medicamentos antialérgicos, inhaladores para el asma y antibióticos. La mayoría de las veces, estos métodos funcionaban durante un tiempo. Sin embargo, los pacientes que salían de la consulta cargados de recetas casi siempre volvían al cabo de tres o cuatro meses. Con el paso de los años, me di cuenta de que mis pacientes recibían nuevos diagnósticos, se ponían más enfermos y, en última instancia, tomaban demasiados medicamentos, muchos de ellos recetados para paliar los efectos secundarios de otros que estaban tomando. Muchos se quejaban de haber sufrido nuevas alergias alimentarias en la edad adulta, enfermedades autoinmunes, problemas de intestino irritable, sarpullidos, sinusitis crónica y dolor en las articulaciones. Empecé a recibir pacientes derivados de otros médicos especialistas en gastroenterología, reumatología y dermatología, que no sabían cómo tratarlos (los alergólogos suelen recibir los casos complicados a los que los demás no encuentran solución). El problema era que, a pesar de los años de formación convencional en medicina interna, alergia e inmunología, yo misma estaba desconcertada. No obstante, tenía la corazonada de que todos estos nuevos problemas de salud estaban conectados de algún modo.

Así que empecé a hacer preguntas. Indagué sobre la nutrición de mis pacientes, sus niveles de estrés, rutinas diarias, emociones, hábitos y sueño. Muchos no dormían bien, padecían insomnio o trabajaban en el turno de noche. Algunos se alimentaban con comida preparada pobre en nutrientes y habían tomado numerosos antibióticos y otros medicamentos recetados en el último año. Otros se encontraban deprimidos y estresados o se sentían atrapados en sus relaciones o insatisfechos en sus trabajos.

Por aquel entonces, aún no era experta en «inmunología integrativa», que, según mi propia definición, fusiona la ciencia rigurosa del laboratorio de inmunología con el conocimiento de los factores que influyen en la salud, como la nutrición, el estrés, la relación mente-cuerpo, los factores ambientales, la espiritualidad y otros aspectos. Aun así, veía claramente que el estilo de vida y comportamiento de mis pacientes afectaba a su sistema inmunitario. Además, desarrollaban la lista habitual de afecciones, con la hipertensión, las enfermedades cardiovasculares y la diabetes a la cabeza, en las que había un fuerte componente inmunitario. No sabía qué hacer para solucionarlo, aparte de recetar cada vez más medicamentos. Necesitaba unas herramientas más adecuadas.

Pasé los siguientes años diseñando mi propio juego de herramientas. Decidí realizar un curso de medicina integral a través del programa de medicina integral del doctor Weil en Tucson para aprender los beneficios de varias intervenciones como la medicina herbaria, la nutrición y la reparación de la conexión mente-cuerpo. Asistí a conferencias de medicina funcional, en las que aprendí a centrarme no en nombrar enfermedades y parchear los síntomas con medicamentos, sino en buscar la causa de la enfermedad mediante pruebas y evaluaciones en profundidad, y luego guiar a los pacientes a transformar su estilo de vida para ayudarlos a curarse. Pasé muchos fines de semana y vacaciones asistiendo a estas conferencias a lo largo de todo el país, indagando en los estudios científicos lo que *verdaderamente determina* que estemos sanos o enfermos, y por último me certifiqué en medicina funcional. Finalmente, como no podía aplicar en mi trabajo lo que había aprendido, decidí abandonar mi puesto y creé el Moday Center, una clínica de medicina funcional en Filadelfia.

Desde entonces he trabajado con miles de pacientes para revertir sus problemas de salud, entre ellos síntomas de dolencias autoinmunes, alergias, infecciones y enfermedades crónicas. Mediante el uso de protocolos probados a partir de mi propia experiencia, han sido capaces de dejar los medicamentos y sentirse mejor a base, sencillamente, de mejorar su entorno, nutrición, salud de la microbiota, sueño y niveles de estrés. También los he ayudado a revertir afecciones preexistentes y a aumentar su resistencia a los virus durante la pandemia. He confeccionado mis propias herramientas y les he dado un excelente uso.

Este libro es ese juego de herramientas, condensado de tal manera que a cualquiera le sea posible utilizarlo, esté donde esté. En las siguientes páginas, encontrarás, dispuestos de una manera que te resulte de la mayor utilidad, una gran parte de los conocimientos que he ido adquiriendo a lo largo de los años. Me he centrado en lo que *de verdad necesitas saber* acerca de tu complejo sistema inmunitario, así como en las prácticas que te ayudarán a disfrutar de una mejor salud y a sentirte estupendamente. Porque, al fin y al cabo, se trata de eso, ¿verdad?

En los últimos años, he leído todas las recomendaciones de otros profesionales de la sanidad para reforzar la salud inmunitaria que he encontrado —en conferencias, en las redes sociales y en sitios web médicos— y he llegado a la conclusión de que todos decían más o menos lo mismo. Tras haber estudiado el sistema inmunitario durante décadas, puedo afirmar con total seguridad que ese enfoque no es el adecuado. El sistema inmunitario no es algo lineal, y hay muchas cosas que pueden fallar y provocar una enfermedad; no es tan sencillo como «reforzar» la inmunidad. Puedes desarrollar una inflamación crónica, alguna enfermedad autoinmune e incluso problemas como las alergias debido a una actividad inmunitaria que ya de por sí es excesiva, con lo que, en ese caso, *no* te convendría en absoluto un «refuerzo» del sistema inmunitario.

Entonces, ¿cuál es el enfoque adecuado? Gracias al trabajo realizado con cientos de pacientes, he aprendido que lo que determina cómo se desajusta el sistema inmunitario y qué síntomas experimentamos son los desequilibrios bioquímicos a nivel celular. Durante mis años de investigación, noté que entre mis pacientes surgían varios patrones, y estos se convirtieron en el esquema de lo que yo llamo los cuatro inmunotipos: latente, desorientado, hiperactivo y débil. Para sanar tu sistema inmunitario desequilibrado, primero tienes que conocer cuál es tu inmunotipo y, a continuación, utilizar intervenciones y tratamientos de estilo de vida diseñados específicamente para él y dirigidos a restablecer el equilibrio.

Por eso gran parte de este libro se centra en los cuatro inmunotipos. Comenzaremos con la crisis moderna del sistema inmunitario y una introducción a algunos de los mecanismos subyacentes que son fundamentales para la salud inmunitaria. Luego volveremos a la clase para aprender un poco de inmunología básica. Para conocer tu inmunotipo, tienes que aprender los fundamentos de su lenguaje. No te preocupes. Será divertido y podrás impresionar a tus amigos en la próxima cena. Una vez que hayamos entendido lo básico, todo gira en torno a los cuatro inmunotipos. He diseñado un cuestionario de autoevaluación para ayudarte a identificar tu inmunotipo o inmunotipos únicos (¡puedes tener varios!) y veremos estudios de casos reales que ayudan a explicar lo que ocurre en el cuerpo en cada uno de ellos. Te explicaré de qué manera el sueño, el estrés, la salud intestinal, la exposición a toxinas, la nutrición y otros factores afectan a tu salud inmunitaria y provocan desequilibrios. Con esta información y conociendo tu tipo específico, podrás elaborar tu propio plan de restauración inmunitaria que se adapte no solo a tu inmunotipo, sino también a tu estilo de vida y a tus preferencias. Este plan de restauración es la parte del libro en la que dejamos atrás el aula, para pasar a la acción y empezar a restaurar la armonía del sistema inmunitario.

Si sigues sus directrices, conseguirás eliminar la inflamación no deseada y redirigirás tus energías inmunitarias para que, en lugar de atacar a tus propias células y a alérgenos inofensivos se enfrenten a los verdaderos enemigos. Incrementarás tu fortaleza inmunitaria contra nuevos virus y bacterias y podrás combatir eficazmente las células cancerosas. El objetivo final de este libro es que te sientas bien y confíes en tu organismo. Porque cuando tu sistema inmunitario está equilibrado, ¡te sientes de maravilla! Rara vez enfermas, y si lo haces, te curas enseguida. Estás libre de las molestas alergias y no sufres de problemas autoinmunes. No tienes que lidiar con la diabetes, la obesidad o las enfermedades del corazón ni padecer otras inflamaciones crónicas. Tu sistema inmunitario es resiliente y, por lo tanto, tú también.

De manera que, tanto si quieres prevenir las enfermedades crónicas como si tu objetivo es controlar mejor tus síntomas autoinmunes o liberarte de las molestas alergias estacionales, los constantes resfriados o las infecciones sinusales, en este libro encontrarás tu propio juego de herramientas para conseguirlo.

Una y otra vez, he visto la capacidad milagrosa del cuerpo humano para sanar. Y sé que tú también puedes experimentarla. Tu sistema inmunitario está deseando protegerte, pero como verás en estas páginas, solo puede hacer su trabajo si tú lo apoyas.

¿Qué te parece? ¿Estás preparado para convertirte en un experto en tu propio sistema inmunitario? Pasa la página para empezar.

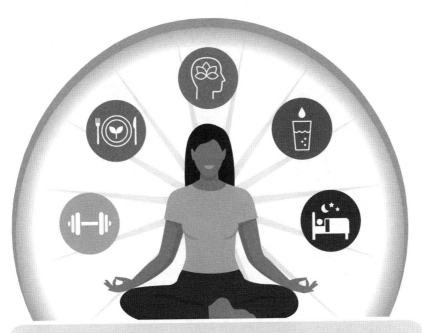

PRIMERA PARTE

LA ERA DEL DESEQUILIBRIO INMUNITARIO

CAPÍTULO 1

La crisis de la disfunción inmunitaria

En 1906, durante la época estival, un banquero y su familia disfrutaban de sus vacaciones en la costa, nadando, bronceándose y haciendo pícnics, en el lujoso enclave de Oyster Bay, Nueva York. Sin embargo, a mediados del verano les sobrevino una terrible enfermedad. Su idílico descanso se vio interrumpido por la fiebre y la diarrea, ya que seis de los once ocupantes de la casa enfermaron de gastroenteritis infecciosa. Más tarde se descubrió que el culpable era la *Salmonella typhi*, la bacteria responsable de la fiebre tifoidea.

Aunque los brotes de fiebre tifoidea, por lo general, solo afectaban a quienes vivían en ciudades con agua contaminada y malas condiciones de salubridad, en los años siguientes comenzaron a aparecer también en hogares acomodados. Tras muchas investigaciones, se descubrió que los casos se debían a una sola persona, una cocinera contratada llamada Mary Mallon, tristemente conocida como María la Tifoidea.[1] Resultó que Mary era una portadora asintomática de la enfermedad y que propagó eficazmente esta infección, a veces letal, a su desprevenida clientela en una casa tras otra, año tras año.

En esta época, en Estados Unidos no existían los antibióticos, las vacunas, el saneamiento masivo, el tratamiento público del agua, la manipulación higiénica de los alimentos ni la eliminación adecuada de las aguas residuales. ¡Y la verdad es que no hace tanto tiempo de todo esto! A principios del siglo XX, las causas más comunes de muerte eran las enfermedades infecciosas como la neumonía y la gripe, la tuberculosis y la gastroenteritis infecciosa. De hecho, en 1900, la esperanza de vida media en Estados Unidos era de tan solo cuarenta y siete años.[2] Hace poco más de cien años, no disponíamos de vacunas seguras o fiables, Alexander Fleming aún no había descubierto la penicilina y no se tenía un conocimiento adecuado de cómo se contraían las infecciones. De hecho, hasta finales del siglo XIX los cirujanos no empezaron a lavarse las manos de forma rutinaria antes de operar y el uso de mascarillas y guantes durante los procedimientos médicos no fue algo habitual hasta que llegamos al siglo XX. Por ello, muchas de las infecciones que en la actualidad prevenimos con vacunas o tratamos con una simple ronda de antibióticos solían acabar en muerte, especialmente en los niños. Hoy en día damos por sentados todos los increíbles avances médicos que tenemos a nuestro alcance, pero en el pasado, un sistema inmunitario fuerte era la única protección en la batalla contra una infección potencialmente mortal.

EL PASO DE LA ENFERMEDAD
INFECCIOSA A LA CRÓNICA

En los últimos cien años, hemos dado un giro de ciento ochenta grados. ¿Puedes nombrar a un amigo o familiar que haya muerto de un virus estomacal, de sífilis o de tuberculosis? Eso no quiere decir que las enfermedades infecciosas sean cosa del pasado —ni mucho menos, como hemos visto con la epidemia de sida de los años ochenta, la reciente pandemia mundial de COVID-19 y el aumento de las «superbacterias» resistentes a los antibióticos–, pero la sociedad moderna, nuestra industria alimentaria, la tecnología médica y el comportamiento humano han modificado radicalmente los motivos por los que enfermamos y la forma en que morimos.

La amenaza de las enfermedades infecciosas, a excepción del espectro de los nuevos virus que puedan aparecer en el futuro, ya no es lo que era. Esto se debe, en gran parte, a las vacunas. En 1960 no existía ninguna iniciativa de vacunación a nivel nacional, y los niños recibían solo cinco vacunas contra la difteria, el tétanos, la tosferina, la poliomielitis y la viruela. Desde entonces ha habido una explosión en el desarrollo de vacunas, y por regla general, de forma rutinaria, se administran dieciséis vacunas a los menores, repartidas en cincuenta y seis inyecciones a lo largo de dieciocho años. Independientemente de tu postura sobre las vacunas, lo cierto es que estas innovaciones han disminuido drásticamente la mortalidad infantil por causas infecciosas, lo cual es algo que hay que celebrar. Sin embargo, ahora parece que nos enfrentamos a una crisis totalmente diferente: un fuerte aumento de las enfermedades crónicas. Vivimos mucho más tiempo que antes, pero también estamos más enfermos crónicamente que nunca. De hecho, hemos desarrollado una crisis de disfunción inmunitaria.

Esta es nuestra realidad: a los niños se les está diagnosticando asma, alergias alimentarias, diabetes, hipertensión, autismo y trastorno de déficit de atención e hiperactividad (TDAH) a un ritmo nunca visto. En los países altamente industrializados, y en general en todo el mundo, afecciones como las cardiopatías, las enfermedades pulmonares, la diabetes, el alzhéimer y el cáncer encabezan la lista de las causas de mortalidad.

Las estadísticas no mienten. En la actualidad:

- Las enfermedades cardiovasculares —como la arteriopatía coronaria, la insuficiencia cardíaca congestiva, los accidentes cerebrovasculares, las arritmias, la hipertensión arterial y la arteriopatía periférica— afectan al 48% de la población estadounidense y son la principal causa de muerte en todo el mundo.[3]

- A unos 34,5 millones de estadounidenses se les ha diagnosticado diabetes de tipo 2, una enfermedad que puede conllevar ceguera, diálisis renal, derrames cerebrales, enfermedades cardíacas y amputación de extremidades.[4] Aún más alarmante es el hecho de que si se añaden las personas con prediabetes o diabetes no diagnosticada, el número asciende a cien millones.[5] Eso significa que uno de cada tres estadounidenses tiene un problema de azúcar en la sangre.

- El alzhéimer afecta a cerca de seis millones de personas en Estados Unidos y se espera que aumente a más de quince millones en 2050.[6] Esto significa que habrá más pacientes de esta enfermedad que la población de Nueva York, Chicago y Los Ángeles juntas.

- La prevalencia de la obesidad entre los adultos estadounidenses fue del 42,4% en 2018, que es aproximadamente el doble de lo que era hace treinta años, cuando cursaba el primer año de universidad. La obesidad por sí sola aumenta el riesgo de padecer enfermedades cardíacas, diabetes, demencia y artritis.[7]

- Los trastornos de ansiedad y la depresión también están aumentando espectacularmente. Incluso antes de la pandemia del COVID-19, la friolera del 18,5% de los adultos sufría alguno de estos dos trastornos. Esa cifra es ahora casi con toda seguridad mayor.[8]

- Según los Institutos Nacionales de la Salud, las enfermedades autoinmunes afectan a 23,5 millones de estadounidenses (lo que supone más del 7% de la población) y la American Autoimmune Related Diseases Association o AARDA ('asociación estadounidense de enfermedades relacionadas con la autoinmunidad') estima que la cifra se acerca más a los cincuenta millones de estadounidenses.[9]

- Las estadísticas más recientes de los Centers for Disease Control and Prevention o CDC ('centros para el control y la prevención de enfermedades') citan que el 47% de los estadounidenses tiene al menos un tipo de enfermedad crónica, que cuesta al país treinta y siete mil millones de dólares al año.[10]

Tengo la impresión de que nos hemos insensibilizado ante la información que acabamos de ver. Ya casi no nos impacta porque está muy normalizada. Pero, créeme, no es normal en absoluto.

Las enfermedades crónicas son complicadas porque, a diferencia de las infecciosas, que nos dejan en cama durante días con fiebre, escalofríos o diarrea, suelen ser más difíciles de detectar. Piensa unos momentos en la gente que conoces: ¿quién padece una enfermedad crónica como la psoriasis, la hipertensión arterial, el síndrome del intestino irritable o la endometriosis? Seguramente ni siquiera lo sabrías si no te lo dijeran. Nunca deja de sorprenderme la frecuencia con la que, al conversar con un amigo o familiar, de repente menciona que tiene artritis reumatoide, asma o colitis ulcerosa, y yo sigo pensando ingenuamente: «¿Cómo no me había dado cuenta?».

La respuesta es sencilla: hoy en día la enfermedad tiene un aspecto muy diferente. No siempre se pueden detectar las afecciones crónicas a simple vista, y dada la abundancia de fármacos que tenemos, a veces podemos «controlarlas». Sin embargo, eso no significa forzosamente que nos sintamos o vivamos bien. De hecho, el objetivo principal de la lucha contra las enfermedades crónicas no ha sido eliminar sus causas, sino invertir miles de millones de dólares en el desarrollo de medicamentos cada vez más potentes. Las estadísticas sobre los medicamentos recetados tampoco mienten:

- El 45,8% de la población estadounidense ha consumido al menos un medicamento con receta en los últimos treinta días, el 24% ha consumido tres o más, y el 12,6% cinco o más.[11]
- El 18% de los niños de cero a once años ha tomado un medicamento con receta en el último mes.
- El 73,9% de las visitas al médico conllevan la prescripción de medicamentos, según los CDC.[12]
- Alrededor del 13,2% de los estadounidenses de dieciocho años o más han tomado un medicamento antidepresivo en los últimos treinta días.[13]
- El predominio del uso de AINE (medicamentos antiinflamatorios no esteroideos: analgésicos que pueden adquirirse sin receta) en pacientes mayores de sesenta y cinco años alcanza el 96% en algunos entornos.[14]
- En 2018 se expidieron más de dieciséis millones de recetas de opioides (aproximadamente entre el 21 y el 29% de los pacientes a los que se les prescriben opioides acaba haciendo un mal uso de ellos, y el 12% desarrolla una adicción).[15]
- En general, el uso de medicamentos con estatinas para el colesterol entre los adultos estadounidenses de cuarenta años o más en la población general aumentó un 79,8%, de 21,8 millones de individuos en 2002-2003 a 39,2 millones de individuos (27,8%) en 2012-2013 (es decir, 221 millones de recetas).[16]
- Más de quince millones de estadounidenses tienen prescripciones de IBP (inhibidores de la bomba de protones: medicamentos comunes utilizados para reducir la acidez estomacal)

para controlar la acidez estomacal (aún más sorprendente, la investigación ha demostrado que hasta 10,5 millones de personas toman IBP incluso cuando no los necesitan).[17, 18]

- Según los CDC, dieciséis millones de adultos consumen fármacos para la alergia, y cada año aumenta el número de quienes toman estos medicamentos.[19]

Ni los medicamentos con receta ni los que se venden sin ella son perjudiciales en sí mismos; de hecho, suelen ser muy útiles, pero la verdad es que solo han conseguido un éxito parcial a la hora de resolver el problema de las enfermedades crónicas. Aunque muchos de estos fármacos pueden salvar la vida y reducir los síntomas, también suelen tener efectos secundarios nocivos y cualidades adictivas y, por lo general, no abordan la causa subyacente del problema de salud, lo que significa que al final acabas volviendo al médico porque necesitas una dosis más alta u otro medicamento. Mucha gente vive en un estado permanente de enfermedad, dolor y discapacidad, lo que conlleva una calidad de vida pésima.

Quizá te preguntes a qué viene hablar de todas estas enfermedades y todos estos fármacos. Todo esto no puede tener relación con el sistema inmunitario, ¿verdad? Pues la verdad es que sí. Es más, me atrevería a decir que la mayoría de las enfermedades crónicas son un grito de auxilio del sistema inmunitario. Un grito que toma la forma de una inflamación sistémica crónica.

EL ARMA DE DOBLE FILO DE LA INFLAMACIÓN

Recientemente tuve una paciente que se presentó en mi consulta y me dijo: «No sé qué me pasa. Me siento fatal». Sabía que algo iba mal, aunque no tuviera claro lo que le sucedía. Como ya he mencionado, hay enfermedades que van desde la depresión hasta las afecciones cardíacas, pasando por el alzhéimer y la enfermedad intestinal inflamatoria, ocasionadas por un problema del sistema inmunitario que casi siempre es la inflamación. Es probable que termines cansándote de esta palabra, porque la verás una y otra vez a lo largo de este libro, pero es porque se trata de un factor clave del sistema inmunitario. De hecho, siempre que nos lesionamos o nos infectamos, lo primero que hace nuestro sistema inmunitario es contratacar desencadenando una cascada inflamatoria.

La inflamación tiene mala fama, sobre todo en el mundo del bienestar; pero esto es un malentendido, ya que no es del todo mala. De hecho, si no existiera, moriríamos de infecciones leves como el resfriado común o la gripe, o incluso de pequeñas heridas, porque nuestro cuerpo no sería capaz de protegerse y recuperarse.

Me refiero a lo siguiente: cuando tu cuerpo se lesiona o se infecta, el sistema inmunitario desencadena una respuesta inflamatoria y envía un ejército de células inmunitarias y otros mensajeros químicos a la zona para defenderla y curarla (en el capítulo dos estudiaremos a fondo estas células y mensajeros). La inflamación es lo que causa la hinchazón, el enrojecimiento y el calor cuando nos lesionamos, y lo que provoca la sobreproducción de mucosidad cuando nos resfriamos. Todas estas reacciones son desagradables y nos hacen sentir mal, pero en realidad están ahí para curarnos y ayudarnos a expulsar los gérmenes infecciosos del cuerpo. Un tobillo hinchado y dolorido evita que nos volvamos a lesionar una y otra vez; la mucosidad que producimos y expelemos con la tos cuando estamos resfriados sirve para capturar y eliminar el germen que nos ha enfermado.

Lo ideal sería que la inflamación causada por una lesión o enfermedad fuera breve, adecuada al tamaño y la gravedad de la amenaza a la que nos enfrentamos, y consiguiera protegernos y curarnos, o al menos poner en marcha estos procesos, antes de desaparecer y que nuestro cuerpo volviera a su estado normal. Por desgracia, no siempre es así. A veces, nuestra respuesta inflamatoria se activa excesivamente y la inflamación producida llega a ser más grave que la enfermedad o lesión en sí mismas, por ejemplo en el caso de las tormentas de citoquinas del COVID-19; otras veces, no remite adecuadamente después de que la amenaza haya pasado. Cuando esto sucede, es una mala noticia para el cuerpo y puede crear —¡lo has adivinado!— un estado inflamatorio permanente que conduce a la enfermedad crónica. En la actualidad, una cantidad impresionante de enfermedades se derivan de una inflamación de bajo nivel latente.

Por ejemplo:

- En la aterosclerosis, la placa que se acumula y acaba por calcificar nuestro corazón y nuestros vasos sanguíneos es el resultado de los intentos de nuestro sistema inmunitario de crear una inflamación para reparar los daños en los propios vasos sanguíneos. La placa crece a partir de agresiones como el tabaquismo, las infecciones, la presión arterial alta, las sustancias químicas tóxicas y el colesterol deteriorado.
- La depresión se ha relacionado con niveles más altos de inflamación que afectan a la función de los neurotransmisores en el cerebro.[20]
- En la diabetes, la inflamación se descontrola cuando el exceso de azúcar en sangre se adhiere a las células sanguíneas y a los vasos sanguíneos y se dañan órganos que intentamos reparar frenéticamente.
- En cuanto al alzhéimer, el riesgo de padecerlo aumenta con las toxinas ambientales, las conmociones cerebrales, el alto nivel de azúcar en sangre y la falta de sueño. Todos estos factores impulsan —¡lo has vuelto a adivinar!— la inflamación,

que da lugar a un cerebro excesivamente castigado y deteriorado.

- El asma es una inflamación de las vías respiratorias, el eczema es una inflamación de las células de la piel, la artritis es una inflamación de las articulaciones y la enfermedad de Crohn es una inflamación del tracto digestivo.

Está claro que una respuesta inflamatoria fuera de control es la causa de muchas enfermedades comunes. Y esto es así especialmente en el caso de un grupo de afecciones denominadas enfermedades autoinmunes.

LA «TOLERANCIA» INMUNITARIA Y LAS ENFERMEDADES AUTOINMUNES

Como hemos visto antes, las enfermedades autoinmunes son una serie de trastornos crónicos, debilitantes y a veces mortales. Y lo que todas tienen en común es un sistema inmunitario fuera de control. Esto genera una enorme inflamación crónica, pero también conduce a un colapso de la inteligencia del sistema inmunitario, que empieza a atacar los propios tejidos del cuerpo como si fueran peligrosos invasores externos. En lenguaje inmunológico, llamamos a este fenómeno «pérdida de tolerancia», que es un concepto clave en inmunología. La tolerancia consiste básicamente en la capacidad de las células inmunitarias de reconocer su propio tejido y no atacarlo nunca. Cuando se pierde la tolerancia inmunitaria, las células inmunitarias empiezan a atacar tus tejidos. Esta intolerancia es uno de los factores de desarrollo de las enfermedades autoinmunes (autoinmunidad) y de lo que he denominado inmunotipo desorientado, que veremos más adelante.

LA CRISIS DE LA DISFUNCIÓN INMUNITARIA

La autoinmunidad puede producirse en cualquier parte del organismo, pero normalmente lo hace en los vasos sanguíneos, los tejidos conectivos, las glándulas endocrinas como la tiroides o el páncreas, las articulaciones, los músculos, los glóbulos rojos y la piel. Algunas de las enfermedades autoinmunes más habituales son:

- Enfermedad de Addison.
- Enfermedad celíaca / esprue (enteropatía sensible al gluten).
- Dermatomiositis.
- Enfermedad de Graves.
- Tiroiditis de Hashimoto.
- Esclerosis múltiple.
- Miastenia gravis.
- Anemia perniciosa.
- Artritis reactiva.
- Artritis reumatoide.
- Síndrome de Sjögren.
- Lupus eritematoso sistémico.
- Diabetes de tipo 1.

Tal vez conozcas a alguien con alguna de las afecciones mencionadas y nunca hayas pensado que se trata de una enfermedad autoinmune. Por ejemplo, la artritis reumatoide (AR). Probablemente creerás que esta enfermedad consiste solo en dolor y rigidez en las articulaciones, pero hay mucho más. La artritis reumatoide se produce cuando las células inmunitarias atacan por error a las articulaciones sanas del propio organismo, provocando dolor, deformidad e hinchazón. La inflamación es, al mismo tiempo, una causa subyacente y un efecto secundario de la autoinmunidad, por lo que crea en el organismo una espiral de inflamación, autoinmunidad y más inflamación, que puede llegar a apoderarse rápidamente de tu vida. Más adelante, cuando hablemos del inmunotipo desorientado, volveré a tratar el tema de la autoinmunidad, pero por ahora simplemente recuerda que acabar con la inflamación crónica será un objetivo fundamental del plan de restauración inmunitaria. ¿Por qué? Porque la inflamación crónica puede ser provocada por numerosos factores de nuestro ecosistema interno y externo, especialmente aquellos tan pequeños que no podemos verlos. En la siguiente sección, nos adentraremos en el ámbito microscópico para hablar de hasta qué punto los microbios siguen rigiendo nuestra vida y nuestra salud, aunque los días de la fiebre tifoidea hayan quedado atrás.

UNA EXPLICACIÓN DE LA HIPÓTESIS DE LOS «VIEJOS AMIGOS»

¿Recuerdas cuando dije que habíamos dado un giro de ciento ochenta grados y que las enfermedades infecciosas fueron sustituidas por una epidemia de enfermedades crónicas? Pues bien, mucha gente cree que nuestra obsesión por los «gérmenes asesinos» ha ido demasiado lejos y ha provocado este increíble aumento de las enfermedades crónicas. En 1989, en un artículo publicado en una revista científica, que apenas llamó la atención de los medios, el epidemiólogo D. P. Strachan hizo una importante declaración. Este artículo relacionaba la fiebre del heno y el eczema en los niños con la reducción del tamaño de la familia y con la disminución de las infecciones infantiles. La teoría de Strachan consistía básicamente en que cuantas menos infecciones se tuvieran en la infancia, más alergias se desarrollarían más adelante. Esta idea alcanzó una gran popularidad entre los científicos y los medios de comunicación, y rápidamente se denominó «hipótesis de la higiene».[21] Además de sonar bien, la hipótesis de la higiene se centraba en la idea de que nuestro entorno cada vez más antiséptico –gracias a los desinfectantes, los antibióticos, el desinfectante de manos y las inversiones en agua potable, saneamiento público y prácticas de higiene personal– nos ha hecho correr un mayor riesgo de padecer enfermedades alérgicas y un «inmunotipo hiperactivo», que se caracteriza por una respuesta alérgica exagerada.

Algo de cierto hay en la hipótesis de la higiene: nos centramos tanto en la prevención y el tratamiento de las enfermedades infecciosas causadas por microbios patógenos que hemos ido demasiado lejos y el tiro nos ha salido por la culata. La hipótesis de la higiene sostiene que esta falta de exposición a los microbios favorece que el sistema inmunitario se acostumbre de tal manera a un entorno excesivamente esterilizado que acabe atacando todo aquello a lo que se expone, aunque sea inofensivo, como el polen o el polvo. Además, hay pruebas que apoyan esta hipótesis, como el enorme aumento del asma y las alergias que ha tenido lugar en las tres últimas décadas. Y es cierto que este aumento se ha dado casi exclusivamente en los países occidentales, más ricos y tecnológicamente avanzados, que también se han vuelto cada vez más «higiénicos». Sin embargo, mi opinión es la siguiente: la hipótesis de la higiene no es cien por cien exacta. ¿Por qué? Porque, como vimos con la pandemia de COVID-19, el jabón y las toallitas higiénicas siguen siendo necesarios. Las cosas no son tan simples. Una explicación más válida e inclusiva de por qué tenemos todas estas alergias es la «hipótesis de los viejos amigos» planteada por el médico y microbiólogo Graham Rook.[22]

Esta hipótesis derivada afirma que no son los microbios peligrosos los que configuran nuestro sistema inmunitario en desarrollo, sino los microorganismos «comensales» –como las bacterias, los hongos, los protozoos y los virus beneficiosos– que llevan miles de años coexistiendo con nuestro cuerpo. Estos microbios beneficiosos influyen en nuestra salud de infinidad de formas. Probablemente hayas oído hablar sobre las bacterias que tenemos en el tracto digestivo, lo que se suele denominar «microbiota intestinal», pero lo cierto es que también tenemos «microbios buenos» que colonizan nuestra piel, boca, senos nasales, pulmones y otras partes del cuerpo. Hay billones de ellos; de hecho, el número de genes bacterianos en el microbioma de un ser humano es doscientas veces mayor que el de los genes propiamente humanos que hay en el organismo.

Entonces, ¿de dónde proceden todos estos «viejos amigos»? Antes de nacer, existimos en un entorno estéril dentro de nuestra madre, pero en cuanto salimos del útero (ya sea por el canal de parto o por cesárea), empezamos a recoger estos microbios amistosos y nuestro microbioma comienza a desarrollarse. Poco después, comenzamos a recibir microbios beneficiosos a través de la leche materna y de los abrazos de nuestros padres y, con el tiempo, al tumbarnos en la hierba, convivir con un perro o un gato, jugar en la tierra e incluso estar con nuestros hermanos (¡más gente significa más bacterias!). Si alguna vez te preguntaste por qué los médicos recomiendan tanto el parto vaginal y la lactancia materna, la respuesta es que, entre otras cosas, se trata de exponer al bebé desde un primer momento a estos microbios beneficiosos para promover el desarrollo de un microbioma saludable.

Los microbios sanos ayudan a configurar positivamente nuestro sistema inmunitario y fomentan la generación de células inmunitarias denominadas células T reguladoras. En el próximo capítulo, hablaremos detalladamente sobre lo que hacen estas células; pero por ahora, basta con saber que los microorganismos amistosos entrenan a nuestras células T reguladoras para que sean más «tolerantes» con nuestro entorno, lo que nos ayuda a evitar las alergias, la autoinmunidad y la inflamación crónica. Sabiendo esto,

entenderás por qué a muchos investigadores y científicos les preo-
cupa el hecho de que un nacimiento y una infancia excesivamente
estériles –sin pasar tiempo jugando en la tierra y acariciando animales, y con las manos y las superficies permanentemente desin-
fectadas– puedan sabotear el desarrollo de la tolerancia inmunitaria. En el capítulo siete verás, como nota positiva, que para apoyar
a estos microbios no es necesario vivir en la suciedad total cuando somos niños, ni tampoco que estemos siempre enfermos o no
nos lavemos nunca las manos. Se trata más bien de centrarnos en
protegernos de los gérmenes peligrosos mediante prácticas sanita-
rias razonables –especialmente en situaciones como la pandemia
de COVID-19, en la que nos enfrentamos a un nuevo virus para
el que no tenemos inmunidad– y, al mismo tiempo, asegurarnos
de exponernos lo suficiente a los «microbios buenos». Uno de
los mayores retos para reequilibrar tu sistema inmunitario –ya sea
que tengas un inmunotipo latente, desorientado, hiperactivo o débil– es establecer una relación saludable con los treinta y ocho billones de bacterias que actualmente residen en tu cuerpo. Como
seres humanos, tenemos que empezar a respetar estos microbios
y permitirles realizar su función; de lo contrario, ¡nuestro sistema
inmunitario colapsará! La buena noticia es que, unas páginas más
adelante, encontrarás todo un capítulo dedicado a cómo vivir de
una manera más simbiótica con los microorganismos que habitan
en nuestro cuerpo.

EL AXIOMA DEL «REFUERZO»

Como acabamos de ver, adoptar un enfoque excesivamente sim-
plificado de los microbios –tratando simplemente de «matar todos
los gérmenes»– resulta contraproducente. Por desgracia, a menudo somos víctimas de esa misma mentalidad cuando se trata de

mejorar la salud del sistema inmunitario. Si me dieran un dólar por cada vez que leo un artículo, una entrada en un blog o un anuncio de un producto que canta las alabanzas de «reforzar» el sistema inmunitario, podría jubilarme el año que viene y mudarme a una lujosa isla tropical. Me explico: hay algunas situaciones, como en el caso de un inmunotipo débil, en las que reforzar la respuesta inmunitaria puede ser beneficioso, pero hay que saber qué partes del sistema se están reforzando, en qué medida y de qué forma. Centrarse únicamente en aumentar la actividad del sistema inmunitario no siempre es bueno. Por ejemplo, si tienes alergias o asma, tus síntomas provienen de un sistema inmunitario que ya de por sí es hiperactivo, y lo último que necesita es un «refuerzo». Algunos tenemos reacciones inmunitarias vigorosas que acaban atacando a nuestros propios tejidos, y nos convendría tener menos actividad inmunitaria, no más. Lo que trato de decir con esto es que no existe un enfoque único para reforzar el sistema inmunitario; eso sería un grave insulto a la espectacular complejidad del funcionamiento de este sistema en el cuerpo humano. También supondría ignorar las características distintivas de los desequilibrios de cada persona. Para saber hacia dónde caminamos, primero hemos de saber dónde estamos.

Esta necesidad de mayor especificidad y de tomar decisiones con mayor conocimiento de causa es lo que ha guiado gran parte del contenido de este libro. Mi objetivo es ayudarte a descubrir dónde te encuentras en el espectro de la disfunción inmunitaria, o lo que es lo mismo, determinar tu tipo de inmunidad. Solo cuando hayas identificado tu inmunotipo, sabrás, con conocimiento de causa, si necesitas reforzar, calmar o redirigir tu respuesta inmune. Y aquí es donde la cosa se complica aún más: tu sistema inmunitario no siempre se desequilibra de una sola manera. Cuando contestes el cuestionario de los cuatro inmunotipos que aparece más adelante en este libro, es posible que te identifiques con más de uno. Esto no solamente es normal, sino también habitual. La disfunción inmunitaria tiene un efecto dominó, y una vez que te desequilibras en un área, a menudo te desestabilizas en otra.

LA BUENA NOTICIA: CRIANZA VERSUS NATURALEZA

Hasta ahora, en este capítulo, te he presentado un gran número de estadísticas aterradoras, realidades duras y, seamos sinceros, malas noticias. No cabe duda de que nos encontramos en medio de una crisis de disfunción inmunitaria que merece nuestra atención inmediata.

Sin embargo, no todo son malas noticias. ¿Por qué? Porque nuestro sistema inmunitario, como la mayoría de los sistemas del cuerpo, fluye constantemente. Cada segundo, mueren, se transforman y nacen miles de millones de células inmunitarias, y eso significa que cada día (¡incluso cada hora!) tenemos la oportunidad de cambiar la composición y la resiliencia de nuestra salud inmunitaria. La manera de hacerlo es transformar el estilo de vida, la dieta, los hábitos y el entorno. Muchos de mis pacientes se muestran escépticos cuando les digo esto. Lo entiendo. Si padeces alergias de por vida, una enfermedad autoinmune o una afección crónica, te puede parecer que la situación está totalmente fuera de tu control. Y tras leer hasta aquí, es posible que pienses que toda la desinfección y medicación excesiva y el «refuerzo» que nuestra sociedad ha estado llevando a cabo significa que tenemos mucho que desaprender y mucho terreno que recuperar. Pero te aseguro que tienes la capacidad de remodelar y reajustar tu propio comportamiento inmunitario, aunque hayas nacido con una desventaja inmunitaria, aunque padezcas una enfermedad que te trastorne la vida a diario y aunque, hasta ahora, hayas estado cometiendo toda una serie de errores que perjudican a tu sistema inmunitario.

¿Por qué estoy tan segura? Pues porque no solo he visto a cientos de pacientes equilibrar su sistema inmunitario mediante cambios en la dieta y el estilo de vida, sino que además he podido comprobar que un estudio tras otro conecta todo tipo de problemas de salud inmunitaria con factores que están en gran medida bajo nuestro control. Si hasta ahora has vivido principalmente en el entorno de la medicina convencional, quizá sea la primera vez que escuches todo esto, y entiendo tu escepticismo. Lamentablemente, muchos médicos, incluso los especialistas, siguen estando desinformados sobre el impacto de las intervenciones relacionadas con el estilo de vida. La mayoría de los médicos reciben menos de veinticinco horas de formación en nutrición en los cuatro años que dura la carrera de Medicina, y menos del veinte por ciento de las facultades de Medicina tienen un solo curso obligatorio de nutrición.[23] Sé de lo que estoy hablando, dado que estudié en la facultad de Medicina y me encontré con que no podía ayudar a mis pacientes en este aspecto.

Uno de los mayores problemas que esto conlleva es que ha relegado la nutrición, el ejercicio y las intervenciones mente-cuerpo dentro de la atención sanitaria a la categoría de lo «milagroso», que está reservada a los llamados profesionales de la «medicina alternativa». Nos encanta burlarnos de los yoguis y de quienes beben zumos verdes o son amantes de los cristales; sin embargo, he de decirte que no hay absolutamente nada de «milagroso», de locura o de falta de fundamento en la verdadera medicina basada en la transformación del estilo de vida.

La investigación no miente: un estudio pionero demostró que tan solo cuatro factores del estilo de vida saludable —no fumar, mantener un peso saludable, hacer ejercicio con regularidad y seguir una dieta sana– pueden reducir el riesgo de desarrollar las enfermedades crónicas más comunes y mortales en un ochenta por ciento. *Léelo otra vez: un ochenta por ciento.*

Por no mencionar que:

- El consumo de diez raciones diarias de fruta y verdura podría evitar unos 7,8 millones de muertes prematuras al año en todo el mundo.[24]
- El estrés influye en entre el 75 y el 90% de las enfermedades humanas.[25]
- Las sustancias químicas de nuestro entorno están relacionadas con el cáncer de ovarios, de próstata y de mama, la aparición temprana de la menopausia, la disminución de la calidad del esperma, las dificultades de fertilidad, las enfermedades cardíacas, la obesidad y la diabetes.[26] (Y esta es la lista corta).
- Las personas que obtienen entre el 17 y el 21% de sus calorías del azúcar añadido tienen un 38% más de riesgo de morir por enfermedades cardiovasculares que las que obtienen solo el 8% de su ingesta calórica del azúcar.[27] Los estudios también han relacionado un mayor consumo de azúcar –especialmente de bebidas azucaradas– con un aumento del riesgo de desarrollar enfermedades autoinmunes como la artritis reumatoide.[28]
- Tan solo quince minutos de actividad física al día pueden aumentar la esperanza de vida en tres años; otros estudios han demostrado que hacer ejercicio ayuda a reducir la inflamación alérgica.[29]

Estos son solo algunos ejemplos del enorme impacto que el estilo de vida y el entorno tienen en tu bienestar diario. De hecho, podría ser incluso más determinante que la predisposición genética. Recientemente, se ha desarrollado un campo de estudio muy popular llamado epigenética, que investiga cómo nuestro entorno y nuestro comportamiento activan y desactivan diferentes genes. La epigenética (que a grandes rasgos consiste en el estudio de los factores «que están por encima del gen») nos enseña que es posible modificar la forma en que se expresa nuestro ADN mediante cambios en el estilo de vida. Estas modificaciones pueden influir en cómo se dividen las células y qué proteínas se fabrican, e incluso en qué material genético se transmite a nuestra descendencia (sí, los efectos de un estilo de vida poco saludable pueden transmitirse a los hijos). Todos nacemos con un ADN inalterable, pero la epigenética nos dice que los factores relacionados con el estilo de vida marcan realmente la diferencia entre desarrollar o no una enfermedad crónica. Esta es una gran noticia. Significa que incluso si tienes una predisposición genética a una determinada enfermedad —por ejemplo, la obesidad o el cáncer de mama o el alzhéimer— podrás controlar *en gran medida* el desarrollo de esa enfermedad. Cuando se puede modificar el entorno, es posible cambiar literalmente la forma en que se expresan los genes y recuperar la salud inmunitaria.

AFRONTAR LA CRISIS DE LA DISFUNCIÓN INMUNITARIA

Es cierto que hay muchos libros que enseñan a mantenerse sano y a prevenir las enfermedades crónicas. Sin embargo, en este punto es donde todos esos libros fallan: tienden a olvidar que la causa fundamental de las enfermedades es diferente para cada persona y que estas enfermedades casi siempre están relacionadas con el sistema inmunitario. Muchos libros prescriben una técnica de estilo de vida (como el yoga, la meditación o el ayuno) o una dieta (por ejemplo, baja en grasas, cetogénica, paleolítica, sin cereales o mediterránea) para curar las enfermedades y lograr el cambio perfecto para la salud de todos. Y aunque cada una de ellas tiene puntos destacables e investigaciones que las respaldan, no son absolutamente correctas o incorrectas para la totalidad de las personas. Debido a nuestros diferentes inmunotipos, algunos nos sentimos mejor siguiendo un estilo de vida o un plan de nutrición que a otros les puede perjudicar.

En este libro, vamos a adoptar un enfoque más refinado e individualizado. En las siguientes páginas te enseñaré exactamente cómo realizar cambios específicos en tus hábitos, tu entorno y tu dieta, así como a utilizar tratamientos naturales específicos para devolver el equilibrio a tu sistema inmunitario. Esto te ayudará a restaurar los niveles de inflamación saludables y a desarrollar una relación más beneficiosa con los microbios del entorno, así como a asegurarte de que este favorezca la expresión óptima de tus genes.

Le doy mucha importancia a la salud del sistema inmunitario porque puede salvarnos la vida cuando funciona bien y ser tremendamente ineficaz e incluso destructivo cuando falla. En nuestro sistema inmunitario hay células que son más poderosas que cualquier medicamento fabricado por el ser humano. Por ejemplo, algunas células pueden inyectar sustancias químicas a las bacterias y destruirlas; otras pueden identificar los parásitos dañinos y engullirlos. Y, sin embargo, en otras situaciones, estas mismas células pueden rechazar órganos trasplantados, destruir nuestros propios glóbulos rojos o provocar un *shock* anafiláctico. Es sorprendente para un grupo de células que no podemos ver a simple vista, ¿verdad? Nuestro sistema inmunitario está muy ocupado. Cada día controla todo lo que toca nuestra piel, lo que entra por nuestra nariz y lo que baja por nuestra garganta. Diariamente nos encontramos con unos cien millones de virus y bacterias y tenemos que evitar que infecten nuestro cuerpo, por lo que el sistema inmunitario se acelera, entra en un estado inflamatorio, destruye lo que tiene que destruir y luego se calma sin que ni siquiera lo advirtamos.

Una de las principales razones por las que se ha agravado tanto la crisis de las disfunciones inmunitarias es que hacen falta años para llegar a comprender en profundidad el complejo funcionamiento del sistema inmunitario. Lo mismo que ocurre con nuestras hormonas o nuestro cerebro, aún sabemos muy poco sobre el funcionamiento del sistema inmunitario. No obstante, en las últimas décadas hemos aprendido *mucho* sobre todas las piezas móviles de este sistema, cómo encajan entre sí y qué papel desempeñan para mantenernos sanos. Tener un conocimiento básico del sistema inmunitario es fundamental para restablecer el equilibrio, así que en el siguiente capítulo pasaremos al aula.

El ABC de la inmunidad: conoce a tu ejército inmunitario

¿Recuerdas que dije que el sistema inmunitario humano es un enigma para gran parte de la comunidad médica? ¿Y que está compuesto por un sinfín de células, receptores y mensajeros que pueden desconcertar incluso al más inteligente? Pues bien, no mentía. Se pueden estudiar los entresijos del sistema inmunitario durante años y aun así quedarse perplejo al leer un nuevo estudio o informe. Sin embargo, hay que aceptar el reto, porque llegar a entender, aunque sea a un nivel básico, el sistema inmunitario es fundamental. Esta lección la aprendimos con la pandemia de COVID-19, cuando la gran mayoría nos vimos abocados al fracaso, al carecer de los conocimientos y la confianza necesarios para alcanzar a comprender la gravedad de la amenaza, calcular nuestro propio riesgo y tomar decisiones que nos ayudaran a protegernos. En la actualidad, mucha gente se siente abrumada, poco preparada y con la sensación de tener que ponerse al día.

Pero aquí viene la parte buena: solo es necesario conocer una versión simplificada del sistema inmunitario para saber lo que impulsa a tu inmunotipo y trazar un plan que te ayude a recuperar el equilibrio inmunitario. Este capítulo sentará las bases para permitirte apreciar cómo funciona tu sistema inmunitario en el día a día y qué sucede cuando se desvía hacia la combustión latente, la desorientación, la hiperactividad o la debilidad. Aquí voy a introducir unos cuantos conceptos de los que quizá no hayas oído hablar, así que ten paciencia. He intentado centrarme en ofrecerte la información que *de verdad* necesitas, sin extenderme tanto en los detalles que acabes arrojando este libro a la pared.

TU PROPIO EJÉRCITO INMUNITARIO

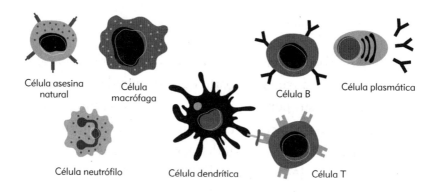

Célula asesina natural · Célula macrófaga · Célula B · Célula plasmática · Célula neutrófilo · Célula dendrítica · Célula T

Para referirse al sistema inmunitario hay un sinfín de analogías, pero la que me parece más adecuada es compararlo con un ejército: ¡tu propio ejército privado que vive en el interior de tu cuerpo! Como no nos queda más remedio que interactuar con el mundo exterior y enfrentarnos a las amenazas de lesiones y enfermedades (a menos que estemos dispuestos a vivir en una burbuja), necesitamos un sistema incorporado para luchar contra las amenazas a nuestra salud. Este sistema debe ser rápido, inteligente y eficaz, lo que significa que tiene que haber una gran cantidad de combatientes activos que trabajen juntos con el objetivo común de protegerte; de ahí la analogía con el ejército.

En el momento de nacer, tu ejército es inmaduro y, para protegerte de infecciones, dependes sobre todo de los anticuerpos que te transmite tu madre a través de la leche materna. Como ya sabemos, la primera inoculación de microbios amigos la recibes al llegar al mundo. Eso significa que desde ese primer momento, el ejército de tu sistema inmunitario comienza a reclutar soldados y a adiestrarlos. Y del mismo modo que el ejército está dividido en secciones, tu sistema inmunitario también lo está. Las dos más importantes son el «sistema inmunitario innato» y el «sistema inmunitario adaptativo». Cada una de estas ramas tiene objetivos diferentes y sus propios soldados, armas y sistemas de comunicación, pero también trabajan juntas para ofrecer la mayor protección.

Empezaremos por el sistema inmunitario innato, que está compuesto por los soldados del frente de combate de lo que podríamos llamar el campo de batalla inmunitario.

EL SISTEMA INMUNITARIO INNATO: LOS SOLDADOS DE PRIMERA LÍNEA

Supongamos que sales a correr, tropiezas con un bordillo, te caes y te haces un gran corte en la rodilla. En una fracción de segundo, las bacterias de la calle sucia consiguen introducirse en tu cuerpo a través de la piel desgarrada. ¡Qué asco!, ¿verdad? Por suerte, una multitud de células del sistema inmunitario innato patrullan tu cuerpo a todas horas del día y de la noche, trabajando para detectar patrones y señales particulares que son comunes a muchas bacterias, virus, hongos y otros invasores.

El sistema inmunitario innato es responsable de nuestra «inmunidad inespecífica», lo que significa que lanza una respuesta protectora general a un antígeno, que es una molécula que se encuentra en la superficie de la mayoría de los invasores y que el sistema inmunitario es capaz de reconocer. La palabra *innato* significa 'de nacimiento' o 'natural', por lo que, como comprenderás, nos estamos refiriendo a la parte de este sistema con la que nacemos, y no a la que evoluciona en respuesta a los diferentes gérmenes que encontramos a lo largo de nuestra vida. El sistema inmunitario innato tiende a debilitarse a medida que envejecemos. De hecho, es la razón por la que las personas mayores tienen un mayor riesgo de padecer COVID-19 grave, mientras que los niños no se ven tan afectados.

Este sistema es nuestra primera línea de defensa contra todos los invasores y lesiones e incluye las barreras físicas y fisiológicas que ayudan en primer lugar a mantener las sustancias nocivas fuera de nuestro cuerpo. Entre los componentes de nuestro sistema inmunitario innato figuran:

- El reflejo de la tos, que nos ayuda a expulsar sustancias que pueden irritarnos o infectarnos.
- Las diversas enzimas de las lágrimas y las grasas de la piel.
- La producción de moco, que atrapa las bacterias y las partículas pequeñas y ayuda a expulsarlas del cuerpo.
- La piel, que actúa como barrera física entre nuestro mundo interior y el exterior.
- El ácido gástrico, que ayuda a eliminar los microbios que penetran a través de los alimentos y el agua.

El sistema inmunitario innato también está compuesto por células entrenadas para responder a las moléculas comunes o antígenos que se encuentran en muchas sustancias extrañas, como las bacterias, los virus y los parásitos. Podríamos decir que estas células son como soldados apostados en diferentes lugares del cuerpo, que patrullan constantemente en busca de posibles amenazas. La fuerza del sistema inmunitario radica en su capacidad para responder con extrema rapidez ante los microbios extraños y evitar que se extiendan por el cuerpo hasta que lleguen las células más especializadas. Así que, cuando esa repugnante bacteria callejera entra en tu torrente sanguíneo a través de un corte abierto, tu sistema inmunitario innato la reconoce y hace sonar la alarma, despertando a todo un pelotón de defensores.

LOS SOLDADOS DE LA INMUNIDAD INNATA: FAGOCITOS, CÉLULAS ASESINAS Y NEUTRÓFILOS

Algunos de los soldados más importantes del ejército inmunitario innato son los denominados «fagocitos profesionales». Como mi infancia transcurrió en los años ochenta, me gusta imaginarlos como los comecocos (Pac-Men). Les encanta engullir cosas. *Fago* (*phágos*) significa en griego 'comer', y *cito* viene de *kýtos*, que, en la misma lengua, significa 'célula'. Así que, básicamente, estas células son comedoras profesionales (no es un mal trabajo, ¿verdad?). Los tipos más importantes de fagocitos son los macrófagos, los neutrófilos y las células dendríticas. Como probablemente hayas adivinado por su nombre, los macrófagos son fagocitos de gran tamaño. Permanecen en tejidos como la piel, los pulmones y los intestinos, y buscan invasores peligrosos para engullirlos. Cuando no están ocupados devorando a los invasores, actúan como recolectores de basura y limpian los restos celulares para mantener el cuerpo en plena forma. Si un macrófago es incapaz de controlar la situación, comunica a otras células del sistema inmunitario (a través de una serie de complejos mensajeros químicos de los que hablaremos en breve) que necesita ayuda. Ahí es donde intervienen los neutrófilos. Estas células son como los pilotos kamikaze del sistema inmunitario; en otras palabras, han «nacido para morir», pero no sin causar antes un daño importante. Cuando los neutrófilos llegan al lugar de los hechos, ingieren los patógenos, les inyectan sustancias químicas tóxicas y los licuan literalmente en el área infectada. (Dato curioso: esto es lo que provoca el pus, el líquido espeso amarillento o verdoso que se produce cuando se tiene una infección). La desventaja de esta sopa química es que también puede infligir lesiones a tus tejidos y provocar muchos daños colaterales. Cuando esta actividad es ligera y las cosas vuelven pronto a la normalidad, no pasa nada; pero si no se acaba rápidamente con el descontrol y la suciedad que provocan los neutrófilos, la fuente de infección persiste, con lo que el ciclo de sopa tóxica se prolonga y se crean daños graves e inflamación crónica.

Otro gran soldado de nuestro sistema inmunitario innato es la acertadamente denominada «célula asesina natural» o «célula NK[*]». Se trata de un arma poderosa en nuestra guerra contra numerosos tipos de infecciones, aunque su especialidad son los virus. De hecho, si padeces una deficiencia genética de células NK, es probable que tengas problemas para mantener bajo control ciertos virus, como los que causan el herpes labial o las verrugas provocadas por el virus del herpes simple y el del papiloma humano. Las NK son también nuestra principal herramienta para identificar las células cancerosas y destruirlas antes de que puedan reproducirse y propagarse. Son letales e inyectan enzimas en las células infectadas por el virus o cancerosas, lo que las obliga a «suicidarse».

No podíamos terminar nuestra explicación del sistema inmunitario innato sin hablar de uno de los soldados más interesantes: la «célula dendrítica», con forma de estrella. Estas células actúan como una especie de mensajero entre nuestro sistema inmunitario innato y la otra rama, el sistema inmunitario adaptativo. Las células

---

[*] N. del T.: Abreviatura del inglés *natural killer*, 'asesina natural'.

dendríticas funcionan de forma similar a los macrófagos, ya que pueden recoger y engullir fragmentos de invasores; pero luego, en lugar de absorberlos por completo, se apresuran a presentarlos a las células de nuestro sistema inmunitario adaptativo para que las más especializadas decidan con fundamento qué hacer a continuación. Las células dendríticas suelen encontrarse en la frontera entre nuestro mundo interno y el externo, patrullando constantemente por la piel, la nariz, los pulmones y el tracto gastrointestinal.

Como puedes ver, nuestro sistema inmunitario innato tiene una gran cantidad de soldados diferentes que recorren el organismo las veinticuatro horas del día, trabajando juntos para exterminar a los invasores peligrosos y a las células cancerosas, y a continuación limpiar el desastre. Parece una logística muy complicada, ¿verdad?

Y lo es. Por suerte, nuestro sistema inmunitario cuenta con una red de comunicaciones muy sofisticada. Este es el verdadero secreto de nuestra inmunidad. Si no existiera esta red, nuestro sistema inmunitario no sería más que un puñado de células que andan dando tumbos sin un rumbo claro.

EL FASCINANTE MUNDO DE LAS CITOQUINAS

¿Te imaginas que colapsara todo el sistema nacional de torres de telefonía móvil, teléfonos fijos, redes digitales y servicios de correo? Me estremece pensar en la situación en la que nos encontraríamos. Sin ninguna comunicación, nuestra sociedad tal y como la conocemos se desmoronaría. El sistema de citoquinas tiene una importancia igualmente crucial para nuestra función inmunitaria. De hecho, el 5G se queda corto en comparación con ellas.

Hay más de un centenar de citoquinas químicas conocidas que actúan como mensajeras entre nuestras células inmunitarias.

Todas estas células segregan y reciben diferentes mensajes de las citoquinas por medio de receptores situados en sus superficies que son algo así como pequeñas torres de telefonía móvil o *routers* wifi. Estas células suelen tener mala fama debido a su papel como causantes de grandes problemas inflamatorios, como las «tormentas de citoquinas», el rechazo de trasplantes y el *shock* séptico, pero cuando se amplía la información sobre ellas, se ve que difamarlas sin más no solo es injusto sino también un ejemplo de cómo simplificar en exceso los sistemas corporales; simplificación que puede tener malas consecuencias. ¿Por qué? Porque existen infinidad de citoquinas inflamatorias, reguladoras y antiinflamatorias que realizan su función a diario para mantenerte vivo, sano y en equilibrio. Todas son necesarias.

Entonces, ¿qué son las citoquinas y cuántas hay? Si te enumerara todas las citoquinas que hay en tu cuerpo (existen múltiples tipos y diferentes familias dentro de cada tipo, lo que da lugar a más de un centenar de nombres y símbolos confusos), te quedarías bizco.

Lo bueno es que no hace falta memorizar todas y cada una de ellas. Para apreciar cómo se forma tu inmunotipo personal y cómo puedes cambiarlo, basta con que entiendas un poco su lenguaje. Tan solo ten en cuenta que cuando las citoquinas funcionan correctamente, son una gran ventaja para tu sistema inmunitario; en cambio, cuando su señalización se estropea, pueden ser las principales responsables de los problemas inmunitarios y del desarrollo de los cuatro inmunotipos. Así que tómate una taza de café fuerte para no dormirte y ten paciencia conmigo durante unos minutos. Las siguientes son algunas de las principales familias de citoquinas que debemos conocer.

1. Interleucinas (IL)

Existen alrededor de cuarenta de estas sustancias químicas, y cada una de ellas desempeña un papel importantísimo en la lucha contra las infecciones de todo tipo, además de calmar la respuesta inmunitaria. Una de sus funciones más conocidas es la de provocar fiebre, lo que ayuda a elevar la temperatura corporal para combatir los microbios. Las interleucinas son segregadas por diversas células de nuestro sistema inmunitario, tanto innato como adaptativo. En cantidades adecuadas, las IL son un elemento positivo, pero cuando se descontrolan, suelen provocar inflamaciones crónicas y alergias, lo que las hace relevantes para más de un inmunotipo.

2. Interferones (IFN)

Estos chicos malos son la clave de la defensa contra los virus y los tumores. Vienen en tres sabores básicos —alfa (α), beta (β) y gamma (γ)— y se ganaron su nombre por su capacidad de «interferir» en la reproducción de los virus y las células cancerosas. Se los podría considerar como una señal de SOS, porque los IFN son secretados como una petición de ayuda por las células que han sido infectadas por virus y por las células cancerosas. Ambas envían una señal a otras células, como las NK y los macrófagos, para que acudan a eliminar a los invasores. Asimismo, son parcialmente responsables de las fiebres y el dolor corporal que se siente al estar enfermo. La terapia con interferones es útil para tratar el cáncer y la hepatitis, y algunos bloqueadores de IFN se utilizan para tratar enfermedades autoinmunes como la esclerosis múltiple y la artritis reumatoide, que se producen cuando la señalización de estas citoquinas es errónea.

3. Factor de necrosis tumoral (FNT)

Esta sustancia química, como su nombre indica, participa en la degradación de las células cancerosas, y además combate los virus y las bacterias. Cuando hay una infección, los macrófagos segregan FNT con el fin de ayudar a reclutar otras células, como los neutrófilos y las células asesinas naturales, para que se unan a la batalla. El FNT también es una citoquina clave segregada por ciertos tipos de células T (que son uno de los principales tipos de células del sistema inmunitario adaptativo que conoceremos en breve) para mantener la lucha inflamatoria contra las bacterias y otros invasores. Cuando el FNT no señala correctamente, puede ser un actor importante en la destrucción de tejidos que se observa en varias enfermedades autoinmunes; de hecho, los medicamentos para afecciones como la enfermedad de Crohn y la artritis reumatoide suelen bloquear la señalización del FNT.

¡Uf! Ya está. No ha estado tan mal, ¿verdad? Más adelante, al hablar de tu inmunotipo específico, entenderás mejor cómo los factores del estilo de vida influyen, para bien o para mal, en el sistema de señalización de las citoquinas.

TU RESPUESTA INMUNITARIA ADAPTATIVA: EL EQUIPO DE OPERACIONES ESPECIALES

Nuestro sistema inmunitario innato tiene una capacidad extraordinaria para defendernos contra todo tipo de antígenos. Puede entrar en acción en cuanto se detecta una amenaza, pero a veces eso no es suficiente. Las bacterias y los virus son organismos bastante astutos; pueden evadir las defensas y mutar en patógenos más resistentes que consiguen engañar y desbordar a nuestro sistema inmunitario innato. Cuando esto ocurre, sus defensores tienen que pedir refuerzos. Por suerte, contamos con un conjunto de células expertas que pueden ponerse en marcha para adaptarse a estos retos, identificar a los invasores de forma más específica y crear células de memoria para protegernos cuando vuelva a aparecer un antígeno, aunque sea años o décadas después. Es como un soldado que intenta acabar con su objetivo, pero comprende que la situación lo supera. En lugar de atacar, pide refuerzos, y sus compañeros soldados, entrenados en operaciones especiales, acuden al rescate. Estos soldados de élite son tus células inmunitarias adaptativas, responsables de la inmunidad «adquirida» o «específica para el antígeno».

CÉLULAS B Y CÉLULAS T: LOS SOLDADOS DE TU RESPUESTA INMUNITARIA ADAPTATIVA

Lo más importante que hay que saber sobre la respuesta inmunitaria adaptativa es que es específica para el antígeno y se adquiere a lo largo de nuestra vida a medida que nos exponemos cada vez más a los gérmenes (de ahí que hablemos de «inmunidad adquirida» e «inmunidad específica para el antígeno»). Nuestro sistema inmunitario adaptativo tiene memoria, lo que explica que no contraigamos la misma infección dos veces, y además es responsable de la eficacia de las vacunas. Asimismo, la respuesta inmunitaria adaptativa nos ayuda a distinguir entre los tejidos propios de nuestro cuerpo y los invasores extraños, por lo que es fundamental para prevenir las enfermedades autoinmunes. Para estas actividades son esenciales las dos células principales del sistema inmunitario adaptativo, llamadas linfocitos: las células B y las células T.

Células B y anticuerpos: los recolectores de datos de nuestro organismo

Los linfocitos B son notables por dos motivos. En primer lugar, tienen una gran memoria y, en segundo, pueden fabricar anticuerpos, es decir, proteínas producidas en respuesta a un determinado antígeno de un virus o bacteria, que nos proporcionan inmunidad frente a la enfermedad causada por esa infección específica. Desde el principio, los linfocitos B tienen el potencial de reconocer cientos de miles de virus y bacterias diferentes, pero hasta que entran en contacto con uno específico, se encuentran inactivos y se limitan a permanecer en nuestros ganglios linfáticos. Sin embargo, cuando una célula B entra en contacto con un antígeno, normalmente en la superficie de una célula infectada o una bacteria, sale de los ganglios linfáticos y pasa al torrente sanguíneo. Una vez allí, pueden suceder dos cosas: (1) que se transforme en un tipo diferente de célula B, denominada «célula B plasmática», que generará una gran cantidad de anticuerpos contra el antígeno, o (2) que se convierta en una «célula B de memoria», que permanecerá en el organismo durante años para que, cuando este vuelva a entrar en contacto con el antígeno, sea capaz de defenderlo rápidamente. Como ya habrás adivinado, tanto las células plasmáticas como las células B de memoria son la razón por la que las vacunas crean una inmunidad protectora a largo plazo y por la que, como en el caso de la varicela o la mononucleosis, no solemos enfermar dos veces por la misma infección.

Como acabamos de ver, una de las principales labores de los linfocitos B plasmáticos es fabricar anticuerpos, también llamados inmunoglobulinas. La función de los anticuerpos consiste en reconocer a determinados invasores, atraparlos y marcarlos para que sean destruidos por otras células inmunitarias. Hay varias «clases» de anticuerpos, que tienen un aspecto y una actividad diferentes.

Las inmunoglobulinas más importantes son las IgM, IgG, IgA e IgE. La IgM es nuestro anticuerpo de «defensa inmediata» contra los antígenos. Resulta muy eficaz a la hora de marcar a los invasores para que otras células los destruyan, pero tiene una vida corta. Así que después de producir IgM, las células B pasan a producir IgG que nos proporciona una protección a más largo plazo contra un antígeno. Estos anticuerpos IgG pueden sobrevivir durante años o incluso toda la vida. Los anticuerpos IgA son los más abundantes, porque tienen que cubrir todas las superficies de las mucosas, como la boca, los pulmones, los senos paranasales y el tracto gastrointestinal. No circulan mucho por nuestro torrente sanguíneo, sino que se quedan fijos en su sitio. Al igual que el portero de un bar, los IgA desempeñan un papel muy importante en la protección de nuestro organismo frente a invasores no deseados, especialmente los virus. Por último, los IgE son nuestro «anticuerpo alérgico»: su propósito consiste en protegernos de la invasión de los parásitos; pueden identificar y marcar a estos desagradables gusanos y amebas para que otras células los eliminen. Pero cuando están desequilibrados, los IgE estimulan la liberación de histamina y sustancias químicas que nos provocan los molestos estornudos estacionales, el goteo nasal, el asma y las alergias alimentarias.

Si estás pensando «vaya, las células B parecen muy importantes», ¡estás en lo cierto! Lo son. Sin embargo, aunque parezca que lo tienen todo bajo control, los linfocitos B (como también se los conoce) no son capaces de dirigir el sistema inmunitario adaptativo por sí solos. Reciben mucha ayuda de ese maravilloso sistema de mensajería de citoquinas al que nos acabamos de referir. La señalización de citoquinas es lo que ayuda a los linfocitos B a entender que necesitan producir IgG para luchar contra la faringitis estreptocócica, o IgA para eliminar el rotavirus que tu hijo trajo a casa de la guardería, o IgE para destruir ese parásito que atrapaste en tu retiro de yoga en la India. Las células B también necesitan la ayuda de las otras células principales del sistema inmunitario adaptativo: las células T, que, como veremos, son una de las principales influencias subyacentes en los cuatro inmunotipos y determinan si tienes alergias, si eres capaz de generar respuestas eficaces a las bacterias y los virus e incluso si desarrollas o no una enfermedad inflamatoria o autoinmune.

Células T: los generales de nuestro sistema inmunitario

Por muy sorprendentes que sean las células B y sus maravillosos anticuerpos, el verdadero poder del sistema inmunitario adaptativo reside en nuestras células T: las células principales. Básicamente hay dos tipos de células T: las «células T auxiliares» y las «células T asesinas». La ilustre y polifacética célula T auxiliar es el verdadero cerebro de nuestra respuesta inmunitaria, algo que se demostró con consecuencias devastadoras durante la epidemia de sida de la década de los ochenta. ¿Por qué? Porque el VIH ataca específicamente a los linfocitos T auxiliares y los destruye, lo que provoca una grave deficiencia inmunitaria que hace que los pacientes seropositivos mueran de enfermedades que normalmente no serían un gran problema. Desde los ochenta, hemos aprendido mucho sobre cómo las células T auxiliares son una especie de científicos especializados en datos de nuestro sistema inmunitario. Reciben mensajes de las células de nuestro sistema inmunitario innato, como los macrófagos y las células dendríticas de las que hablamos antes, y pueden traducir esta información para que nuestro cuerpo logre entender a qué se enfrenta. Las células T auxiliares responden a preguntas como: ¿a qué nos enfrentamos? ¿Se trata de un hongo, un parásito, una bacteria o un virus? ¿En qué parte del cuerpo está localizado el problema? ¿Qué células inmunitarias es necesario alertar?

Una vez que las células T disponen de esta información, la situación se vuelve verdaderamente interesante. Dependiendo del tipo de invasor al que se enfrente, se crea un subtipo personalizado de célula T auxiliar para enfrentarse a él. Antes de que una célula T entre en contacto con cualquier patógeno, es «ingenua», pero una vez que sabe a qué se enfrenta, se transforma en una célula T auxiliar específica. Todo este proceso le permite a nuestro sistema inmunitario actuar con precisión y eficacia a la hora de eliminar las infecciones y reparar la inflamación. La dominancia de estos subtipos específicos de células T auxiliares también desempeña un papel fundamental en la creación de los cuatro inmunotipos diferentes. ¿Por qué? Porque, en ocasiones, cuando nuestro organismo comienza a producir los diferentes tipos de células T, puede atascarse en un patrón en el que empieza a producir demasiadas células del mismo tipo, lo que lleva a un desequilibrio. Los cuatro subtipos principales de células T auxiliares son Th1, Th2, Th17 y reguladoras; una cantidad excesiva de cualquiera de ellos puede alterar la respuesta inmunitaria y provocar diferentes síntomas y enfermedades.

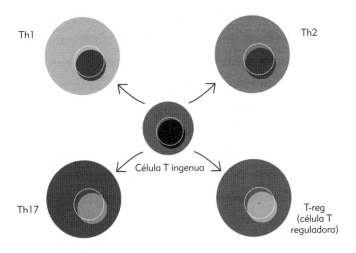

Th1

Th2

Célula T ingenua

Th17

T-reg
(célula T
reguladora)

Para empeorar las cosas, una vez que los linfocitos T auxiliares se han comprometido con su carrera como Th1, Th2, Th17 o linfocitos T reguladores, no pueden volver a cambiar. Comienzan a bombear citoquinas que incitan a su propia especie a proliferar, creando un efecto de bola de nieve. Si no nos desbloqueamos, este desequilibrio o predominio en los subtipos de células T auxiliares —lo que también se denomina «polarización de las células T»— puede afectar a la señalización de citoquinas y dar lugar a un inmunotipo latente, desorientado, hiperactivo o débil.

El otro tipo de célula T que se debe tener en cuenta es la célula T asesina. Esta es capaz de destruir directamente las células infectadas, de forma similar a las células asesinas naturales de nuestro sistema inmunitario innato. El aspecto más destacado de las células T asesinas es su capacidad para reconocer a un invasor *específico* —como un virus, una célula cancerosa u otra célula dañada de algún modo— y destruirlo por sí solas. Las células T asesinas son extremadamente útiles en el contexto adecuado, pero cuando se desequilibran, suponen un problema para el organismo. De hecho, están relacionadas con la progresión de múltiples enfermedades. Por ejemplo, en la diabetes juvenil (tipo 1), las células T asesinas destruyen las células productoras de insulina en el páncreas y en la artritis reumatoide, dañan el tejido articular.[1] Sin embargo, sin estas células, no podríamos luchar contra invasores específicos como el llamado virus de Epstein-Barr (VEB).[2] Una vez más, ¿ves cómo todo es cuestión de equilibrio?

A medida que avanzamos en el plan de restauración inmunitaria, uno de nuestros principales enfoques será apoyar el equilibrio saludable de las células T, especialmente cuando se trata de las células T auxiliares. Y aquí es donde entran las buenas noticias: la mayor parte de los linfocitos T auxiliares y sus subtipos mueren poco después de haber hecho su trabajo, por lo que hay una amplia oportunidad para revertir ese efecto de bola de nieve y volver al camino correcto. Lo haremos cambiando varios factores del estilo de vida: nuestros hábitos de sueño, estrés, salud intestinal y factores ambientales y nutricionales. Al efectuar estos cambios específicos, podemos dirigir el comportamiento de las células T de manera que nuestro inmunotipo desequilibrado vuelva a estar sano y fuerte.

GLOSARIO DEL EJÉRCITO DE TU SISTEMA INMUNITARIO

¡Uf! Lo has conseguido. Enhorabuena, ahora eres un experto en tu sistema inmunitario. En este capítulo hemos hablado de muchas cosas, así que no te preocupes si no te acuerdas de todo. He creado un glosario con los términos que acabamos de aprender, y te recomiendo que marques estas páginas y les eches un vistazo cada vez que encuentres una palabra o un nombre que no recuerdes. Sobre todo cuando comencemos a hablar de los cambios en el estilo de vida, citaré investigaciones que miden factores como las células T auxiliares, los anticuerpos y las citoquinas específicas, de manera que te será útil tener una guía de referencia que puedas consultar rápidamente.

1. **Antígenos:** son moléculas o estructuras que se hallan tanto en el interior como en la superficie de las células y que pueden ser reconocidas por nuestro sistema inmunitario. Se encuentran en los invasores externos, pero también en nuestras propias células, moléculas alimentarias y toxinas. Por definición, pueden provocar una respuesta de anticuerpos.

2. **Sistema inmunitario innato:** se trata de la primera línea de defensa de nuestro cuerpo, que responde inmediatamente para

frenar la propagación de daños o infecciones. Genera una inmunidad «inespecífica» con la que nacemos.

3. **Los fagocitos:** puedes imaginártelos como los Pac-Men («comecocos») del sistema inmunitario. Se trata de glotones profesionales que engullen tanto microbios como células dañadas. Hay tres tipos principales:

   - **Macrófagos:** son grandes fagocitos que permanecen en los tejidos, buscando invasores peligrosos para engullirlos. También limpian los restos celulares y actúan como los «recolectores de basura» del sistema inmunitario.

   - **Neutrófilos:** son un tipo de fagocito que ingiere patógenos y además inyecta en el invasor una mezcla de sustancias químicas tóxicas, lo que crea restos tóxicos que es necesario limpiar.

   - **Células dendríticas:** estas células con forma de estrella actúan como mensajeros entre nuestros sistemas inmunitarios innato y adaptativo, tomando muestras de los invasores y presentándolas después a nuestras células B y T.

4. **Células asesinas naturales (células NK):** son células inmunitarias innatas que inyectan enzimas letales en las células infectadas por virus o cancerosas, con el fin de destruirlas.

5. **Citoquinas:** son los mensajeros químicos tanto del sistema inmunitario innato como del adaptativo. Algunas citocinas comúnmente mencionadas son el factor de necrosis tumoral (FNT), los interferones (IFN) y las interleucinas (IL). Los problemas de señalización de las citoquinas pueden convertirse en causas subyacentes de los desequilibrios del sistema inmunitario que vemos con los cuatro inmunotipos.

6. **Sistema inmunitario adaptativo:** se encarga de nuestra respuesta inmunitaria «específica a los antígenos» o «adquirida», que se establece a lo largo de nuestra vida.

7. **Células B**: son células inmunitarias adaptativas que crean memoria y fabrican anticuerpos específicos para un antígeno.
    *   **Células B plasmáticas**: fabrican anticuerpos.
    *   **Células B de memoria**: crean memorias de antígenos específicos para ofrecerte una protección a largo plazo.
8. **Anticuerpos**: son proteínas fabricadas por los linfocitos B plasmáticos que son capaces de fijarse en la superficie de una célula invasora y marcarla para que sea destruida por otras células inmunitarias.
9. **Células T**: estas células inmunitarias adaptativas se multiplican y se diferencian en células T auxiliares o asesinas.
    *   **Células T auxiliares**: son las que estimulan a las células B para que produzcan anticuerpos, afectan a la señalización de las citoquinas y ayudan al desarrollo de las células T asesinas. Hay cuatro tipos principales de células T auxiliares: Th1, Th2, Th17 y células T reguladoras.
    *   **Células T asesinas**: al ser activadas por las citocinas, estas células se unen directamente a las que ya han sido infectadas por un invasor extraño y las eliminan.

Ahora que sabemos en qué consiste la crisis de disfunción inmunitaria y conocemos a grandes rasgos cuáles son los principales actores del sistema inmunitario, es el momento de profundizar aún más en lo que falla exactamente en él para que se creen los cuatro inmunotipos. La respuesta a esta pregunta es la palabra de moda que parece estar en boca de todos: *inflamación*. ¿Qué causa la inflamación crónica? ¿Qué la desencadena en primer lugar? ¿Podemos hacer algo al respecto? Estas y otras preguntas se responderán en el siguiente capítulo.

CAPÍTULO 3

Inflamación crónica: la base del desequilibrio del sistema inmunitario

¿Cómo se detecta la inflamación crónica? ¿Acaso se necesita una visión especial de rayos X? Este trastorno se esconde bajo muchos disfraces con los que me encuentro a diario. Lo veo en mi paciente Greg, que tiene la tensión alta y no para de ganar peso, y asimismo en Bill, que está siempre enfermo y estresado. También está en Kelly, con un asma que se vuelve incontrolable, y en Rachel, cuya artritis se está intensificando. A primera vista, parece que no tienen nada que ver unos con otros; pero, si descorremos la cortina, veremos que tienen algo en común: la inflamación crónica. Este es el problema de fondo que lleva a un desequilibrio de los inmunotipos y, a la larga, a muchas de nuestras afecciones. Los desequilibrios no surgen de la noche a la mañana. Son el resultado de años, y a veces décadas, de exposición, agentes estresores y otros factores que finalmente culminan en el diagnóstico de una enfermedad. Por ello, en este capítulo profundizaremos en la inflamación y en cómo contribuye a la formación de los cuatro inmunotipos.

INFLAMACIÓN: NI BUENA NI MALA

Rubor, calor, dolor y *tumor* son los términos latinos con los que el erudito romano del siglo I Aulus Cornelius Celsus describió la inflamación.[1] Y aunque ahora sabemos mucho más sobre el tema que hace dos mil años, «enrojecimiento, calor, dolor e hinchazón» siguen siendo descripciones precisas de lo que todos experimentamos cuando se produce una inflamación. Hay que admitir que estos cuatro síntomas no parecen muy divertidos. Y si has leído algo sobre la inflamación en las noticias, en blogs o en otros libros, tal vez tengas la impresión de que se trata de algo extremadamente perjudicial y que tu vida depende de eliminarla por completo. «Antiinflamatorio» se ha convertido en sinónimo de «saludable» en numerosos ámbitos.

Pues bien, esa es una verdad a medias. Aquí tienes una descripción más precisa: la inflamación es una parte absolutamente necesaria de la vida; es un componente integral de la activación de nuestro sistema inmunitario y nos protege de todo tipo de daños.

La respuesta inflamatoria que salva vidas consiste en lo siguiente: digamos que te haces un esguince de tobillo y en pocas horas se te hincha como un globo rojo, se vuelve amoratado y te duele tanto que no puedes dar un paso. ¡Enhorabuena! Este es tu sistema inmunitario en acción, abriendo los vasos sanguíneos para llevar líquido, sangre y glóbulos blancos con el fin de corregir el daño tisular y curar la lesión de manera que puedas dejar las muletas en pocos días. Lo mismo ocurre cuando se contrae una faringitis estreptocócica. Tienes los ganglios linfáticos inflamados, la garganta roja y ardiente, fiebre y pus en las amígdalas, y todo esto tarda aproximadamente una semana en desaparecer. En el primer caso, los ligamentos y músculos lesionados activan nuestra respuesta inflamatoria, y la respuesta es juntar los tejidos y curar el daño causado por el esguince. En el caso de la faringitis estreptocócica y otras infecciones, el organismo trata de defenderse de los peligrosos microbios extraños, por lo que la respuesta inflamatoria se centra en destruirlos. Sin una respuesta inflamatoria rápida, estarías siempre muy enfermo. Los virus, las bacterias y otros microorganismos provocarían enfermedades graves prácticamente todo el tiempo y tardarías una eternidad en recuperarte de las lesiones y las intervenciones quirúrgicas. Por eso, ¡alégrate de poder inflamarte! Sin embargo, después de que se cure una infección o una lesión, suele haber daños colaterales, por lo que la segunda parte de una respuesta inflamatoria saludable consiste en la reparación y la limpieza del desorden. *Aquí es donde las cosas suelen comenzar a torcerse.*

CUANDO LA INFLAMACIÓN PERJUDICA EN LUGAR DE AYUDAR

La tarea principal del sistema inmunitario es mantenernos vivos y sanos a base de localizar y destruir bacterias, virus, parásitos y células cancerosas peligrosas. Para ello, a corto plazo, debemos inflamarnos, aniquilar a estos invasores no deseados y, a continuación, dar marcha atrás enseguida para limpiar y reparar los daños. El proceso se parece mucho a una quema controlada en una zona forestal: el suelo, el bosque y las condiciones meteorológicas deben ser perfectos, de modo que permitan una quema efectiva sin que se produzca una propagación del fuego. El sistema inmunitario necesita una brigada de bomberos bien entrenada para llevar a cabo su trabajo de manera que no se produzca un desbordamiento.

Por desgracia, esto no siempre sale como está previsto. Cuando tenemos un tejido dañado o microbios infecciosos en el organismo, las células de esa zona empiezan a lanzar señales de auxilio en forma de citoquinas. Este es el grito de guerra para que acudan las células inmunitarias como los neutrófilos y engullan a los microbios y devoren los tejidos dañados. Como he dicho antes, los neutrófilos mueren después de haber hecho su trabajo de destrucción. Esto se llama «apoptosis» o muerte celular programada. La apoptosis es una muerte muy ordenada y organizada que se produce en pocas horas y que afecta a todas las células de nuestro cuerpo, no solo a las inmunitarias. De hecho, cuando se hace morir a las células, estas ponen en marcha un temporizador interno, una especie de bomba de relojería, que se dispara y envía una señal a los macrófagos (¡recuerda que son los comecocos y los recolectores de basura del sistema inmunitario!) para que se apresuren a comerse toda la célula y su contenido sin dejar residuos. Este proceso incluso envía señales antiinflamatorias adicionales para calmar la inflamación en la fase posterior a la amenaza (siempre me ha parecido fascinante que el último esfuerzo del neutrófilo, cuando ya está agonizando, consista en decirle al cuerpo: «Ya está todo bien»).

Pero ¿qué sucede cuando no hay suficientes macrófagos alrededor para limpiar los residuos y solucionar el problema? Los neutrófilos, que están repletos de microbios muertos, aguardan el día de la recogida de basura como un contenedor maloliente. Y, al no ser engullidos, su contenido tóxico comienza a filtrarse, lo que causa aún más daño porque atrae a más citoquinas inflamatorias y más neutrófilos a la zona, con lo que son necesarios más macrófagos para recoger la basura. Como puedes ver, se produce un ciclo vicioso de muerte celular, limpieza inadecuada, más muerte celular y más limpieza inadecuada. Esta inflamación descontrolada es uno de los problemas clave que provocan muchas enfermedades. De hecho, la incapacidad de eliminar estos neutrófilos muertos es una de las principales causas subyacentes de las enfermedades autoinmunes.

Otro de los motivos por los que la inflamación no desaparece es un mal funcionamiento de la señal, que no se apaga. Es decir, en el interior de las células hay un grupo de proteínas detectoras de peligro denominadas, en conjunto, NLRP, capaces de percibir cuándo las células se infectan con un microbio o son dañadas por una toxina e incluso de detectar la presencia de células dañadas y moribundas en las proximidades. Estas proteínas NLRP se unen en el interior de la célula, como un caballo de Troya autodestructivo, y forman una estructura llamada inflamasoma, que dirige a la célula a autodestruirse en una muerte fulminante llamada «piroptosis». Lo hacen para evitar la propagación de patógenos que no pueden vivir fuera de la célula, como los virus, pero también envían citoquinas superinflamatorias como la interleucina-1 beta (IL-1b) para alertar al resto del sistema inmunitario de una amenaza cercana.

Esto ocurre de forma habitual y, por lo general, las cosas vuelven a equilibrarse con bastante rapidez; sin embargo, a veces esta señal de peligro y esta actividad del inflamasoma se quedan atascadas en la posición de encendido y muchas células empiezan a arder. Además, envían señales de peligro a las células vecinas para animarlas a saltar del barco y hacer lo mismo. Las infecciones virales crónicas y las toxinas pueden poner en marcha esta actividad del inflamasoma, pero también el tejido dañado en nuestros vasos sanguíneos, los cristales de ácido úrico en las articulaciones con gota e incluso las placas que aparecen en el cerebro de los pacientes con alzhéimer.

Como ves, esta es otra forma en que la inflamación crónica del organismo causa aún más inflamación y muerte celular; al mismo tiempo, es otro ejemplo de cómo trabajar en la eliminación de las fuentes de inflamación crónica –que veremos más adelante– puede mejorar la salud del sistema inmunitario, al evitar este ciclo continuo de nuestros inflamasomas fuera de control.

Por último, otro promotor de la inflamación es una proteína que tenemos en todas nuestras células llamada NF-kB (siglas en inglés de factor nuclear kappa B). Esta proteína flota en el interior de las células, a la espera de una señal como la de las células dañadas, los virus, las toxinas, las citoquinas inflamatorias o cualquier otro desencadenante que aparezca. Cuando finalmente llega esa señal, activa la NF-kB para que transcriba nuestro ADN, lo que activa los genes para que produzcan proteínas. Esto no suena mal, pero el propósito de estas proteínas es activar las células inmunitarias y las citoquinas, lo que eleva la inflamación. Si estás pensando: «Esto se está volviendo demasiado complicado...», lo entiendo. ¿Por qué te hablo de los inflamasomas, la NF-kB y la muerte celular fulminante si no te has apuntado a una clase de inmunología de nivel universitario? Porque quiero que entiendas cuáles son tus objetivos en materia de inflamación. Como dijo el gran general chino Sun Tzu: «Si conoces al enemigo y te conoces a ti mismo, no debes temer el resultado de cien batallas».

Cuando podemos hacernos una idea de cómo las opciones de estilo de vida poco saludables activan estos interruptores de la inflamación –y cómo los desactivan las de vida saludable–, resulta mucho más fácil elegir la pieza de fruta fresca en lugar de la chocolatina. Después de todo, en vez de preguntarte si el té de cúrcuma que bebes por la noche reduce la inflamación, ¿no sería mejor *saber* que con cada sorbo estás desactivando el sistema NF-kB y dando pequeños pasos para conseguir tener menos inflamación en el futuro? El conocimiento es poder.

TORMENTAS DE CITOQUINAS Y UN SISTEMA INMUNITARIO DISTRAÍDO

Acabamos de conocer algunos mecanismos bastante complicados que subyacen bajo una respuesta inflamatoria poco saludable. En resumen, la respuesta inmunitaria descontrolada se produce principalmente por tres razones:

- La inflamación se desencadena cuando no es necesaria.
- La inflamación no se calma.
- La fuente original de la inflamación no desaparece.

Ahora, el siguiente paso es preguntarse: ¿qué podemos hacer al respecto?

Tal vez creas que la respuesta inflamatoria se produce a un nivel tan profundo en tu organismo que no tienes el menor control sobre ella. ¡Te equivocas! De hecho, cuando necesitamos disminuir la inflamación crónica para devolver el equilibrio a nuestro sistema inmunitario, la primera medida que deberíamos tomar es encontrar las fuentes de *inflamación innecesaria que existen en nuestra vida*. Como comprenderás, esto también es una parte importante del plan de restauración inmunitaria.

La mejor manera que se me ocurre de explicar lo anterior es que nuestros cuerpos son inteligentes, pero en ocasiones nosotros somos un poquito..., bueno, no tan listos. Los seres humanos introducimos constantemente en el organismo sustancias que lo inflaman, y esto hace que el sistema inmunitario se distraiga del trabajo más importante de protegernos de invasores peligrosos. Estas distracciones pueden consistir en consumir mucho azúcar, dormir poco, hacer demasiado ejercicio, ser sedentario o beber alcohol en exceso; en realidad, cualquier cosa que dañe nuestros tejidos o estrese nuestro organismo. Es como revisar constantemente el correo electrónico y las redes sociales cuando deberías estar concentrado en esa fecha límite crucial para el trabajo. Cuando sufrimos una inflamación no productiva en todo el organismo en respuesta a esos factores desencadenantes de la inflamación, nuestro poder inmunitario se diluye y nos volvemos más vulnerables a las amenazas cotidianas que normalmente no serían un gran problema.

Este hecho ha quedado demostrado en la pandemia del COVID-19. Hemos visto que enfermedades como la diabetes y las cardiopatías, así como la edad avanzada, eran factores de riesgo de malos resultados para el SARS-CoV-2. La inflamación crónica de estos estados debilita el sistema inmunitario innato y permite que el virus entre y se extienda por el organismo de forma relativamente imperceptible. En el caso de las «tormentas de citoquinas», el sistema inmunitario adaptativo toma el control y, en un último y desesperado intento de proteger el organismo, comienza a bombear citoquinas inflamatorias por todo el cuerpo de forma totalmente descontrolada. Esta «tormenta de citoquinas» daña considerablemente nuestras células, desencadenando una agitada respuesta de reparación que no puede seguir el ritmo del daño, con lo que terminamos en un *shock* séptico con un pronóstico nefasto. Al eliminar la inflamación crónica innecesaria, nos aseguramos de que el sistema inmunitario esté preparado para una amenaza y evitar resultados mortales como este.

LLEGAR A LA RAÍZ DE LA INFLAMACIÓN

El funcionamiento interno del sistema inmunitario y la respuesta inflamatoria son tremendamente complicados; pero, de hecho, las causas de la inflamación crónica son bastante sencillas. Y lo que es mejor: *dependen prácticamente de ti.* Eso significa que al hacer los cambios que expondré a lo largo de este libro, mejorarás tu sistema inmunitario y reducirás al mínimo el riesgo de inflamación crónica y de un sistema inmunitario desorientado.

La mayor fuente de inflamación no productiva en nuestras vidas proviene de lo que nos llevamos a la boca. Cada día tomas decisiones sobre lo que hay en el extremo de tu tenedor, y algunas de ellas causan inflamación, mientras que otras la reducen. En lo que respecta a los alimentos, las mayores fuentes de inflamación son:

- **Aceites poco saludables:** deben evitarse los alimentos más ricos en ciertos tipos de grasas, como los aceites de semillas industriales poliinsaturados, por ejemplo, los aceites de soja, canola (colza), girasol, maíz, semilla de algodón, «vegetales», cártamo, cacahuete y uva. Durante años se nos recomendó un mayor consumo de estos aceites vegetales poliinsaturados ricos en omega-6, pero datos recientes han demostrado que son muy inestables y guardan relación con las enfermedades inflamatorias.[2] En su lugar, deberíamos centrarnos en las grasas saludables de los alimentos integrales, como los frutos secos y las semillas, el aceite de oliva, el aceite de coco orgánico y el pescado salvaje. Y aunque las grasas saturadas se denostaran durante mucho tiempo como una de las principales causas de las enfermedades cardíacas, ya que, en algunos casos, aumentan el colesterol total, ahora sabemos que determinadas grasas saturadas –de coco o de huevo– pueden formar parte de una dieta saludable siempre que procedan de una fuente orgánica de alta calidad y no se consuman en exceso.
- **Grasas trans:** hay que evitarlas a toda costa. Estas grasas son aceites líquidos que se sintetizan en grasas sólidas y se encuentran en mantecas como Crisco, margarinas y muchos alimentos como *crackers*, galletas, *pizza*, comida basura o mantequilla de cacahuete. Las grasas trans elevan el colesterol LDL, perjudicial, y la insulina y reducen el colesterol HDL, beneficioso. Se asocian a un aumento de muchas enfermedades, como las cardiopatías, la obesidad, el cáncer de colon y la diabetes.[3]

- **Azúcar:** sin lugar a duda, si quieres reducir la inflamación en tu cuerpo, te recomendaría eliminar en la medida de lo posible todas las formas de exceso de azúcar en tu dieta. Esto incluye lo obvio, como el jarabe de maíz de alta fructosa y la sacarosa presente en dulces, refrescos y productos horneados, pero también algunos de los llamados alimentos saludables que contienen cantidades exageradas de azúcar, como las granolas, las barritas de proteínas, los yogures, los productos horneados veganos y sin gluten, y los zumos. Numerosos estudios han relacionado el consumo elevado de azúcar añadido con el aumento de las enfermedades cardíacas, la obesidad, la diabetes y las enfermedades del hígado graso.[4, 5, 6] Incluso los hidratos de carbono refinados, como la pasta o el pan elaborados con harina blanca y otros almidones, se convierten en un exceso de glucosa en el cuerpo y aumentan la inflamación. Esto no significa que haya que consumir una cantidad muy baja de carbohidratos, lo que conlleva ciertos problemas para el estado de ánimo, el sueño y los niveles de energía. La regla de oro es centrarse en los carbohidratos integrales ricos en fibra —como los de las verduras, las frutas, las legumbres y los cereales integrales— en lugar de en los simples y refinados.
- **Demasiado alcohol:** sí, lo sé, ¿qué me dices de la paradoja francesa y del hecho de que beber vino tinto es beneficioso para la salud? Pues que no está nada claro. Resulta que el alcohol tiene múltiples efectos nocivos en nuestro sistema inmunitario, como debilitar la barrera intestinal-inmune, dañar la microbiota y causar un importante estrés oxidativo en nuestras células.[7] El etanol, una vez descompuesto en el hígado, crea toxinas que con el tiempo aumentan el riesgo de cáncer y de envejecimiento precoz. Cuando se piensa en ello, esto deja de ser tan atractivo, ¿no es así? En general, el alcohol debería

reducirse al mínimo y, pese a los muchos datos presentados por la industria que hablan de sus beneficios, está por demostrarse que esa información sea cierta.

Tampoco son solo los alimentos los que contribuyen a la inflamación crónica. He aquí otros grandes instigadores de la inflamación:

- **El exceso de grasa corporal**: una parte fundamental de la lucha contra la inflamación es mantener una composición corporal saludable. Tal vez no haga falta decirlo, pero el exceso de grasa en el cuerpo –especialmente alrededor de la sección media– hace que nos inflamemos. De hecho, la grasa corporal visceral actúa como si fuera un órgano en sí mismo, segregando toda una serie de citoquinas inflamatorias, lo que favorece la aparición del síndrome metabólico.[8]
- **Tabaco**: esto debería ser una obviedad, pero incluso los productos químicos del humo de segunda y tercera mano son cancerígenos. El daño que estos productos crean en nuestros tejidos nos mantiene inflamados y en constante estado de reajuste.
- **El estrés**: el estrés emocional y físico crónico, descontrolado, eleva la liberación de citoquinas inflamatorias, y quienes tienen altos niveles de estrés presentan mayores niveles de inflamación. De hecho, la proteína C reactiva (PCR), que es un marcador de inflamación, aumenta en los pacientes sometidos a estrés agudo.[9]
- **Falta de sueño**: dormir poco o mal es un gran factor de inflamación, y es una de las razones por las que la privación del sueño es uno de los principales causantes de enfermedades metabólicas crónicas como la diabetes, la obesidad, las enfermedades cardíacas y los accidentes cerebrovasculares.

- **Pasar mucho tiempo sentado:** el sedentarismo es como el nuevo tabaquismo. Los seres humanos hemos nacido para movernos, pero dado nuestro estilo de vida moderno –desplazarnos a nuestro lugar de trabajo, sentarnos en un escritorio y permanecer pegados a una pantalla– nos hemos vuelto tremendamente inactivos. Un mayor tiempo de sedentarismo se asocia a la IL-6 (una citoquina inflamatoria) en hombres y mujeres con diabetes de tipo 2 y la reducción del tiempo de sedentarismo se asocia a la regulación de los niveles de proteína C reactiva (PCR) en las mujeres.[10]

- **Toxinas en el medioambiente:** las sustancias químicas de nuestro entorno pueden interferir en el sistema inmunitario y preparar el terreno para la inflamación crónica. Se ha demostrado que la exposición a la contaminación puede causar efectos adversos en la salud a través del aumento del estrés oxidativo, así como cambios en la respuesta inflamatoria y la regulación inmunitaria.[11]

- **Disbiosis intestinal e intestino permeable:** si nuestra salud intestinal no está bien, las consecuencias son negativas para la inflamación en todas las áreas del cuerpo. Las investigaciones han demostrado que cuando la barrera intestinal se daña, permite que los alimentos no digeridos pasen al torrente sanguíneo y desencadenen procesos inflamatorios sistémicos.[12]

Como puedes ver, los desencadenantes más comunes de la inflamación crónica son todos elementos que de alguna manera están bajo tu control. Y no es una coincidencia que el plan de restauración inmunitaria que vas a seguir esté diseñado en torno a esos factores.

¿TIENES INFECCIONES?

Los factores mencionados anteriormente dependen en gran medida de ti y están relacionados con tu estilo de vida. Pero hay otras causas de la inflamación crónica que son más misteriosas y poco conocidas. De hecho, uno de los principales factores que causan el desequilibrio inmunitario y la inflamación crónica es el efecto de una infección antigua, crónica u oculta de la que quizá ni siquiera seas consciente. La literatura científica ha identificado muchas infecciones virales y bacterianas como desencadenantes del desarrollo de enfermedades. Tomemos uno de los mayores responsables de la mortalidad en los países occidentales industrializados: los infartos de miocardio. Hay muchos factores del estilo de vida que contribuyen a las enfermedades del corazón (azúcar, estrés, tabaquismo...), pero ¿qué pasa con las infecciones silenciosas? De hecho, los pacientes con anticuerpos elevados contra el virus del herpes (VHS-1) y la bacteria *Chlamydia pneumonia* tienen un mayor riesgo de sufrir una enfermedad coronaria. Otras infecciones relacionadas con las cardiopatías son *Porphyromonas gingivalis*, de la enfermedad periodontal, *Helicobacter pylori*, presente en la enfermedad de úlcera péptica, el virus de la gripe A, el virus de la hepatitis C y el citomegalovirus (CMV).[13, 14] Interesante, ¿verdad?

Numerosas enfermedades autoinmunes también guardan relación con una infección previa o crónica.[15] Esto se debe a varios mecanismos subyacentes, como el mimetismo molecular, la activación inespecífica y la persistencia viral. En pocas palabras, el «mimetismo molecular» significa que una parte del virus o de la bacteria puede compartir cierto parecido con las células humanas, por lo que nuestro sistema inmunitario podría confundirse y atacar nuestros tejidos al combatir la infección. Esto ocurre en la cardiopatía reumática y en la artritis reactiva infantil derivada de una infección de garganta por estreptococos, que puede desencadenar anticuerpos dirigidos contra el músculo cardíaco y las articulaciones.[16] Se sabe que el mimetismo molecular lo desencadenan muchos virus, entre ellos el de la hepatitis B y el de Epstein-Barr (VEB). De hecho, estudios recientes han encontrado tasas mucho más elevadas del VEB en pacientes con lupus sistémico.[17] La «activación inespecífica» se refiere a la activación de ciertas células T que se encuentran en la zona cercana a una infección viral. Aunque estas células no son específicas del virus, entran en acción por la liberación de citoquinas en las proximidades. Algo así como la presión social del sistema inmunitario.

Por último, la «persistencia» de las infecciones víricas y bacterianas puede provocar una activación inmunitaria crónica, ya que, si la infección no se elimina, el sistema inmunitario permanecerá en alerta máxima. Esta es una de las formas en que la enfermedad de Lyme no resuelta o no diagnosticada puede desencadenar afecciones autoinmunes como la artritis reumatoide.[18, 19] Recientemente, están apareciendo pruebas de un fenómeno autoinmune que se produce en algunas personas infectadas por el SARS-CoV-2, el virus responsable del COVID-19.[20] En niños con COVID-19, comenzaron a surgir misteriosos síntomas similares a los del trastorno autoinmune llamado enfermedad de Kawasaki, que han sido denominados «síndrome inflamatorio multisistémico pediátrico».[21] Además, otras enfermedades autoinmunes como la trombocitopenia inmunitaria, la tiroiditis y el síndrome de Guillain-Barré son cada vez más frecuentes en los casos posteriores al COVID-19.[22] Un estudio reciente aún no publicado ha dado todavía más credibilidad a la teoría de que este virus está estimulando una respuesta autoinmune en determinados pacientes. Se descubrió que ciento cincuenta y cuatro pacientes pos-COVID presentaban aumentos significativos de autoanticuerpos contra proteínas que se encuentran en sus propias citoquinas y células inmunitarias.[23] Y aunque no está claro si esto explica algunos de los síntomas observados en los casos de COVID-19 «de largo recorrido», sí indica que este virus, junto con otros, es capaz de desestabilizar el sistema inmunitario incluso después de su desaparición.[24]

AUTOFAGIA: NUESTRA ARMA SECRETA DE LIMPIEZA CELULAR

Anteriormente, hemos hablado del caos que puede ocasionar la respuesta inflamatoria. Y cuando este es excesivo, se produce una inflamación crónica e improductiva. Por suerte, disponemos de un increíble mecanismo natural que se utiliza para limpiar las células dañadas antes de que provoquen una respuesta inflamatoria. Este extraordinario proceso se llama autofagia, o, para decirlo con otras palabras, «comerse a sí mismo»,[25] y su función principal consiste en el reciclaje celular. Al igual que organizar tu oficina deshaciéndote de papeles y objetos superfluos te ayuda a trabajar de forma más eficiente, o que organizar tu armario a lo Marie Kondo y ordenarlo de manera minimalista te ahorra tiempo a la hora de elegir la ropa, las células también pueden sacar su basura y volverse más sanas y eficientes.

La autofagia es diferente de la recogida de basura que realizan los macrófagos, porque estos acuden para responder a una infección, células muertas o residuos tóxicos. La autofagia, en cambio, se produce en las células sanas y es similar al mantenimiento celular regular. Ayuda a mantener un entorno ordenado en nuestras células que, de entrada, evita que se produzca una inflamación crónica. En la autofagia, la célula recibe una puesta a punto para que viva más tiempo y no sea marcada para su destrucción. Se trata de una forma de prevenir o retrasar la muerte celular, al igual que las puestas a punto periódicas de un coche lo mantienen en funcionamiento durante muchos años.

En la autofagia, las proteínas y partes celulares viejas y dañadas son recogidas por el lisosoma, que es como un pequeño órgano dentro de las células, y depositadas en una especie de contenedor de reciclaje. Aquí, los viejos componentes dañados se queman y se reciclan para obtener energía o se transforman en nuevas partes celulares. Y listo. La autofagia también ayuda a las células a deshacerse de los patógenos intracelulares, como los virus, los parásitos y las bacterias.[26] Las investigaciones también han demostrado que este proceso permite prevenir muchas enfermedades crónicas, como el alzhéimer, las enfermedades autoinmunes y el cáncer, y es clave para la longevidad.[27, 28, 29, 30]

Una parte importante del plan de restauración inmunitaria es centrarse en incrementar la autofagia, ya que ayuda a aliviar la carga de nuestro sistema inmunitario y reduce la inflamación no productiva. Una de las formas más sencillas y baratas de incrementar este proceso es probar el ayuno intermitente. Si alguna vez te has preguntado por qué el mundo del bienestar está tan obsesionado con el ayuno, la respuesta es la autofagia.[31] Básicamente, cuando restringimos las calorías o pasamos largos periodos de tiempo sin comer, nuestras reservas de glucosa escasean y nuestro cuerpo necesita encontrar otras fuentes de energía. Esto pone en marcha el proceso de autofagia. El resultado final son unas células más sanas y una mayor tolerancia y actividad inmunitarias, así como menos enfermedades crónicas.[32]

ELIMINAR LOS RADICALES LIBRES

Cuando las células inmunitarias tienen que eliminar los microbios, utilizan algunas sustancias químicas bastante desagradables. Esto puede dar lugar a la liberación de elementos nocivos denominados radicales libres. Estas sustancias reactivas son normales, pero hay que sofocarlas o, de lo contrario, irán de un lado a otro destruyendo las células y el ADN. El exceso de radicales libres provoca estrés oxidativo, que es como si las células se oxidaran con el tiempo. Existen otras fuentes comunes de radicales libres, como la radiación ultravioleta del sol y las toxinas que comemos, bebemos y respiramos. Incluso se producen radicales libres como subproducto cuando las células producen energía, así que es algo con lo que todos lidiamos a diario. Sin embargo, tenemos una solución. La clave para neutralizar los radicales libres antes de que hagan demasiado daño son los antioxidantes. Más adelante, cuando hablemos más de la nutrición, se analizarán en profundidad los antioxidantes, pero por ahora basta con saber que estas maravillosas sustancias, como la vitamina C, la vitamina A y la vitamina E, neutralizan nuestros radicales libres y tienen un gran poder antiinflamatorio y proautofagia. Si no tenemos un buen suministro de ellos en nuestra dieta, la inflamación y el daño celular siguen adelante. Los antioxidantes no solo provienen de los alimentos. De hecho, la melatonina, que probablemente ya conoces como la «hormona del sueño», es en realidad un antioxidante. Y muy potente, además. Más adelante llegaremos a un capítulo, dedicado en su totalidad al sueño, en el que profundizaremos en la gran influencia que tiene dormir para nuestro equilibrio inmunitario.

Te habrás estado preguntando: «¿No podría, simplemente, tomar un antioxidante o un suplemento de melatonina para conseguir los mismos resultados?». En la medicina funcional tenemos un dicho: «No se puede recuperar la salud con un suplemento». Es habitual que la gente se presente en mi consulta con bolsas de la compra llenas de vitaminas y productos nutricionales en polvo, frustrados porque «no han funcionado» para su dolencia. Los suplementos ayudan, pero solo si has hecho el trabajo de eliminar las fuentes de inflamación inútiles cambiando tus patrones de sueño, reduciendo el estrés, evitando el azúcar y los alimentos procesados, eliminando las toxinas y añadiendo alimentos ricos en antioxidantes como frutas y verduras de colores brillantes. Del mismo modo que un medicamento recetado por el médico no va a eliminar tu enfermedad, una vitamina o veinte no transformarán por sí solas tu salud.

LA INFLAMACIÓN Y LOS CUATRO INMUNOTIPOS

Hemos pasado estos primeros capítulos informándonos sobre la crisis de la disfunción inmunitaria, la de la enfermedad crónica y los mecanismos subyacentes (es decir, la inflamación) implicados. Hemos visto la importancia de la inflamación productiva, los peligros de la inflamación no productiva y cómo los factores del estilo de vida pueden influir en nuestra capacidad para organizar una respuesta inflamatoria saludable. Como ya habrás adivinado por la cantidad de tiempo que he dedicado a hablar de la inflamación en este libro, esta desempeña un papel en los cuatro inmunotipos. Por ejemplo:

- Si eres una de los millones de personas que padecen diabetes, alzhéimer, afecciones cardiovasculares o cualquier otra enfermedad provocada por la inflamación debido a tu **inmunotipo latente**, la causa principal de tus problemas *es un exceso de inflamación*.
- Si eres uno de los catorce a veintitrés millones de estadounidenses que se estima que padecen una enfermedad autoinmune,

debido a tu **inmunotipo desorientado,** la causa fundamental de tu problema *es una inflamación que se dirige contra tus propias células y órganos.*

* Si eres uno de los cincuenta millones que experimentan varios tipos de alergias cada año en Estados Unidos debido a tu **inmunotipo hiperactivo,** la causa fundamental de tu problema es la inflamación que se desencadena con demasiada facilidad ante sustancias inofensivas que son parte normal de nuestro entorno.

* Si eres uno de los millones de personas con dificultades para pasar el invierno sin múltiples resfriados o gripe o bronquitis, debido a tu **inmunotipo débil,** el problema principal *es una respuesta inflamatoria que no reacciona con la suficiente rapidez y eficacia para hacer correctamente su trabajo.*

En realidad, la inflamación es la raíz de todo: no solo la causa del problema sino también la manera de solucionarlo. Ahora que sabes esto, no te sorprenderá saber que reequilibrar la respuesta inflamatoria constituye una parte importante del plan de restauración inmunitaria. Pero antes de pasar a esa sección del libro, es hora de que nos centremos en tus desequilibrios inmunitarios personales. Por fin. Este es el momento que estabas esperando, el momento de identificar tu inmunotipo.

CAPÍTULO 4

Test de los cuatro inmunotipos

Hemos cubierto mucho terreno. De hecho, es probable que ahora sepas más sobre la inflamación y el funcionamiento de tu sistema inmunitario que el noventa y nueve por ciento de la población. Asimismo, eres consciente de que conseguir una respuesta inmune eficiente no consiste tan solo en aumentar tu inmunidad. De hecho, dependiendo del estado en el que te encuentres en este momento, ¡eso puede ser exactamente lo contrario de lo que te conviene! Verás, tu sistema inmunitario es multidimensional; no solamente sube y baja. Va hacia atrás, hacia delante, hacia los lados y al revés. Así que siéntate en silencio, cierra los ojos y repite este mantra: equilibrio. Ese es el quid de la cuestión. De todos modos, para alcanzar el equilibrio inmunitario, es imprescindible saber de dónde se parte. Por eso, para ayudarte a entender en qué situación te encuentras y así poder llegar a donde quieres, he desarrollado los cuatro inmunotipos. Estos cuatro tipos principales de disfunción inmunitaria (latente, desorientado, hiperactivo y débil) engloban los principales desequilibrios del sistema inmunitario que con más frecuencia nos hacen enfermar hoy en día. No se trata de inmunotipos genéticos ni fijos de por vida. Tienes el poder de transformar tu salud y recuperar el equilibrio con intervenciones sencillas al alcance de cualquiera. La clave es descubrir en qué punto te encuentras.

Quizá te preguntes cómo vas a averiguar cuál es tu inmunotipo, sin venir a mi consulta ni hacerte pruebas de laboratorio avanzadas. Afortunadamente, he desarrollado el test de los cuatro inmunotipos, que te servirá para identificar tu inmunotipo dominante. Observando las características y los síntomas que tienes y los tipos de enfermedades y problemas que te aquejan, podrás hacerte una idea clara de cuál es el tuyo, sin necesidad de costosas pruebas ni citas con el médico. Una vez que completes el cuestionario y cuentes tus resultados, consulta la información correspondiente a tu inmunotipo para hacerte una idea de los pasos que deberías dar a continuación.

EL TEST DE LOS CUATRO INMUNOTIPOS

Para utilizar correctamente este cuestionario, lee cada una de las cuatro partes y responde a cada pregunta con la mayor sinceridad posible. Puede que te identifiques con más de un inmunotipo, ¡y eso es normal! Muchos tenemos más de un desequilibrio en nuestro sistema inmunitario que, a menudo, se combinan entre sí creando una especie de efecto de bola de nieve. Si este es tu caso, te recomiendo que prestes atención a tu inmunotipo primario (aquel en el que tienes la puntuación más alta) y que utilices las herramientas y recomendaciones de la segunda mitad del libro para trabajar en el equilibrio en este tipo. Luego, cuando hayas completado la primera ronda del plan de restauración inmunitaria para tu inmunotipo, deberías volver a realizar el cuestionario para ver si alguna de tus puntuaciones ha cambiado. Comprobarás que a medida que consigues un mayor equilibrio en uno de tus inmunotipos, los demás empiezan a equilibrarse también. ¿A qué se debe esto?

Sencillamente, a que en el sistema inmunitario todo está totalmente interconectado y no funciona de manera aislada. Por ejemplo, si Jane realiza el cuestionario y descubre que tiene una puntuación muy alta en la sección del inmunotipo latente, pero además tiene una puntuación moderada en la sección del inmunotipo hiperactivo, debería empezar primero con el plan para el inmunotipo latente. Una vez completado el plan de restablecimiento de la inmunidad para este, quizá se encuentre con que su puntuación ha disminuido significativamente en ambos inmunotipos, pero que en la actualidad la más alta corresponde al hiperactivo. Ahora puede cambiar y centrarse en utilizar las sugerencias para el inmunotipo hiperactivo.

Si descubres que no tienes una puntuación alta en ninguno de los tipos de inmunidad, ¡felicidades! Es probable que tu sistema inmunitario esté muy sano. De todos modos, aun así deberías utilizar las recomendaciones de la segunda mitad de este libro para disminuir la inflamación no productiva y prevenir los desequilibrios silenciosos que pueden estar formándose sin que lo notes. Como he dicho antes, pueden pasar años para que un desequilibrio llegue finalmente al punto en el que experimentes síntomas notables a causa de él.

Así que, sin más preámbulos, pasemos al cuestionario. Toma un lápiz y una hoja de papel para contar tu puntuación para cada inmunotipo. Asígnate un punto por cada afirmación con la que estés de acuerdo de la siguiente lista.

LATENTE

☐ Tengo diabetes o un nivel alto de azúcar en la sangre.

☐ Tengo una enfermedad de las arterias coronarias, he sufrido un ataque al corazón o tengo la presión arterial alta.

☐ Soy obeso o tengo sobrepeso (IMC superior a 30).

☐ Tengo el nivel de azúcar en sangre alto.

☐ Hago ejercicio físico menos de tres veces por semana.

☐ Bebo más de seis raciones de alcohol a la semana.

☐ Duermo menos de seis horas y media por noche de forma habitual.

☐ Consumo comida rápida o procesada.

☐ Fumo tabaco en cualquiera de sus formas.

☐ Tomo tres o más medicamentos con receta.

☐ Tengo una enfermedad periodontal (encías).

☐ Tengo artritis o articulaciones inflamadas.

☐ Tengo acné rosáceo o dermatitis seborreica.

☐ Rara vez me resfrío o tengo gripe.

☐ Tengo una enfermedad inflamatoria intestinal como la enfermedad de Crohn o la colitis ulcerosa.

DESORIENTADO

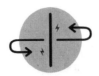

☐ Me han diagnosticado una enfermedad autoinmune.

☐ Tengo antecedentes familiares de enfermedades autoinmunes (por ejemplo, lupus, artritis reumatoide o esclerosis múltiple).

☐ Tengo dolores articulares que aparecen y desaparecen o articulaciones hinchadas.

☐ Tengo una enfermedad de la tiroides.

☐ Hay alimentos que aparentemente exacerban mis síntomas.

☐ El estrés intensifica mis síntomas.

☐ Tengo debilidad o dolor muscular crónico.

☐ Tengo hormigueo o entumecimiento en las extremidades u otros síntomas neurológicos.

☐ Tengo una pérdida o debilitamiento inexplicable del cabello (no relacionado con la edad).

☐ Tengo misteriosas erupciones cutáneas que aparecen y desaparecen.

☐ He tomado muchos antibióticos a lo largo de mi vida.

☐ Tengo la boca o los ojos secos.

☐ He sufrido traumas o acontecimientos adversos en la infancia.

☐ Durante la infancia tuve mononucleosis.

HIPERACTIVO

☐ Tengo alergias estacionales o durante todo el año.

☐ Tengo alergias o sensibilidades alimentarias.

☐ Tengo asma o tos crónica.

☐ Tengo antecedentes de infecciones de oído.

☐ Tengo antecedentes de sinusitis.

☐ Tengo reacciones físicas a olores o esencias fuertes.

☐ Tengo eczema u otras erupciones que producen picor.

☐ Tengo urticaria o hinchazón.

☐ Tengo reacciones alérgicas a los medicamentos.

☐ Soy sensible al moho.

☐ Los productos de cuidado personal como el jabón, las lociones o las fragancias me provocan brotes.

☐ Tengo tendencia a padecer infecciones por hongos.

☐ Tengo mucho goteo posnasal o me aclaro la garganta con frecuencia.

☐ He tenido bronquitis o neumonía.

☐ Estornudo con frecuencia.

DÉBIL

- ☐ Tengo una inmunodeficiencia congénita o adquirida (VIH).
- ☐ He tomado corticoides (prednisona/cortisona) a largo plazo (más de catorce días) o con frecuencia (más de dos veces al año).
- ☐ Tomo medicamentos inmunosupresores (como en el caso de la quimioterapia).
- ☐ Tengo resfriados frecuentes o infecciones de las vías respiratorias altas.
- ☐ He tenido neumonía más de una vez.
- ☐ Sufro infecciones frecuentes del tracto urinario.
- ☐ He tenido herpes zóster antes de los sesenta años o más de una vez.
- ☐ Tengo brotes frecuentes de herpes, incluido el herpes labial.
- ☐ Padezco fatiga crónica.
- ☐ Cuando viajo suelo tener diarrea o intoxicación alimentaria.
- ☐ A menudo me siento agotado.
- ☐ Tengo que dormir mucho o me pongo enfermo.
- ☐ Tras un periodo de estrés suelo enfermar.
- ☐ Mis resfriados duran semanas.

Puntuación: Cuenta el número de afirmaciones que has marcado para cada inmunotipo. El que tenga el número más alto es tu inmunotipo principal, pero también puedes tener una puntuación alta en otros inmunotipos. Como he dicho, es posible que presentes características de varios. Céntrate en tu tipo dominante en los siguientes apartados, que profundizan en ejemplos de la vida real de lo que supone tener cada inmunotipo.

EL INMUNOTIPO LATENTE

Greg era un ejecutivo de cincuenta y cinco años de una empresa petroquímica que acudió a mi consulta después de que su médico de atención primaria le dijera que necesitaba otra medicación para tratar su presión arterial alta. Asimismo, le advirtió que era «prediabético» y que, probablemente, pronto necesitaría también medicación para eso. Greg siempre había dado prioridad a su carrera profesional, trabajaba a menudo jornadas de diez a doce horas y ascendió rápidamente en la empresa hasta alcanzar un puesto influyente. Se describía a sí mismo como un adicto a la adrenalina, siempre dispuesto a un reto, y le encantaba cerrar un trato por encima de todo. Viajaba mucho, a menudo a China y Sudamérica, donde agasajaba a los clientes y comía a cuenta de las dietas. Últimamente le resultaba más difícil recuperarse del *jet lag*, por lo que a menudo se despertaba a horas intempestivas y no dormía más de seis horas por noche.

Había hecho entrenamientos de CrossFit durante unos años y le gustaba, pero en los últimos tiempos se había vuelto bastante sedentario debido a su horario. En la época en la que acudió a mi consulta rara vez encontraba tiempo para ir al gimnasio y, francamente, ya no se sentía con ganas. Además, empezaba a olvidar los nombres de la gente y pensaba que su mente estaba perdiendo agudeza. Su padre padecía alzhéimer, por lo que esto lo preocupaba bastante. Para recuperar la energía después de un sueño poco reparador, empezaba el día con un café muy cargado. Normalmente se saltaba el desayuno o tomaba una barrita de cereales; compraba comida preparada para el almuerzo y, por las tardes, tomaba más café y, en ocasiones, algo dulce, para aumentar la energía. A veces, cuando no cenaba con los clientes, llegaba a casa para cenar con su familia; sin embargo, solía regresar bastante tarde. Su trabajo le encantaba, pero decía que el estrés lo estaba afectando. Últimamente discutía más con su mujer y su hijo adolescente, y sentía que en general se estaba volviendo más impaciente.

En los últimos cuatro años le aparecieron dolores en las rodillas, las manos y los pies, para los que tomaba un Tylenol o un Advil. Había desarrollado en la cara una enfermedad de la piel, llamada rosácea, que su médico atribuía a su herencia genética irlandesa, y presentaba manchas de psoriasis en los codos. A menudo sufría de ardor de estómago y llevaba «años» tomando Prilosec de forma intermitente. En una revisión médica realizada dos años antes, su presión arterial era de 148/90, sus triglicéridos de 250 y su colesterol total de 240. Además, estaba al borde de la obesidad, ya que había engordado más de diez kilos en dos años. Había empezado a tomar un diurético y un betabloqueante para la tensión arterial y una estatina para el colesterol. El diurético le hacía orinar en mitad de la noche, interrumpiendo su sueño, y también notaba una disfunción eréctil más frecuente. En su última visita médica, su nivel de azúcar en ayunas era de 105 (lo normal es menos de 80). A pesar de todo esto, Greg dijo que casi nunca se resfriaba y, según recordaba, nunca había tenido gripe. Siempre se consideró a sí mismo como alguien fuerte y resistente.

Podía ver que los hábitos y el estilo de vida de Greg estaban provocando mucha inflamación en su cuerpo y poniendo en marcha múltiples enfermedades. Realicé una serie de pruebas de laboratorio en profundidad para obtener una imagen más completa. Como estaba tomando una estatina, su colesterol total era de 160, pero sus lipoproteínas de alta densidad (HDL) eran solo de 48. Las HDL, que suelen denominarse colesterol «bueno», son protectoras porque ayudan a expulsar el colesterol del organismo. Los niveles de HDL pueden aumentar con el ejercicio aeróbico regular. Greg también tenía cantidades elevadas de LDL oxidado, que es el colesterol «dañado» que provoca la inflamación de los vasos sanguíneos. Su nivel de proteína C reactiva era de 12; lo ideal sería que fuera inferior a 1. El incremento de la proteína C reactiva es uno de los mejores indicadores que tenemos para evaluar la inflamación sistémica. Otro marcador sanguíneo llamado homocisteína era de 22, que es aproximadamente cuatro veces superior a lo normal y no solo constituye un gran factor de riesgo de enfermedad cardíaca, sino que suele ser reversible con un simple suplemento de vitamina B.

La insulina de Greg también estaba fuera de rango a los treinta y dos años. Yo llamo a la insulina el canario en la mina de carbón* de la diabetes. Los médicos rara vez la comprueban: para diagnosticar la diabetes se basan en la glucemia en ayunas y la hemoglobina A1c. Pero a veces los niveles de insulina empiezan a ser crónicamente elevados años antes de que se diagnostique la diabetes. Estos niveles elevados indican resistencia a la insulina, ya que el páncreas trata desesperadamente de mantener bajo el nivel de azúcar en sangre. Niveles altos de insulina también impiden la pérdida de peso porque le ordena al cuerpo que deje de quemar grasa. El exceso de azúcar en la sangre «glicatiza», o recubre, los glóbulos rojos y daña los vasos sanguíneos, desencadenando la respuesta inflamatoria del sistema inmunitario. Por último, analicé los niveles de hormonas sexuales y suprarrenales, como hago con todos mis pacientes. El cortisol de Greg, que es nuestra principal hormona del estrés, solo era un poco elevado; pero su patrón circadiano de cortisol estaba totalmente trastornado (en el capítulo seis veremos por qué esto es tan importante). Su cortisol matutino

---

* N. del T.: El autor hace referencia a un primitivo método de detección. Durante siglos los mineros descendían a las minas de carbón con un canario en una jaula. El canario sufre los efectos de los gases tóxicos mucho antes que los humanos, de tal forma que si mostraba síntomas o incluso moría era una señal clara de que se estaba produciendo una emanación de gases tóxicos.

era demasiado bajo; sin embargo, se disparaba a última hora de la mañana, se estabilizaba por la tarde y volvía a elevarse a la hora de acostarse. El cortisol es un importante mediador de la inflamación del organismo. Como veremos más adelante, puede ser tanto pro- como antiinflamatorio. Tanto los desequilibrios en las pruebas de Greg como sus síntomas indicaban sin lugar a dudas que tenía un inmunotipo latente.

Si algo (o la totalidad) de la historia de Greg te resulta familiar y obtuviste más de cinco puntos en la parte del inmunotipo laten- te del cuestionario, la causa fundamental de tus problemas es una inflamación excesiva que desestabiliza todo tu cuerpo. Las perso- nas con un inmunotipo latente no siempre tienen una enfermedad diagnosticable, ni están lo suficientemente enfermas como para te- ner que quedarse en casa o cancelar su jornada, pero normalmente tienen un montón de pequeñas cosas que van mal al mismo tiempo. Por ejemplo, un poco de insomnio, dolores y molestias, niebla ce- rebral, algo de estrés crónico, disfunción sexual ocasional y análisis que están en la categoría de «preocupante» pero no entran direc- tamente en la categoría de «necesita medicación».

Si tienes un inmunotipo latente, presta atención a todos los consejos específicos que se darán en la segunda mitad del libro. Lo bueno de este inmunotipo es que, con unos pocos cambios clave en el estilo de vida, puedes revertir el ciclo negativo de la inflamación, ¡y, con esto, tus síntomas deberían mejorar rápidamente! Recuerda que la inflamación fuera de control es la causa de muchas afeccio- nes que padecemos hoy en día, como las enfermedades cardíacas, el síndrome metabólico y la obesidad, la diabetes, las enfermeda- des autoinmunes y el alzhéimer, por nombrar algunas. Además, una vez que la inflamación está bajo control, el sistema inmunitario puede prestar atención a los asuntos verdaderamente importantes, como eliminar con eficacia los microbios peligrosos y ayudarte a vivir una vida larga y saludable.

EL INMUNOTIPO DESORIENTADO

Rachel era una joven abogada a la que se le diagnosticó artritis reumatoide a los veintiséis años, aproximadamente un año después de empezar a trabajar en un bufete de abogados. En ese momento estaba muy estresada, ya que acababa de romper con su novio de toda la vida, y se consideraba una perfeccionista que trabajaba a veces hasta las diez de la noche en el bufete y se llevaba trabajo a casa los fines de semana. Al principio, solo tomaba Advil a diario para el dolor y la rigidez de las manos, que atribuía a que escribía todo el día y a que iba a sus clases de *kickboxing* a las seis de la mañana. Cuando empezó a notar hinchazón en los nudillos y dolor en los pies, acudió al médico, que le pidió radiografías de las manos y pruebas de laboratorio. Las radiografías coincidían con los primeros cambios reumatoides, por lo que se le pidió una prueba de anticuerpos contra el péptido citrulinado cíclico (anti-CCP), que permite detectar la artritis reumatoide activa, y comenzaron a administrarle prednisona y luego metotrexato. Tras unos cambios mínimos, su médico le recomendó un medicamento inmunomodulador llamado Humira. Rachel había oído hablar de «medidas más naturales» para revertir los problemas autoinmunes, así que acudió a mí.

Al indagar en su historial, descubrí que tuvo una infancia bastante tranquila, salvo infecciones recurrentes de garganta por estreptococos y recordaba haber ido muchas veces al médico a por antibióticos. Estaba en el equipo de campo a través y decía que tenía problemas con la comida. A los dieciséis años bajó tanto de peso que dejó de tener la regla durante nueve meses. También tenía acné de adolescente y se burlaban de ella por sus granos. Tras probar muchas cremas y minociclina oral (un antibiótico), tomó Accutane durante un año y píldoras anticonceptivas, y gracias a esto su piel mejoró considerablemente. Tras terminar la educación secundaria superior, viajó a Tailandia y Vietnam durante varias semanas y se puso muy enferma con diarrea y fiebre, aunque el problema se solucionó sin tratamiento. Cuando empezó la carrera de Derecho, notó que aumentaban los gases y la hinchazón después de las comidas y que eran más frecuentes los episodios de heces blandas. Le diagnosticaron el síndrome del intestino irritable y comenzó a tomar Linzess (un antiespasmódico) para tratar sus síntomas. Rachel eliminó el gluten y los lácteos tras leer información en Internet, y se sintió un poco mejor, aunque, cuando estaba estresada, seguía oscilando entre ir corriendo al baño y estreñirse mucho.

Cuando vino a la clínica, Rachel me contó que, a pesar de lo mucho que dormía, se encontraba cansada todo el tiempo y que se sentía desmotivada y con ansiedad. Se preguntaba si el derecho era realmente la mejor carrera para ella y a veces se sentía confusa y no podía concentrarse en el trabajo. Además, tenía frecuentes infecciones por hongos y, a veces, infecciones del tracto urinario. Detestaba los antibióticos, pero creía que tenía que tomarlos varias veces al año. Dados sus síntomas gastrointestinales, pedí un análisis de heces para estudiar su microbiota, que mostró altos niveles de una bacteria llamada *Klebsiella pneumoniae*, un conocido instigador de la autoinmunidad.[1] Además, tenía niveles bajos de varias bacterias intestinales protectoras, como *Bifidobacterium* y *Lactobacillus*, y niveles altos de *Candida albicans*, un tipo de levadura, todo lo cual indicaba un desequilibrio de la microbiota. Las pruebas de sensibilidad alimentaria revelaron anticuerpos contra la soja, el gluten y la leche de vaca. A pesar de que sus niveles de hormonas tiroideas eran normales, también descubrimos que tenía anticuerpos elevados contra la glándula tiroidea, lo que indicaba que estaba avanzando hacia el desarrollo de una enfermedad autoinmune de la tiroides llamada tiroiditis de Hashimoto. Rachel era un ejemplo perfecto de inmunotipo desorientado.

Si te han diagnosticado una enfermedad autoinmune, es muy probable que, como Rachel, tengas un inmunotipo desorientado. Como ves, esto no aparece de la noche a la mañana; es el resultado de muchos factores, pero especialmente del estrés y los desequilibrios de la microbiota intestinal, las infecciones y las toxinas. Si tienes un inmunotipo desorientado y actualmente sufres una enfermedad autoinmune, es posible que tu médico te haya dicho que la única respuesta es la medicación, y que tendrás que padecer dolor, malestar y otros síntomas durante el resto de tu vida. Mi labor consiste en informarte de que la medicación no es lo único que puede ayudarte. He visto como docenas de pacientes con un inmunotipo desorientado mejoraban su salud haciendo cambios en la dieta y el estilo de vida. Algunos de ellos incluso entraron en remisión de su enfermedad autoinmune o eliminaron la necesidad de medicamentos.

Si el historial de salud de Rachel se parece al tuyo, ya sea que tengas una enfermedad autoinmune diagnosticada, que haya enfermedades autoinmunes en tu familia o que sospeches que podrías estar desarrollando una, presta mucha atención al capítulo sobre la salud intestinal (capítulo siete). Más del setenta por ciento de nuestro sistema inmunitario vive en el intestino, y necesitamos que nuestros microbios trabajen a nuestro favor, no en nuestra contra, si queremos curarnos de un inmunotipo desorientado.

EL INMUNOTIPO HIPERACTIVO

Kelly era una artista de treinta y dos años que notó que le faltaba el aire cuando salía a correr un día de primavera. Como consumada corredora, no solía tener problemas respiratorios, pero sabía que de niña padeció un asma leve que había «superado». La remitieron a un neumólogo, que le diagnosticó asma inducida por el ejercicio y le recetó un inhalador de albuterol para que lo utilizara antes de correr. Aunque se sintió mejor, ahora tenía tos y sibilancias* cuando estaba en su estudio de cerámica. También empezó a tener goteo posnasal y congestión nasal, que parecían empeorar cuando trabajaba. Recordaba que, hasta entonces, estornudaba y tenía picor de ojos en primavera y verano. Y que en su adolescencia se vacunó contra el polen y el polvo durante unos años, pero cuando fue a la universidad dejó de hacerlo. Tomaba el antihistamínico Zyrtec a diario. Le ayudaba un poco, pero a veces le causaba sequedad en los ojos. No parecía mejorar sus síntomas actuales lo suficiente como para que se sintiera completamente bien. De niña, había tenido eczema en la parte posterior de las rodillas y en los pliegues de los codos. Ahora ya no lo tenía, pero a menudo le salían ronchas «al azar» y siempre que estaba cerca de los gatos. Procuraba utilizar productos de belleza hipoalergénicos porque su piel era sensible y le salían erupciones si utilizaba lociones, jabones o detergentes perfumados.

En los últimos años, había empezado a tener infecciones en los senos nasales al menos dos veces al año, normalmente cuando sus alergias eran peores. A menudo tardaban semanas en desaparecer y necesitaban una ronda de esteroides y antibióticos para hacerlo. Eran tan graves que estaba considerando la posibilidad de operarse de los senos paranasales, como le había recomendado su otorrinolaringólogo. Y aunque no recordaba haber sufrido ninguna alergia alimentaria, Kelly notó en los últimos años que comer

---

* N. del T.: Las *sibilancias* son sonidos agudos y silbantes que se producen durante la respiración a causa de un bloqueo parcial en las vías respiratorias.

huevo le producía náuseas y que sentía un ligero picor en la boca y la garganta al consumir ciertos frutos secos, por lo que los evitaba.

Las pruebas de laboratorio revelaron un nivel total de anticuerpos IgE de 850, notablemente elevado. Como comenté en el capítulo dos, la IgE es el anticuerpo que instiga la liberación de histamina, lo que causa todo tipo de síntomas alérgicos como estornudos, congestión e incluso anafilaxia. Kelly también se sometió a análisis de sangre de alergia que mostraron reacciones positivas al polen de los árboles y de la ambrosía, a la caspa de los gatos y a los ácaros del polvo.

Si algo de la historia de Kelly te resuena y obtuviste una puntuación alta en la parte del inmunotipo hiperactivo del cuestionario, es probable que tengas una polarización Th2. En el plan de restauración inmunitaria, te centrarás en las recomendaciones para reforzar la respuesta Th1, así como en el uso de intervenciones diseñadas para amortiguar la bioquímica de las alergias.

EL INMUNOTIPO DÉBIL

Cuando Bill vino a verme, estaba tomando su cuarto antibiótico del año y apenas era marzo. Había sufrido una infección de los senos nasales que no tenía trazas de ceder, así como dos brotes de bronquitis. Le preocupaba mucho tener, a sus treinta y cinco años, un sistema inmunitario débil, y quería ver qué podía hacer para dejar de enfermar tanto. Pensó que el repunte de las enfermedades podría deberse a que tenía dos hijos pequeños que a menudo traían virus a casa desde el colegio y a que en el último año estuvo sometido a mucho estrés financiero. Había dejado su trabajo para montar su propio negocio y estaba pasando apuros. Trabajaba muchas horas y solía quedarse despierto hasta después de la medianoche para terminar el trabajo con su ordenador portátil. Se levantaba cansado y, normalmente, sentía la necesidad de echarse una siesta por las tardes. Me contó que les tenía fobia a los gérmenes porque, al parecer, enfermaba con bastante facilidad, así que usaba mucho desinfectante de manos y evitaba las multitudes siempre que podía. Se describió a sí mismo como una persona preocupada y siempre había sido ansioso, pero tomaba un SSRI (medicamento inhibidor de la recaptación de serotonina) para paliarlo. En el pasado había entrenado para varios maratones, lo que lo ayudaba con su estado de ánimo, pero ahora no tenía tiempo ni energía para hacerlo.

De niño, dijo, se resfriaba con bastante facilidad y tuvo una «neumonía errante» cuando era adolescente. Sus padres le dijeron que había nacido prematuramente y que le administraron una medicación para sus pulmones «débiles». También contrajo mononucleosis en su primer año de universidad y perdió un mes de clases. Al parecer siempre había tenido un estómago sensible, pero últimamente sus evacuaciones parecían ser más irregulares, con diarreas ocasionales. Sospechaba que ciertos alimentos que comía le provocaban hinchazón, aunque no podía precisar cuáles. En el pasado sufrió varias intoxicaciones alimentarias, por lo que procuraba evitar los restaurantes tipo bufé y el *sushi*, y lavaba los productos con cuidado. También había contraído giardia (un parásito intestinal) mientras acampaba con unos amigos en el norte de California varios años antes.

Sus pruebas de laboratorio revelaron niveles de inmunoglobulina relativamente normales, pero a pesar de haber recibido una vacuna contra la neumonía en enero, no tenía una respuesta adecuada de anticuerpos. Además, dio positivo en una forma específica de anticuerpos contra el virus de Epstein-Barr, que puede indicar una reactivación y una mayor replicación del virus en el organismo. El análisis de sus heces reveló un bajo nivel de IgA secretora, que es el principal anticuerpo protector del tracto intestinal.

También tenía niveles muy bajos de ciertas bacterias protectoras, como *Bifidobacterium* y *Lactobacillus*. Sus niveles de cortisol eran algo escasos. Comenzaban siendo moderados por la mañana, pero bajaban y se mantenían así a lo largo del día. Aparte de esto, sus niveles de melatonina en la orina durante la noche eran extremadamente bajos. Era evidente que le costaba combatir las infecciones virales y bacterianas, y respondía mal a las vacunas. Además, se encontraba agotado y falto de sueño y tenía la producción de cortisol reducida que a menudo se observa con el estrés crónico continuo y la supresión inmunitaria. Por todo esto, entraba claramente en la categoría de inmunotipo débil.

Si te sientes identificado con la historia de Bill y has obtenido la puntuación más alta en la categoría de inmunotipo débil, seguramente tendrás la sensación de «contagiarte de todo». Es muy probable que tengas miedo de los gérmenes, que te cueste recuperarte rápidamente de las enfermedades y que a menudo padezcas afecciones consecutivas, como la faringitis estreptocócica, la sinusitis y la bronquitis, todas ellas aparentemente seguidas. Si tienes un inmunotipo débil, puede que pienses que eso es lo que te ha tocado en suerte. Pero no es cierto. Solo tienes que realizar unos cuantos cambios clave en tu rutina y tomar algunos suplementos específicos para reforzar el sistema inmunitario, y lo ayudarás a responder de forma más eficaz a todo tipo de invasores. Generalmente los inmunotipos débiles necesitan reforzar la actividad de las respuestas inmunitarias tanto innatas como adaptativas. Presta atención a cualquier consejo de la segunda mitad del libro que esté específicamente diseñado para «reforzar» el sistema inmunitario: ¡estás en el grupo al que puede beneficiarle!

No te preocupes si los casos que acabamos de ver no se ajustan *exactamente* a ti; no tiene la menor importancia. Todos somos individuos genéticamente diferentes unos de otros, y no es necesario que tengas todos los síntomas de Greg, Rachel, Kelly o Bill. Ahora que has leído ejemplos de la vida real de cómo pueden darse los cuatro inmunotipos, ha llegado el momento de ver *cómo* salir del desequilibrio y volver a la armonía inmunitaria. Ya sabemos que hay cuatro patrones inmunitarios distintos y que esos patrones están estrechamente relacionados con la polarización de las células T. Pues bien, uno de los principales objetivos del plan de restauración inmunitaria es revertir y reequilibrar esta polarización para restaurar una función inmunitaria saludable, así que vamos a profundizar en esta importante parte del rompecabezas.

LA POLARIZACIÓN DE LAS CÉLULAS T Y LOS CUATRO INMUNOTIPOS

Hasta ahora en este libro hemos hablado mucho de cómo funciona el sistema inmunitario y de lo que puede fallar. Ya en el capítulo dos presenté el concepto de «polarización de las células T», uno de los mecanismos subyacentes más importantes que conduce a los cuatro inmunotipos. A diario, el sistema inmunitario reacciona ante diferentes amenazas como virus, bacterias, parásitos, irritantes, toxinas, alimentos, estrés, falta de sueño, etc. Dependiendo de lo crónicos que sean estos desencadenantes y de cómo responda tu sistema inmunitario, este puede desarrollar tendencias que podrían empezar a desequilibrarlo. Me refiero a la polarización o predominio de los linfocitos T, que nos permite organizar respuestas inmunitarias precisas contra cualquier enemigo que se presente. Sin embargo, cuando la polarización de las células T se desequilibra en una dirección, acabas atrapado en un bucle continuo. Este bucle constituye la base de los inmunotipos y será el objetivo del plan de restauración inmunitaria.

INMUNOTIPO. LA CLAVE PARA FORTALECER TU SISTEMA INMUNITARIO

Analicemos más a fondo lo que está sucediendo aquí: los linfocitos T auxiliares son los principales responsables de la respuesta inmunitaria adaptativa, porque básicamente lo dirigen todo. Segregan citoquinas, indican a las células T asesinas lo que deben hacer y dirigen a las células B para que produzcan anticuerpos contra los gérmenes. Recuerda que tu respuesta inmunitaria innata inicial es prácticamente fija (en cuanto algo de fuera penetra en tu organismo, un ejército de células como los macrófagos, los neutrófilos y otras células se apresuran a acudir, comprueban el problema y engullen y eliminan a los invasores si es necesario), pero tu respuesta inmunitaria adaptativa se ajusta a la amenaza específica (los linfocitos T y los linfocitos B bombean citoquinas, aniquilan directamente a los microbios, crean clones de memoria de sí mismos para luchar contra las infecciones más adelante y elaboran anticuerpos que reconocen futuras infecciones). Dado que las células de nuestro sistema inmunitario innato, como las células dendríticas, son las que se encuentran en primera línea, segmentan un fragmento de cualquier invasor que esté causando el problema a nuestros ganglios linfáticos y lo entregan para confeccionar una célula T auxiliar a medida para eliminarlo. Imagínate. Es como si las células dendríticas llegaran y dijeran: «¡Eh! ¡Tenemos un adenovirus que está causando problemas en los senos paranasales, o un parásito giardia que se coló en los intestinos cuando bebimos agua del río! ¿Quién se ofrece a eliminarlo?».

En el capítulo dos conocimos los cuatro subtipos principales de células T colaboradoras: Th1, Th2, Th17 y células T reguladoras. Profundicemos en lo que significa cada uno de ellos y cómo influye en tu inmunotipo:

- **Th1**: las células Th1 se crean en respuesta a las bacterias y los virus que se introducen en nuestro organismo e invaden nuestras células. Una vez que una célula T ingenua se polariza en su forma Th1, produce grandes cantidades de citoquinas inflamatorias, que ayudan a reclutar células T citotóxicas y células NK. Cuando intentamos eliminar los virus y las bacterias que han invadido nuestras células, generamos muchas células Th1. Aunque necesitamos producir un gran número de estas últimas para obtener una respuesta inmunitaria vigorosa, tampoco es conveniente que se descontrolen. Cuando la dominancia de Th1 se perpetúa, suele producirse una inflamación excesiva. Esta situación puede provocar problemas que van desde la artritis y la diabetes hasta las afecciones cardíacas, pasando por una serie de enfermedades autoinmunes. Por otro lado, quienes tienen una dominancia fuerte de Th1 tienden a no padecer muchas enfermedades respiratorias o alergias. Estas personas pueden tener un inmunotipo débil o erróneo, o ambos. A las de inmunotipo débil les suele beneficiar tener más células Th1, ya que necesitan ayuda para eliminar las infecciones; y quienes tienen un inmunotipo hiperactivo también podrían necesitar más actividad de Th1 para equilibrarse.

- **Th2:** las células Th2 se activan cuando nos enfrentamos a parásitos invasores, así como a bacterias que se replican en las cavidades y en las superficies del cuerpo. Piensa en las infecciones de los senos nasales y de la vejiga. Las toxinas, como los metales pesados, también desencadenan este tipo de respuesta inmunitaria. Las células Th2 producen citoquinas que reclutan células inmunitarias en la zona y estimulan las células B para que produzcan IgE, el anticuerpo alérgico. Esto se hace para destruir y eliminar el agente patógeno. Por ello, las personas con dominancia de Th2 tienden a padecer asma, eczemas, alergias alimentarias, sinusitis y otras enfermedades alérgicas. Los anticuerpos IgE provocan la liberación de histamina y ocasionan síntomas alérgicos como urticaria, goteo nasal, hinchazón, congestión nasal y exceso de mucosidad. En realidad, se trata de un fallo de la respuesta inmunitaria. Quienes tienen dominancia de Th2 tienden a caer en el inmunotipo hiperactivo. Algunos también pueden desarrollar problemas autoinmunes más adelante, cuando no consiguen eliminar las infecciones u otros desencadenantes.

- **Th17**: las células Th17 fueron descubiertas recientemente por investigadores que estudiaban la causa subyacente de las enfermedades autoinmunes. En un principio, los científicos pensaron que las células Th1 eran las grandes responsables de las enfermedades autoinmunes, hasta que descubrieron que las células Th17 eran las verdaderas causantes.[2] Las células Th17 secretan citoquinas altamente inflamatorias, que son fundamentales para combatir ciertas bacterias, levaduras y otros hongos; pero también promueven la actividad autoinmune y se han relacionado con la enfermedad inflamatoria intestinal, el síndrome de Sjögren, la esclerosis múltiple, el lupus y la artritis reumatoide.[3, 4, 5] La mayoría de los inmunotipos erróneos presentan una polarización excesiva de las Th17.

- **Células T reguladoras**: las células T reguladoras son la cuarta y última población de células T auxiliares. Estas células son el interruptor de apagado de nuestra respuesta inmunitaria, y si no las tuviéramos se produciría un problema serio. En concreto, animan a nuestro sistema inmunitario a ignorar o «tolerar» los propios tejidos del cuerpo; esto es crucial para prevenir las enfermedades autoinmunes y las alergias.[6] Con frecuencia, las células T-reg son secuestradas por las células cancerosas, lo que permite que el cáncer se extienda bajo el radar del sistema inmunitario. Estas células son el yin de nuestro yang. Al igual que los mediadores, calman muchas otras respuestas inflamatorias y pueden equilibrar las reacciones inmunitarias fuera de control. Definitivamente, es necesario tener muchas células T reguladoras para mantener la paz, pero no tantas como para no poder ofrecer una respuesta inmunitaria fuerte y eliminar las amenazas peligrosas. Aumentar la cantidad de estas células en los inmunotipos latente, desorientado e hiperactivo puede ayudar a equilibrarlos. A continuación, hablaremos de las intervenciones para conseguirlo.

Así que recapitulemos. Conforme pasamos a la sección del plan de restauración inmunitaria, recuerda que, para crear el mejor sistema inmunitario, trabajaremos a nivel celular. Lo haremos de la siguiente manera:

1. Primero y más importante, eliminarás la inflamación innecesaria que distrae a tu sistema inmunitario de las labores prioritarias.
2. Nutrirás y apoyarás a tus células inmunitarias innatas para que puedan hacer su trabajo de forma rápida y eficiente.
3. Reequilibrarás cualquier polarización de las células T que esté fuera de lugar y pueda causar ciertos síntomas y enfermedades. Y aunque no haya una correlación exacta entre estos cuatro tipos de células T auxiliares y los cuatro tipos de inmunidad, no puedes mejorar tu salud sin centrarte en esta área.

Como aspecto positivo, la polarización de las células T depende en gran medida de influencias externas, por lo que no es algo fijo e inalterable. Por ejemplo, se ve afectada por las sustancias químicas y las toxinas del entorno, la alimentación, el estrés y las infecciones crónicas. En un sistema inmunitario perfecto, es decir, que no sea latente, desorientado, hiperactivo o débil, nuestros equipos innato y adaptativo están totalmente coordinados, y nos protegen rápida y específicamente de los daños. Eso es lo que pretendemos con el plan de restauración inmunitaria.

INICIO DEL PLAN DE RESTAURACIÓN INMUNITARIA

Ahora que ya conoces el funcionamiento interno de tu sistema inmunitario, y has aprendido todo lo relativo a la inflamación crónica y la forma en que contribuye a los cuatro inmunotipos e identificado tu propio inmunotipo, es hora de investigar los factores que afectan a la salud de tu sistema inmunitario: el sueño, el estrés, la salud intestinal, las toxinas de tu entorno y tu dieta. Hasta ahora hemos adoptado un enfoque global del sistema inmunitario, pero, a partir de este momento, vamos a ser muy prácticos. En las próximas páginas, conectaré esos cinco factores principales del estilo de vida con la salud de tu sistema inmunitario y te ofreceré recomendaciones concretas y prácticas para mejorar tu estilo de vida con el fin de que favorezca a tu sistema inmunitario en lugar de perjudicarlo. Profundizaremos en los principales factores del estilo de vida que afectan a la salud inmunitaria. Y únicamente quiero advertirte que vamos a cubrir mucho terreno. No creas que tienes que recordarlo o ponerlo en práctica todo. De hecho, para evitar la sobrecarga de información, he creado un capítulo «resumen» más adelante en el libro, que sintetiza las mejores recomendaciones para cada inmunotipo.

¿Estás preparado? Empecemos.

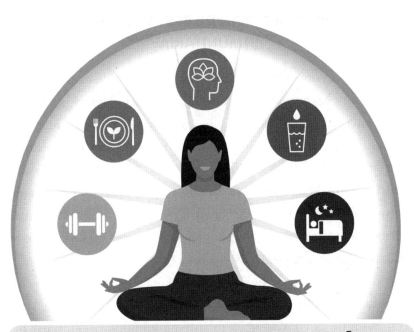

SEGUNDA PARTE

EL PLAN DE RESTAURACIÓN INMUNITARIA

CAPÍTULO 5

El sueño: apagar el cuerpo para potenciar el sistema inmunitario

H ace unos diez años mi vida consistía en prepararme para una prueba de triatlón de la categoría Ironman, desplazarme a diario al centro donde trabajaba como alergóloga a jornada completa y estudiar una especialización en medicina integrativa. Todo esto, mientras procuraba seguir teniendo vida social. Para mí lo normal era despertar a las cinco de la mañana e ir a la piscina o reunirme con mis compañeros de entrenamiento para dar un paseo en bicicleta a las cinco y veinte. Después de un día ajetreado, me sentaba frente al ordenador hasta bastante tarde, y a menudo me acostaba después de las once. Por lo general, dormía entre seis y seis horas y media por noche, porque tenía mucho que hacer y creía que podía «engañar a mi organismo». No sabía que la engañada era yo.

En aquel momento, no entendía la importancia fundamental de dormir para la salud. No me daba cuenta de que, sin un sueño profundo, mis músculos no eliminaban los ácidos lácticos de todo el intenso ejercicio de resistencia, y que en consecuencia la reparación celular y la recuperación muscular se veían afectadas, lo que me predisponía a sufrir lesiones. Tampoco comprendía que una menor cantidad de sueño REM (siglas de *rapid eyes movement*, 'movimientos oculares rápidos') mermaba mi memoria, lo que no solo disminuía mi capacidad de aprender y recordar, sino que también envejecía mi cerebro más rápidamente. Cuando no dormimos lo necesario, las hormonas del estrés se alteran, y esto afecta al peso, al estado de ánimo y a la salud intestinal. Ahora, años después, me he convertido en una predicadora del sueño. ¿Por qué? Porque sé que el sueño reparador es la piedra angular no solo de un sistema inmunitario sano, sino de la salud del cuerpo en general.

Dormir ocho horas cada noche parece una tarea obvia y sencilla a primera vista, ¿verdad? Pero muchos procuramos eludirla, ya sea porque estamos demasiado ocupados con el trabajo, porque damos prioridad a nuestra vida social o porque adoptamos hábitos que nos mantienen despiertos por la noche mirando al techo. Dormir bien es la fruta más accesible cuando se trata de mejorar nuestra salud, y sin embargo, de alguna manera, muchos tenemos problemas al respecto. Veo continuamente pacientes que van al gimnasio a diario, que siguen una dieta increíblemente sana, que cocinan todas sus comidas en casa y que han hecho sacrificios como eliminar el alcohol o el azúcar de sus vidas, pero que *aun así* no consiguen dormir bien.

De hecho, la friolera de cincuenta millones de estadounidenses sufre algún tipo de trastorno del sueño (un número superior al de la población de España) y uno de cada tres adultos en los países occidentales industrializados duerme menos de las siete horas mínimas recomendadas por noche. Esto, lamentablemente, afecta a nuestra salud en más de un sentido. ¿Por qué? Porque la privación del sueño no solo hace que nos sintamos cansados al día siguiente, sino que crea inflamación y estrés oxidativo y aumenta nuestro riesgo de padecer enfermedades. El famoso dicho «dormiré cuando esté muerto» adquiere un nuevo significado cuando se sabe que la privación del sueño está relacionada con el aumento de las tasas de hipertensión, enfermedades cardíacas, obesidad, diabetes, depresión y cáncer. Dado que este es un libro sobre el sistema inmunitario, no debería sorprendernos que la privación del sueño también perjudique la capacidad de defenderse de los agentes patógenos y contribuya a las enfermedades autoinmunes, las alergias y la inflamación crónica. En otras palabras, dormir poco contribuye directamente a los desequilibrios observados en los cuatro inmunotipos. Todos los complejos componentes del ejército del sistema inmunitario dependen de un sueño adecuado y de un ritmo circadiano saludable para funcionar eficazmente. Muchos estamos perjudicando nuestra salud y aumentando nuestro riesgo de enfermedad cada noche por no dominar el arte de una buena noche de sueño.

LA DESMITIFICACIÓN DEL RELOJ CIRCADIANO

Sé que muchos habréis leído el párrafo anterior pensando: «Bueno, cada uno necesita una cantidad distinta de sueño, ¿verdad?». Aunque todos tenemos diferentes «cronotipos» de sueño, es decir, algunos somos fervientes búhos nocturnos y otros (como yo) molestas alondras matutinas, los seres humanos hemos nacido para dormir por la noche y estar despiertos durante el día mientras hay luz natural. Esto se debe a que todas nuestras funciones corporales se rigen por un ritmo circadiano establecido por una especie de marcapasos central oculto en una zona del cerebro llamada núcleo supraquiasmático.[1] Este reloj central –quizá también hayas oído hablar de él como «reloj corporal» o «reloj circadiano»– funciona con un horario de aproximadamente veinticuatro horas basado en la rotación de la Tierra alrededor del Sol. Digo «aproximadamente» porque nuestros cuerpos no son como los relojes normales que cuentan los minutos, sino que es nuestra exposición a la luz lo que los reajusta cada día con la precisión de una maquinaria de relojería suiza. Todas las mañanas, al abrir los ojos, las ondas de luz inundan las retinas y ajustan el reloj central del cerebro para indicarle a este y al resto del cuerpo que ya es de día. Esta señal también sincroniza todos los «minirrelojes» de los tejidos y las células corporales, que ayudan a regular las hormonas, la digestión y el sistema inmunitario.[2] (Esta es una de las razones por las que resulta tan perjudicial para nuestro cuerpo volar a través de zonas horarias o incluso adelantar la hora estándar al horario de verano).

Al final del día, cuando el sol se pone, la glándula pineal del cerebro comienza a activar el principal regulador del sueño y la vigilia: la hormona melatonina. Se trata de un antioxidante que previene el daño celular, pero también regula ciertas citoquinas proinflamatorias, desempeñando un papel de equilibrio inmunitario.[3] Es extremadamente baja durante el día, pero al caer la oscuridad, aumenta y pone en marcha muchos cambios importantes en el cuerpo que no solo nos dan sueño y nos relajan, sino que además afectan al azúcar en sangre, la temperatura corporal y la presión arterial. Tan solo hay una pega: basta una pequeña cantidad de luz para impedir que la melatonina aumente adecuadamente por la noche. Incluso la luz de una bombilla incandescente en la mesilla de noche puede alterar esta hormona, reduciendo la capacidad de conciliar el sueño.

Peor aún que la lámpara de cabecera es el efecto de la luz de longitud de onda corta (azul) sobre la producción de melatonina y el sueño. En 1988, varios científicos descubrieron una célula de melanopsina especializada en nuestra retina que es exquisitamente sensible a la luz azul de onda corta.[4] Durante el día, la luz azul es estimulante y nos ayuda a mantener la atención y a desarrollar un buen estado de ánimo. Sin embargo, por la noche, cuando nos exponemos a esta longitud de onda, la glándula pineal interrumpe rápidamente la producción de melatonina, lo que desequilibra nuestro ritmo circadiano.[5] Por desgracia, la luz azul es emitida por todas las luces LED, como las que provienen de nuestros relojes, ordenadores, tabletas, teléfonos inteligentes y televisores. Incluso cuando intentamos conciliar el sueño, nos vemos bañados por la luz azul de los indicadores de los humidificadores, cargadores, monitores para bebés, despertadores y aparatos de aire acondicionado de nuestras habitaciones. No podemos dormir.

El noventa por ciento de los estadounidenses afirman utilizar algún tipo de dispositivo tecnológico que emite luz azul antes de acostarse, y cuanto más atención exija la actividad —como enviar mensajes de texto, trabajar con un ordenador o jugar a videojuegos— más difícil será conciliar el sueño y menos descansados estaremos por la mañana.[6] Incluso la lectura pasiva de una pantalla puede ser un problema. En 2014, un estudio de la Universidad de Harvard examinó los efectos de la lectura en un dispositivo electrónico en comparación con la de un libro impreso. El grupo que utilizaba los libros electrónicos tardaba más en dormirse y tenía una reducción del sueño REM (la fase de sueño en la que se almacena la memoria) en comparación con quienes leían libros impresos tradicionales. Incluso después de dormir ocho horas, los lectores de libros electrónicos tardaron más en despertarse y se sintieron más cansados.[7] No quiero echar toda la culpa del insomnio y de la mala calidad del sueño a la luz azul, ya que hay muchos otros factores que impiden que podamos dormir bien, pero nuestra contaminación lumínica diaria desempeña un papel crucial.

EL SISTEMA INMUNITARIO DURANTE EL SUEÑO

Quizá te preguntes por qué dedico tanto tiempo a hablar del ritmo circadiano y de la luz azul. Pues bien, el sueño, a pesar de brindar relajación a otras partes del cuerpo, es *un momento muy activo para el sistema inmunitario*. Esto puede parecer extraño al principio, así que vamos a profundizar en las diferentes fases del sueño y en lo que el organismo hace durante cada una de ellas.

El sueño se divide en diferentes fases, y el cuerpo realiza diversas funciones durante cada una de ellas. Cuando te quedas dormido por primera vez por la noche, entras en el sueño caracterizado por la ausencia de movimientos oculares rápidos, que es cuando tus músculos empiezan a relajarse y tu respiración se ralentiza. A continuación, se entra en el sueño profundo, cuando el cuerpo se encuentra en un estado inmunitario muy activado. Por la noche, las células T ingenuas de los ganglios linfáticos reciben nuevos antígenos que las células inmunitarias innatas han recogido durante el día, las células NK están ocupadas destruyendo virus y buscando células cancerosas, y las células B producen anticuerpos. Durante el sueño profundo es normal tener niveles más altos de citoquinas proinflamatorias como el TNF-α, la IL-1 y la IL-6, que son activadas por la melatonina y dirigen a las células inmunitarias para que ataquen y destruyan cualquier elemento que haya penetrado en el cuerpo a lo largo del día. Una de las razones por las que este ambiente proinflamatorio adquiere protagonismo durante el sueño es la ausencia de cantidades elevadas de la hormona del estrés, el cortisol. Por la noche, el cortisol está en su nivel más bajo, por lo que sus fuertes efectos antiinflamatorios no interfieren en toda esta actividad inmunitaria.[8]

Es posible que esta vorágine inflamatoria tenga lugar por la noche, mientras dormimos, porque no es conveniente experimentar la inflamación, en todas sus formas, durante el día.[9] Piénsalo: estar dolorido, cansado y con fiebre no nos predispone precisamente a hacer ejercicio, trabajar, socializar o hacer otra cosa que no sea permanecer en posición fetal en el sofá. ¿Te has preguntado alguna vez por qué es más frecuente tener fiebre por la noche o por qué duermes tanto cuando estás enfermo? Eso es gracias a todas esas citoquinas nocturnas que hacen su trabajo destruyendo organismos. Este ciclo de actividad inmunitaria y sueño es también una vía de doble sentido. Cuando nos infectamos con un virus o una bacteria, nuestra respuesta inmunitaria provoca cambios en el cerebro que incitan al sueño. Los experimentos en los que se inyectaron a voluntarios humanos endotoxinas de bajo nivel procedentes de bacterias mostraron que aumentó el sueño no REM (NREM).[10] Nuestro cerebro y el resto de nuestro cuerpo se encargan de decirnos que durmamos cuando nos ataca una infección, y lo hacen a través de estas citoquinas inductoras del sueño.[11] Además, durante el sueño NREM los sistemas termorreguladores del organismo se encuentran en un momento en el que la fiebre puede producirse fácilmente para ayudar a combatir las bacterias y los virus. Hay varias citoquinas proinflamatorias que estimulan la fiebre, como el interferón gamma (IFN-γ) y el TNF-α, y se ha demostrado que mejoran los resultados. Sin embargo, hay una pequeña pega: solo se puede tener fiebre nocturna cuando se está en un sueño profundo. ¿Por qué? Porque la fiebre requiere escalofríos, una función corporal que se bloquea en el sueño REM y que solo puede ocurrir en ciertas fases de sueño profundo del sueño NREM.[12]

Toda esta activación inmunitaria nocturna requiere mucha energía. El cuerpo necesita combustible para fabricar nuevas proteínas, producir células nuevas y generar inmensas cantidades de anticuerpos. Por suerte, mientras dormimos nuestra tasa metabólica basal es más baja y los músculos no queman tanta glucosa como cuando vamos de un lado a otro durante el día. Esto permite a nuestro sistema inmunitario desviar este exceso de energía y ponerse a trabajar. Se trata de un sistema realmente asombroso. Es como si el cuerpo hubiera pensado en todo. Incluso los residuos generados por toda esta inflamación nocturna —en forma de radicales libres que dañan las células y producen estrés oxidativo— son eliminados nada menos que por la melatonina, que no solo actúa como la hormona del sueño, sino también como un potente antioxidante y eliminador de radicales libres.[13]

LA PRIVACIÓN DEL SUEÑO Y EL SISTEMA INMUNITARIO

Al mismo tiempo que el sueño adecuado permite un entorno controlado de la actividad inmunitaria y la inflamación, la privación del sueño a largo plazo desregula esta respuesta y provoca inflamación crónica y enfermedades. La pérdida de sueño se asocia a una amplia gama de estados inflamatorios, incluida la obesidad.[14] Esto ocurre porque, cuando no dormimos, liberamos hormonas del hambre. Por ejemplo, la hormona grelina, que incrementa las señales de hambre al cerebro, aumenta cuando estamos privados de sueño. Al mismo tiempo, disminuye nuestra hormona de la saciedad, la leptina, por lo que tenemos hambre pero nos sentimos menos satisfechos cuando comemos. La obesidad es en sí misma una enfermedad inflamatoria crónica, porque las células adiposas segregan su propio séquito de sustancias químicas proinflamatorias llamadas adipoquinas. De hecho, las personas obesas pueden triplicar el factor de necrosis tumoral alfa (TNF-α), la interleucina 6 (IL-6) y la proteína C reactiva (PCR), y todo esto contribuye a las enfermedades crónicas y al envejecimiento acelerado. Un desastre. De manera que piensa que el sueño es una forma estupenda de reducir la inflamación y prevenir el aumento de peso. De hecho, es la técnica más barata y placentera para adelgazar: ¡asegúrate de dormir ocho horas!

Otra forma en la que la pérdida de sueño contribuye tanto a la obesidad como a otra enfermedad inflamatoria, la diabetes de tipo 2, es causando estragos en los niveles nocturnos de azúcar en sangre. Varios estudios han demostrado que, con el tiempo, a medida que las personas que duermen poco se hacen mayores, aumenta el riesgo de padecer diabetes de tipo 2 y obesidad. Un estudio tomó a once hombres jóvenes y les restringió el sueño a cuatro horas por noche durante seis noches. Se midió su tolerancia a la glucosa después del último día y se compararon estos resultados con los obtenidos después de que los mismos participantes pudieran dormir doce horas durante seis noches. Los resultados fueron sorprendentes. Después de la privación de sueño, la tolerancia a la glucosa de los participantes se desplomó, mientras que sus hormonas del estrés aumentaron.[15] La verdad es que incluso una restricción de sueño menos severa tiene estos efectos. Otro estudio comparó la tolerancia a la glucosa de individuos sanos que dormían menos de seis horas y media por noche con la de quienes dormían entre siete horas y media y ocho horas y media por noche. Al principio, la tolerancia a la glucosa parecía igual en los dos grupos, pero los que dormían poco secretaban una media del cincuenta por ciento más de insulina solo para mantener el equilibrio del azúcar en sangre.[16] Este es el tipo de patrón que, con el tiempo, conduce a la resistencia a la insulina y, finalmente, a la diabetes, solo por escatimar unas pocas horas de sueño.

Dormir mal de forma crónica nos estresa: aumenta nuestra hormona del estrés, el cortisol, y pone a nuestro cuerpo en modo de lucha o huida. El cortisol debería estar en su punto más bajo por la noche mientras dormimos y no empezar a aumentar hasta alrededor de las dos de la madrugada, hasta alcanzar su punto máximo en las primeras horas de la mañana. Sin embargo, si está elevado en medio de la noche, le dice a nuestro cuerpo que estamos en una situación de emergencia en lugar de relajarnos y recuperarnos de la jornada. El cortisol desencadena la liberación de glucosa de los órganos como si tuviéramos que luchar o huir.[17] Por eso nuestro nivel de azúcar en la sangre puede aumentar durante la noche e incrementar con el tiempo el riesgo de diabetes y otras enfermedades.

Como ves, nuestro sistema inmunitario es muy activo por la noche bajo el reinado de nuestra principal hormona del sueño, la melatonina, y la privación del sueño echa por tierra este equilibrio, desestabilizando el azúcar en sangre y las hormonas y provocando el desarrollo de enfermedades como la diabetes y la obesidad. Además, esto es un círculo vicioso, porque a medida que nos inflamamos más, nuestro sistema inmunitario se debilita. Una de las cosas que aprendimos de la pandemia de COVID-19 es lo mucho que las enfermedades preexistentes hacen que disminuya la respuesta inmunitaria. Las personas con diabetes, enfermedades cardíacas, hipertensión, obesidad y otras afecciones comórbidas tienen tasas más altas de hospitalización y muerte no solo en el caso del COVID-19 sino en la mayoría de las infecciones graves.[18] En pocas palabras, un cuerpo excesivamente inflamado y un sistema inmunitario poco saludable no son capaces de combatir un nuevo y potente virus y recuperarse con éxito.[19]

Apuesto a que puedes recordar alguna vez en la que te saltaste el sueño durante unos días y acabaste resfriándote. Esto se debe a que dormir inadecuadamente puede sabotear de manera instantánea el sistema inmunitario. De hecho, las investigaciones han demostrado que incluso una sola noche de privación de sueño puede reducir la actividad de las células NK y los niveles de citoquinas que combaten las infecciones virales. En un estudio, se administró a dos grupos una vacuna contra la hepatitis A por la mañana y, a continuación, o bien trasnocharon o bien tuvieron una noche de sueño normal. Cuatro semanas más tarde, quienes habían dormido la noche entera tenían una producción de anticuerpos dos veces mayor que el grupo privado de sueño.[20] Se encontraron resultados similares cuando personas con insomnio o pérdida crónica de sueño recibieron la vacuna contra la gripe.[21] Si habitualmente duermes menos de siete horas por noche, tienes casi tres veces más probabilidades de contraer un resfriado común que si duermes más de ocho.[22] Aún más preocupante es que los estudios muestran que los pacientes con cáncer que duermen mal tienen mayores tasas de mortalidad, probablemente debido a la debilidad de las células NK que patrullan para defendernos de esa enfermedad.[23]

Está claro que existe una intrincada conexión entre el sueño y el sistema inmunitario, ya que se relaciona tanto con las enfermedades crónicas como con nuestra capacidad para combatir las infecciones agudas. Pero aquí vienen las buenas noticias: en cuanto se empieza a dormir con calidad, el sistema inmunitario se recupera rápidamente. Por ejemplo, los estudios han demostrado que después de una sola noche de recuperación de sueño, la actividad de las células NK vuelve a los niveles normales.[24] Además, una noche de buen sueño conduce a mejores niveles de azúcar en la sangre y menos hormonas del estrés, así como a menos deseos de alimentos poco saludables al día siguiente. También experimentarás una mejor concentración, un estado de ánimo más positivo y mayores niveles de energía. Estos beneficios inmediatos son algunos de los aspectos más sorprendentes del sueño y de por qué es tan importante para optimizar la salud. Creerás que hay que esforzarse durante meses antes de ver mejorías en la salud. Y eso es cierto cuando se trata de comer más sano, hacer ejercicio o tomar un nuevo suplemento o medicamento. Pero cuando se trata del sueño, dormir bien esta noche puede producir mejorías mensurables en tu salud y tu bienestar desde mañana por la mañana. Es genial, ¿verdad?

TU JUEGO DE HERRAMIENTAS PARA EL SUEÑO

Sea cual sea tu inmunotipo, necesitarás mejorar tu sueño para mantener a raya las enfermedades crónicas y las infecciones agudas. He comprobado que a cada persona le benefician unas determinadas herramientas del sueño. Por eso, enfoca el conjunto de herramientas que veremos a continuación desde la perspectiva de qué consejos y trucos te ayudarán en función de tu horario y de los hábitos que necesites cambiar. Estas intervenciones no son específicas para tu inmunotipo; más bien, deberías prestar atención a los puntos en los que tienes margen de mejoría. Al fin y al cabo, ¡te pasas un tercio de la vida acostado! Te aseguro que te maravillará la eficacia de estas pequeñas medidas cuando actúan en conjunto para mejorar tu sueño. ¿Estás preparado? Pongamos manos a la obra.

Si deseas mejorar tu sueño, hay tres cosas que debes hacer sin falta. La primera es convertir el sueño en una prioridad, la segunda es crear un entorno de sueño saludable, y la tercera, aprender a relajarte antes de acostarte.

1. Convierte el sueño en una prioridad en tu vida

Para aprovechar los beneficios del sueño reparador, hemos de empezar por la lista de prioridades. Tenemos que dejar de considerar el sueño como una función que podemos escatimar o sacrificar para alcanzar otros objetivos (más importantes). Repite conmigo: el sueño no es negociable. La National Sleep Foundation ('fundación nacional del sueño') recomienda a los adultos dormir entre siete y nueve horas por noche; dormir habitualmente menos de siete horas podría aumentar el riesgo de padecer numerosas enfermedades.[25] Tus necesidades específicas variarán en función de tu edad y tu estado de salud. También influyen en esta ecuación la calidad de tu sueño y el tiempo que realmente pasas durmiendo. Una buena regla general es aspirar a dormir entre ocho y ocho horas y media para asegurarse de obtener ese mínimo de siete horas. Si te has convencido de que no tienes suficiente tiempo para dormir, te invito a que analices en qué empleas tu tiempo durante veinticuatro horas. Es posible que te sorprenda la cantidad de tiempo que pasas navegando por Internet, viendo la televisión, comprando *online* y en otras actividades que no aportan mucho beneficio a tu vida. Una vez que te hayas sincerado sobre cómo empleas el tiempo, piensa en cómo puedes reducir esas actividades no esenciales y reaprovechar el tiempo que queda libre para dormir.

Una forma eficaz de reducir el uso indiscriminado de las aplicaciones es establecer límites de tiempo diarios en tu teléfono. La mayoría de los teléfonos tienen esta función incorporada. Si estableces alertas o límites en ciertas aplicaciones de tu móvil, no solo evitarás perder el tiempo mirando la pantalla, sino que también comprobarás cuántas horas desperdicias en esas actividades. Además, te sugiero que guardes el teléfono y el ordenador en un cajón a la misma hora todas las noches para desconectarte de la tecnología mucho antes de acostarte. Según los expertos en comportamiento humano, la clave para tener éxito al tomar decisiones sobre el estilo de vida no es la motivación o la fuerza de voluntad, sino organizar tu vida de forma que te resulte más fácil tomar estas decisiones; por eso el uso de estas herramientas te facilitará que dediques más horas a dormir.

2. Crea un entorno de sueño óptimo

Tu dormitorio debe ser tu santuario del sueño y, siempre que no vivas en un estudio, no debe hacer las veces de oficina, cocina o sala de estar. No necesitas ropa de cama costosa, una manta pesada o una almohadilla refrescante (aunque todo esto está bien); un colchón cómodo, una almohada de alta calidad y ropa de cama suave serán suficientes. Si tienes luces indicadoras en los aparatos electrónicos de tu dormitorio, cúbrelas con cinta aislante negra. Si, a través de la ventana, ves las luces brillantes de la calle, utiliza cortinas opacas. Si te molesta el ruido del tráfico, hazte con una máquina de ruido blanco para aplacarlo. Por último, asegúrate de que tu dormitorio esté bien fresco (la temperatura óptima para dormir es de unos dieciocho grados).

Para mejorar el sueño no hace falta llevar a cabo una complicada rutina nocturna, y la mayoría no tenemos tiempo para ello. En lugar de eso, céntrate en un «descanso electrónico de una hora». Una hora antes de acostarte, apaga todos los dispositivos electrónicos, incluidos los ordenadores, las tabletas y los iPads. Pon el móvil en modo avión, excepto para las llamadas de emergencia, y aprovecha ese tiempo para prepararte para dormir.

3. Antes de acostarte calma tu mente

La mayor parte del insomnio se debe a la rumiación de acontecimientos que no han ocurrido y que tal vez nunca ocurran. Por suerte, hay muchas formas de calmar la mente y el cuerpo para dormir. Prueba las siguientes sugerencias y sigue con lo que te funcione:

- Escribe un diario antes de acostarte. Se ha comprobado que plasmar las preocupaciones por escrito ayuda a despejar la mente de los pensamientos estresantes para que no te mantengan despierto por la noche. Escribir un diario de gratitud es otra forma de irse a la cama con una mentalidad positiva. Dedicar unos minutos a escribir tres cosas por las que estés agradecido cada noche es una forma sencilla y eficaz de hacerlo.

- Haz algunos ejercicios de respiración. Si te encuentras en un estado de ansiedad o preocupación, o simplemente estás un poco excitable, puedes activar tu sistema nervioso parasimpático calmante haciendo unos minutos de respiración. Yo utilizo la técnica de respiración cuatro-siete-ocho que aprendí del doctor Andrew Weil. Se trata de lo siguiente: sentado tranquilamente, coloca la punta de la lengua en el paladar, cerca de la parte posterior de los dientes frontales superiores, y exhala con un sonido silbante. A continuación, inhala por la nariz hasta contar cuatro segundos en silencio, mantén la respiración hasta contar siete y exhala por la boca hasta contar ocho. Repite este ciclo tres veces más, durante un total de cuatro rondas. Se ha demostrado clínicamente que esta técnica ayuda a relajar el cuerpo y la mente, y solo lleva unos minutos.

Los tres consejos anteriores son necesarios para tener una vida con un sueño saludable. Si ya has tachado esos tres de la lista, puedes recurrir también a los siguientes consejos y trucos de tu nuevo juego de herramientas para el sueño:

4. Experimenta con el magnesio

Al magnesio se lo suele llamar el mineral de la «relajación», gracias a su capacidad para combatir el estrés, el insomnio, la ansiedad y el dolor y la tensión muscular. Siempre puedes tomar un suplemento de magnesio, pero una de mis formas favoritas de utilizarlo para conciliar el sueño es darme un baño caliente con sales de Epsom. El sulfato de magnesio es el principal componente de estas sales, y al penetrar en la piel y los músculos produce un efecto relajante. Incluso el mero hecho de sumergirse en un baño caliente ayuda a conciliar el sueño más rápidamente.[26] También es difícil enviar mensajes de texto o ver la televisión desde el baño, así que matamos dos pájaros de un tiro.

5. Utiliza la aromaterapia

Varios estudios han demostrado que los aceites esenciales pueden mejorar la calidad del sueño y disminuir la ansiedad.[27, 28] A mí me encanta utilizar un difusor de aceites esenciales con una mezcla de lavanda y otros aceites esenciales relajantes como la bergamota y el ylang-ylang. Son baratos y hacen que la habitación huela de maravilla. También puedes usar un espray de aceites esenciales en tu almohada si un difusor te parece demasiado.

6. Haz estiramientos sencillos

Hacer estiramientos o yoga restaurativo antes de acostarte te ayuda a aliviar el dolor, la presión arterial elevada, el síndrome de las piernas inquietas y la ansiedad. Incluso unas pocas posturas antes de acostarte sirven para activar el sistema nervioso parasimpático y ayudarte a dormir mejor.[29] Me encanta hacer la postura de las piernas en la pared, la del niño o simplemente Savasana.

Lo mejor es que solo necesitas unos cinco minutos para lograr una gran diferencia.

7. Prueba una taza de infusión de hierbas

Una de mis formas favoritas de propiciar un sueño saludable es beber una infusión de hierbas con propiedades relajantes o inductoras del sueño. Lo mejor es hacerlo un par de horas antes de acostarte, para que no te despiertes a orinar en mitad de la noche. Elige infusiones con raíz de valeriana, manzanilla, melisa, lúpulo o pasiflora.[30, 31] Mis preferidas son Nighty Night Tea de Traditional Medicinals y Bedtime Tea de Yogi.

8. Utiliza gafas bloqueadoras de la luz azul

Usar gafas que bloqueen la luz azul es otra forma increíblemente sencilla de reactivar el sueño. Y dada la excesiva cantidad de luz azul que suprime la melatonina en nuestros hogares, las considero un elemento esencial en mi casa. Las lentes nocturnas suelen ser de color ámbar o naranja y bloquean más del noventa por ciento de la luz del espectro azul. Se ha demostrado que el uso de gafas bloqueadoras de la luz azul mejora significativamente la calidad del sueño y disminuye el insomnio.[32] Mis favoritas son las gafas Swanwick, pero hay varios buenos fabricantes, y también valen las que venden en farmacias. Además, puedes cambiar tus bombillas CFL o incandescentes por otras de baja intensidad de luz azul. Hay varias en el mercado; de hecho, uno de mis pacientes inventó una bombilla llamada Bedtime Bulb, que bloquea casi toda la luz de espectro azul y verde y dura varios años.

En este capítulo hemos aprendido el importante papel que desempeña el sueño en nuestra salud inmunitaria general. De hecho, he tenido docenas de pacientes que lograron mejorías medibles en su enfermedad autoinmune, alergias, inflamación crónica o sistema inmunitario debilitado simplemente con colocar el sueño en su lista de prioridades. A propósito, he puesto el capítulo del sueño en primer lugar en el plan de restauración inmunitaria porque, sinceramente, ¡creo que es lo más importante! Puedes hacer ejercicio y comer bien y controlar el estrés, pero si no duermes, tu sistema inmunitario no estará tan saludable como si durmieras las ocho horas recomendadas.

Sé que es más fácil hablar de mejorar el sueño que hacerlo. Pero lo bueno es que los consejos de los próximos capítulos también mejorarán la calidad de tu sueño. Este aspecto suele ser lo primero que se perturba cuando nuestro estilo de vida está desequilibrado, ya que no solo se ve afectado por nuestros hábitos a la hora de dormir, sino también por nuestra rutina de ejercicios, nuestra dieta y, sobre todo, nuestros niveles de estrés, lo que nos lleva al siguiente capítulo.

CAPÍTULO 6

Cómo sacar partido del estrés: el bueno y el malo

A principios de los años noventa, me gradué en la universidad con una licenciatura en Biología. Pero, como la típica posgraduada, no tenía nada claro lo que quería hacer con mi vida. Lo que sabía es que necesitaba un trabajo y tiempo para pensar en mi futuro. Empecé a trabajar como técnica de laboratorio en la prestigiosa Universidad Rockefeller de Nueva York, en el laboratorio del doctor Bruce McEwen. Y, aunque entonces no lo sabía, esta experiencia acabaría marcando mi carrera durante muchos años. El doctor McEwen era un auténtico referente en el campo de la neuroendocrinología, especialmente en lo que respecta al estudio de los efectos de las hormonas del estrés en el cerebro. Fue él quien acuñó la expresión *carga alostática*, algo que ahora conocemos como el desgaste que el estrés produce en el organismo.[1]

Me asignaron a un increíble equipo de científicos que se dedicaba a estudiar los efectos del estrés agudo y crónico en el sistema inmunitario de las ratas. Mientras yo manipulaba inocentemente pipetas, realizaba radioinmunoensayos y trataba de no romper la ultracentrifugadora de alta velocidad, el campo emergente de la psiconeuroinmunología iba ganando terreno en el mundo científico. ¿En qué consiste exactamente la psiconeuroinmunología? Básicamente, en el estudio de cómo el estado psicológico modifica la composición bioquímica y, por tanto, afecta a nuestro sistema inmunitario y a los resultados de nuestra salud. Este concepto fue relativamente novedoso en su momento; sin embargo, en las tres últimas décadas ha aumentado enormemente la investigación sobre cómo influye el estrés crónico en el sistema inmunitario y, por consiguiente, en las enfermedades humanas. De hecho, este concepto impregna por completo nuestra forma de pensar sobre la inmunidad. Al cabo de tres años, abandoné el laboratorio y entré en la Facultad de Medicina de la Universidad de Nueva Orleans, pero mi paso por la Universidad Rockefeller marcó mi trayectoria como médica y, por supuesto, me ha ayudado a elaborar este capítulo, que trata sobre el estrés y el sistema inmunitario.

EL PROBLEMA DE LA RESPUESTA MODERNA DE «LUCHA O HUIDA»

Casi todo el mundo ha oído hablar de la respuesta de lucha o huida, y sin duda todos la sentimos en nuestro cuerpo en algún momento. Se trata de la oleada de adrenalina que acelera el corazón y provoca esa sensación nerviosa que solemos llamar mariposas en el estómago. Algunas veces es por una buena razón —por ejemplo, estás a punto de casarte o de aceptar un premio delante de una multitud—, pero otras veces los motivos no son tan buenos, como cuando recibes una noticia devastadora o notas que alguien te está siguiendo por una calle oscura de noche. En cualquier caso, desde el punto de vista evolutivo esta respuesta al estrés ha sido decisiva para nuestra supervivencia como criaturas en el planeta. Nos guste o no, nuestra respuesta al estrés nos mantiene vivos, ya que nos protege y nos proporciona instantáneamente una sobrecarga de energía para defendernos o escapar del peligro.

Digamos, por ejemplo, que al bajarte de un bordillo estás a punto de ser atropellado por un autobús que pasa a toda velocidad. Al instante, la amígdala de tu cerebro percibe una amenaza para tu seguridad y, en milésimas de segundo, se activa tu sistema nervioso simpático y dos hormonas –la norepinefrina y la epinefrina– se liberan en tu sistema circulatorio desde las terminaciones nerviosas y las glándulas suprarrenales. Estas hormonas aceleran el ritmo cardíaco, dilatan las pupilas, dirigen la sangre a los músculos grandes y estimulan la liberación de glucosa en el torrente sanguíneo para que puedas luchar o huir. Poco después de que se active este sistema inicial, se activa un segundo sistema, el eje hipotálamico-pituitario-adrenal (HPA). Esto comienza con una señal hormonal del hipotálamo llamada hormona liberadora de corticotropina (CRH), que viaja a la glándula pituitaria, situada en la base del cerebro. A continuación, la hipófisis envía otra señal hormonal, denominada hormona adrenocorticotrópica (ACTH, por su siglas en inglés), que indica a las glándulas suprarrenales situadas en la parte superior de los riñones que bombeen cortisol. Todo esto dura apenas unos minutos, y si el factor estresante desaparece, el sistema nervioso parasimpático activa una «respuesta de relajación» que le devuelve el equilibrio. A menudo se denomina fase de «descanso y digestión», porque cuando tienes una respuesta de estrés y un aumento de cortisol, tu capacidad de digestión y sueño se esfuma.

Entonces, ¿cuál es el problema con el estrés? Si nuestra respuesta al estrés es una adaptación evolutiva beneficiosa, ¿por qué oímos continuamente a los expertos advertirnos sobre los «peligros del estrés»? Pues bien, estas advertencias no se refieren a una respuesta aguda de lucha o huida a corto plazo que se resuelve rápidamente, como el ejemplo del autobús que acabamos de ver, sino que nos previenen de los peligros del estrés crónico y sostenido, que tiene efectos negativos conocidos sobre nuestra salud, como el aumento de la incidencia o el empeoramiento de enfermedades como el cáncer,[2] las afecciones cardiovasculares,[3] la depresión[4] y las enfermedades autoinmunes.[5] Hoy en día, el estrés viene en diferentes tamaños, formas y sabores, y al contrario de lo que sucede con el incidente del autobús, la mayoría de los factores estresantes —como las discusiones con el cónyuge, el estrés laboral, los atascos y los problemas financieros— no suponen una amenaza inmediata para la vida. Sin embargo, aquí viene la parte complicada: nuestro cuerpo registra estos factores cotidianos de estrés de la misma manera que si se tratara de un tigre acercándose a nosotros en la selva o de un autobús que casi nos arrolla. Y, con el transcurso del tiempo, cuando se suman todos estos pequeños factores estresantes que desencadenan constantemente nuestra respuesta de lucha o huida, se producen cambios en nuestro sistema inmunitario y en el estado de la enfermedad.

En realidad, la forma en que el estrés afecta a nuestro cuerpo depende de cómo lo percibimos, así como de su intensidad y del tiempo que llevemos lidiando con él. Por desgracia, nuestra vida moderna es el campo de cultivo ideal para la activación constante de la respuesta al estrés. Piénsalo: la mayoría de nosotros diríamos que «tenemos mucho estrés», aunque, si lo pensamos bien, probablemente no sea el factor estresante en sí lo que nos daña; es la reacción física y hormonal sostenida del organismo lo que provoca cambios en nuestro sistema inmunitario. El cuerpo reacciona exactamente igual, tanto si la fuente del estrés es percibida o imaginada (es decir, si nos preocupamos) como si experimentamos realmente estrés físico o psicológico. Como hemos visto antes, parte de esto tiene que ver con la liberación de norepinefrina, epinefrina, CRH y ACTH, pero también guarda relación con el cortisol, una hormona de la que probablemente hayas oído hablar alguna vez.

Aunque el cortisol suele tener mala fama en el mundo del bienestar, sobre todo porque se habla casi exclusivamente de sus efectos negativos, la verdad es que, al igual que la respuesta de lucha o huida, no podemos sobrevivir sin él. De hecho, lo segregamos durante todo el día siguiendo un claro patrón circadiano, que está regulado por el «reloj maestro» del que hablamos en el capítulo cinco. Si observamos la liberación diaria de cortisol, es casi exactamente opuesta a la de melatonina. Es así: el cortisol alcanza su punto máximo alrededor de las siete de la mañana, lo que nos ayuda a prepararnos para afrontar los retos del día. A continuación, disminuye hasta alcanzar su punto más bajo alrededor de la medianoche (a no ser que estés viendo las noticias de las once en tu habitación o tengas una estresante discusión nocturna). A continuación, vuelve a subir lentamente hasta que abrimos los ojos. Dado que el cortisol sube y baja a lo largo del día según este patrón predecible, hay que analizarlo en diferentes momentos para obtener una medición precisa. En mi clínica utilizo pruebas de orina de cortisol que se realizan en casa y que pueden capturar los niveles cuatro o más veces durante el día y la noche. Esto es fundamental, porque aunque tu cortisol sea normal en un momento del día, en otros podría ser bastante bajo o alto y no lo sabrías.

Opciones de pruebas de cortisol

Las pruebas de cortisol son muy importantes en mis evaluaciones médicas de los pacientes. Muchos de ellos tienen aumento de peso, problemas inmunitarios y fatiga, y quiero ver si su producción de cortisol es excesivamente baja o alta debido al estrés crónico y a la disfunción de su eje HPA. Para ello necesito saber cuáles son sus niveles antes de ir a dormir y al levantarse de la cama. La mayoría puede realizar estas pruebas en cualquier laboratorio, pero, a menos que decidas quedarte en él y someterte a múltiples extracciones de sangre, es imposible capturar con precisión las subidas y bajadas de cortisol a lo largo del día. Otra forma de medir el cortisol es mediante pruebas caseras de saliva u orina. Ambas son buenas opciones, aunque la prueba de orina tiene la ventaja de mostrar cómo se metaboliza o descompone el cortisol, que puede ser una información útil. La mayoría de los profesionales de la medicina funcional están capacitados para solicitar e interpretar estas pruebas; sin embargo, los seguros médicos no suelen cubrirlas.

El cortisol tiene muchas funciones, desde ayudar a regular la presión arterial, la frecuencia cardíaca y el azúcar en la sangre hasta activar el sistema inmunitario y la respuesta antiinflamatoria. Quizá te sorprenda que se trate de una hormona antiinflamatoria, pero aquí tienes una conexión que te ayudará a entenderlo. Los fármacos esteroides, como la prednisona, son similares a la forma medicinal del cortisol y se utilizan para disminuir la inflamación y provocar una supresión inmunitaria. Piensa que la gente se inyecta esteroides en las rodillas para la artritis, los inhala para las alergias, los toma en pastillas para las crisis de asma y se unta crema de cortisona en la piel para la hiedra venenosa. Todas estas son formas en las que se utilizan las hormonas corticosteroides, como el cortisol, para amortiguar la respuesta del sistema inmunitario. Lo que hace que nuestra respuesta al cortisol sea tan compleja es que, dependiendo del momento, la frecuencia y la cantidad de cortisol, sus efectos sobre nuestro sistema inmunitario son totalmente diferentes. Esto es importante porque el cortisol es uno de los principales factores que contribuyen a los cuatro inmunotipos.

EL ESTRÉS: EL AGUDO Y EL CRÓNICO

Como ya hemos visto varias veces en este libro, simplificar en exceso el papel del cortisol y etiquetarlo rotundamente como «malo» o «bueno» no es precisamente acertado. Pues bien, lo mismo ocurre con el estrés en su conjunto. El doctor Firdaus Dhabhar, mi antiguo colega y renombrado investigador en el campo del estrés positivo y negativo, ideó un espectro de estrés que delinea cómo ciertos tipos de estrés pueden ser beneficiosos para nuestra salud inmunitaria y nuestro bienestar general.[6] Increíble, ¿verdad? Te resultará menos chocante cuando entiendas que un factor de estrés agudo de corta duración —como el incidente del autobús— sirve para ayudar a tu cuerpo a sobrecargar instantáneamente de energía todos sus mecanismos de protección. Por ello, el estrés agudo ayuda a reforzar el sistema inmunitario a corto plazo. Por el contrario, como nos enseña el doctor Dhabhar, el estrés crónico puede ser perjudicial, ya que provoca una desregulación inmunitaria y una supresión del sistema inmunitario, lo que conduce a un aumento de las infecciones y a una mala recuperación de las enfermedades. También sabemos que, aparentemente, los episodios frecuentes de estrés exacerban las enfermedades autoinmunes, como la artritis reumatoide[7] y la colitis ulcerosa,[8] y podrían provocar brotes de reacciones alérgicas como el eczema[9] y el asma.[10]

Estas son las buenas noticias: saber qué es lo que hace que el estrés sea bueno o malo te permite tomar medidas críticas para cambiar tu respuesta al estrés y crear comportamientos que te protejan. Solo tienes que aprender a favorecer el estrés bueno y reducir el malo. Volviendo al concepto de carga alostática, lo deseable es mantener un equilibrio entre el estrés bueno y el malo, y, seamos sinceros, nadie se libra de este último. Si no mantienes este equilibrio, tu sistema inmunitario podría caer en el peligroso territorio de la supresión inmunitaria, las reacciones autoinmunes, la inflamación y el empeoramiento de las alergias.

¡Empecemos por el estrés bueno! Como acabamos de descubrir, el estrés agudo puede ser beneficioso. Cuando tu cuerpo entra inicialmente en una situación de lucha o huida, percibe la posibilidad de que te lastimen. Por ello, los glóbulos blancos, como los neutrófilos, las células asesinas naturales (células NK) y los macrófagos se redistribuyen desde el sistema circulatorio y se dirigen a zonas como la piel, los pulmones y el tracto gastrointestinal para hacer frente a cualquier ataque del exterior. El doctor Dhabhar lo comparó con los soldados que se trasladan de sus cuarteles al frente o a diferentes «puestos de combate», como los ganglios linfáticos, y se preparan para luchar. No es solo el cortisol el que causa este efecto; las otras hormonas del estrés, la epinefrina y la norepinefrina, también son cruciales para activar esta respuesta inmunitaria aguda.[11] Entonces, ¿qué se considera «estrés bueno»? Hábitos como el ayuno intermitente, las duchas frías y el esfuerzo para alcanzar un objetivo académico importante son todos grandes ejemplos. Pero el mejor tipo de estrés bueno es el ejercicio.

El ejercicio es un ejemplo perfecto de cómo el estrés agudo positivo puede beneficiar al sistema inmunitario. Si se realiza un ejercicio moderado durante treinta o sesenta minutos, se producirá en el organismo un aumento significativo de las inmunoglobulinas circulantes, los neutrófilos, las células NK, las células T citotóxicas y los macrófagos.[12] A la larga, este nivel de ejercicio es clave para perfeccionar nuestra función inmunitaria en aspectos como la optimización de la vigilancia de las células cancerosas[13] y la disminución de la inflamación,[14] por no mencionar los efectos cardiovasculares, metabólicos y de elevación del estado de ánimo que el ejercicio tiene en nuestro organismo. En varios estudios se observó una mejor respuesta a la vacuna contra la gripe cuando las participantes practicaban ciclismo durante cuarenta y cinco minutos o realizaban una tarea mental difícil antes de la inyección.[15] Las pruebas epidemiológicas indican[16] que el ejercicio regular reduce la incidencia de muchas dolencias crónicas en la tercera edad, incluidas las enfermedades infecciosas por virus y bacterias; los cánceres de mama, colon y próstata,[17] y afecciones inflamatorias crónicas como las cardiopatías.[18] En otras palabras, el ejercicio y el estrés a corto plazo disminuyen la inflamación y mejoran la salud en general. Estudios recientes han demostrado incluso que el ejercicio puede ayudar a mejorar la recuperación de la infección por COVID-19.[19]

Ahora, pasemos al malo. El estrés malo es un asunto completamente diferente, e incluso el estrés diario de bajo nivel tiene efectos nocivos.[20] Eso es un problema porque muchos no tenemos un gran equilibrio entre la vida laboral y la personal. El estrés crónico está relacionado con una mayor probabilidad de padecer el síndrome metabólico, caracterizado por la obesidad, la hipertensión, la resistencia a la insulina y los triglicéridos elevados. Como sabemos, todo esto aumenta el riesgo de sufrir ataques cardíacos, diabetes y accidentes cerebrovasculares. De hecho, las personas con estrés laboral crónico tienen el doble de probabilidades de padecer síndrome metabólico que las que no lo sufren.[21] Un estudio realizado con más de seiscientos mil hombres y mujeres en Europa, Estados Unidos y Japón sugiere que los trabajadores con un estrés laboral importante y largas jornadas de trabajo tienen un riesgo entre un diez y un cuarenta por ciento mayor de padecer enfermedades coronarias que quienes no lo experimentan.[22] Sí, es cierto que el trabajo es, en parte, responsable de tus problemas de salud. El estrés crónico también afecta a nuestra inmunidad celular, que tiene un gran impacto en la vigilancia y destrucción de las células cancerosas. Se ha demostrado que el estrés crónico aumenta la incidencia del cáncer, como el de piel de células escamosas,[23] y puede ser un factor en el incremento de la propagación de la enfermedad.[24] El estrés crónico también podría elevar el riesgo de enfermedades autoinmunes en las personas predispuestas. En un estudio realizado con 120.572 militares en activo a los que se les había diagnosticado un trastorno de estrés postraumático (TEPT), se observó un riesgo del cincuenta y dos por ciento de desarrollar una enfermedad autoinmune en cinco años.[25] Asombroso, ¿verdad?

Incluso el estrés sufrido en las primeras etapas de la vida, tanto psicológico como físico, puede dejar una huella en nuestro sistema inmunitario. Los acontecimientos traumáticos de la infancia influyen en la salud más adelante, al cambiar la forma en que nuestro sistema inmunitario responde al estrés en la edad adulta. Un estudio reveló que en hombres y mujeres adultos con enfermedades autoinmunes, la incidencia de al menos un acontecimiento adverso en la infancia era del sesenta y cuatro por ciento, y que cuanto más estrés traumático se registraba en la infancia, mayor era la tasa de hospitalización por la enfermedad.[26] Está claro que el estrés y los efectos del cortisol y otras hormonas del estrés en nuestro sistema inmunitario no son tan simples. No podemos decir que el estrés sea del todo «malo», porque en determinadas situaciones es adaptativo, necesario e incluso positivo. Todo se reduce a la cronicidad, el momento y la intensidad del factor estresante. Y la forma en que nuestro cerebro percibe el estrés podría modificar nuestra respuesta biológica. Algunos estamos preparados genéticamente para soportar y afrontar mejor que otros el estrés, pero es una habilidad que todo el mundo puede perfeccionar con la práctica.[27] ¿Cómo? Desarrollando la *resiliencia*, que en realidad es la capacidad de adaptarse bien ante los retos, la adversidad, el trauma y la tragedia.

La psicóloga de la Universidad de Stanford, Kelly McGonigal, escribe en su libro *The Upside of Stress* [El lado bueno del estrés] que quienes ven el estrés como un reto y una parte de la vida disfrutan de una mejor salud que quienes lo temen y lo evitan. Todos podemos mejorar nuestra capacidad de recuperación, y hay muchas formas de desarrollarla y de controlar las reacciones del cuerpo ante los acontecimientos estresantes. Adoptar los hábitos y las prácticas de estilo de vida que veremos en el siguiente conjunto de herramientas fortalece a la larga el músculo de la resiliencia. Además, veremos un gran número de sustancias naturales que alivian el impacto del estrés en el cerebro y, por consiguiente, en el sistema inmunitario. Así que, aunque nadie sea capaz de evitar todas las formas de estrés negativo, lo cierto es que ¡tenemos mucho más control sobre ellas de lo que creíamos!

TU JUEGO DE HERRAMIENTAS PARA EL ESTRÉS

Muchas de las recomendaciones que aparecen a continuación mejorarán notablemente tu respuesta al estrés y te harán más resistente frente a los factores estresantes cotidianos. Sin embargo, mejorar esta respuesta requiere atención diaria, y en el caso de muchos de nosotros, que hemos creado surcos profundos en el camino hacia una reacción de lucha o huida, esto supone tiempo y práctica. Dar prioridad al sueño sigue siendo mi consejo número uno para mejorar el sistema inmunitario, pero gestionar el estrés le sigue de cerca. Lo bueno es que un mejor sueño reducirá el estrés, y un menor estrés te ayudará a dormir mejor. Se trata de lo que me gusta denominar el efecto bola de nieve positiva, que consiste en que la mejoría de un aspecto de tu salud pone en marcha automáticamente otros aspectos de la curación.

Así que, sin más preámbulos, estas son algunas de las medidas que te ayudarán a abordar el estrés de frente, estar más tranquilo y gozar de una mayor resiliencia, así como reducir el riesgo de enfermedades relacionadas con el estrés.

1. Crea una práctica diaria de atención plena

Lo sé, lo sé. Ya lo has oído antes. Apostaría mis ahorros a que la mayoría habéis intentado (y fracasado en ello) practicar de manera habitual la meditación. Como con frecuencia recomiendo la meditación a mis pacientes, estoy acostumbrada a oírlos decir, una y otra vez: «¡No puedo quedarme quieto!» y «¡Cuando lo intento, mi mente se pone a cien!». Si se te ocurren un millón de razones por las que no puedes meditar, déjame decirte esto: no te convertirás en un maestro de la meditación o en un monje budista de la noche a la mañana, o, siendo realistas, nunca. Y eso no tiene importancia. La atención plena o *mindfulness* es mucho más que meditar; de hecho, ni siquiera tienes que quedarte sentado o despejar la mente para obtener sus beneficios. Hay muchas formas de ser consciente, y, como demuestran los datos, los beneficios que esto tiene para nuestra salud y nuestro sistema inmunitario son impresionantes. De hecho, la meditación *mindfulness* practicada con regularidad reduce los marcadores de inflamación como la IL-6, la NF-kB y la PCR, al tiempo que refuerza nuestra inmunidad celular.[28]

Siempre recomiendo empezar con algo tan sencillo como un barrido corporal, en el que, tumbado en el suelo o en la cama, relajas progresivamente cada parte del cuerpo. Si eso te resulta muy difícil, prueba a escuchar una meditación guiada y seguir las instrucciones. Si no eres capaz de permanecer sentado, podrías hacer una meditación caminando, que es muy popular en varias formas de budismo. Solo tienes que concentrarte en los movimientos de cada paso y en tu respiración mientras caminas. Será el paseo más relajante que hayas dado nunca. Recomiendo que te propongas al menos diez minutos de meditación al día. También hay numerosas aplicaciones, muchas gratuitas, que ofrecen miles de opciones. Mis favoritas son Calm, InsightTimer, Headspace y Breethe. La clave es empezar en el punto en el que te encuentras y «practicar» a diario. Es posible que la meditación nunca llegue a resultarte fácil y fluida, ¡y no pasa nada! Aun sí, obtendrás los beneficios.

2. Realiza una desintoxicación digital una vez al mes

Esta es una de mis formas favoritas de disminuir el estrés. Lo único que tienes que hacer es tomarte un día al mes y apagar todo el acceso a las redes sociales, las noticias, el correo electrónico y la televisión. Utiliza este tiempo para salir a la calle, leer un libro (en papel), cocinar, hacer ejercicio, jugar con tus mascotas y disfrutar de las conversaciones cara a cara con tus amigos y familiares. Te prometo que te sentirás más tranquilo y menos estresado, y aunque sea un solo día al mes, cosecharás los beneficios durante semanas. De hecho, ¡puede que te guste tanto la sensación que decidas hacerlo con más frecuencia!

3. Observa tus pensamientos

La terapia cognitivo-conductual (TCC) es un método utilizado por psicólogos y otros profesionales de la salud mental para ayudar con la ansiedad, la depresión, la adicción y muchos otros problemas de salud mental e incluso física. Y el secreto consiste en que no es necesario acudir a un terapeuta para aprovechar la TCC. De hecho, puedes utilizarla en ti mismo para ayudarte a gestionar tus respuestas a los acontecimientos estresantes. Tendemos a tener una reacción instintiva a los factores de estrés, que puede ser tan automática que nuestro cerebro racional no tenga la oportunidad de asimilar lo que está sucediendo. Por ejemplo: ¿cada vez que alguien te corta el paso en la carretera, tocas el claxon y maldices? ¿Siempre piensas en lo peor cuando suena el teléfono? ¿Si alguien no te sonríe o saluda, supones que está enfadado contigo? Si has respondido afirmativamente a alguna de estas preguntas, o a todas, no estás solo.

Existe un ejercicio de TCC muy útil, llamado el ciclo pensar-sentir-actuar, que puede detener estas reacciones instintivas y permitirnos recapacitar sobre nuestras emociones y sentimientos antes de actuar. A continuación, te explicamos cómo probarlo: la próxima vez que sientas una emoción en tu cuerpo, como el miedo, la preocupación o la ira, vuelve a reflexionar sobre el pensamiento original que se te pasó por la cabeza. Quizá sea: «He hecho una presentación pésima y me van a despedir» o «La gente siempre te defrauda». A continuación, piensa realmente de dónde procede ese pensamiento y, lo que es más importante, *pregúntate si de verdad es cierto*. A menudo, descubres que no lo es en absoluto. Te podrá parecer un cambio insignificante, pero es un ejercicio que puede transformar lo que sientes respecto a la situación y, por lo tanto, tu reacción ante ella. Con el tiempo, te sentirás más en control, más positivo, más feliz y menos a merced de los acontecimientos estresantes que te rodean.

4. Sal a pasear

Imagina que vas a tu médico y en lugar de recetarte un medicamento para lo que te aflige, te receta «naturaleza». Pues bien, los estudios han demostrado que el contacto con la naturaleza podría reducir el estrés y calmar la respuesta a él de forma considerable.[29]

De hecho, salir al aire libre puede reducir el cortisol y disminuir los sentimientos de preocupación, al tiempo que aumenta la alegría. Asimismo, se ha comprobado que sumergirse en la naturaleza mejora la función inmunitaria. Hay muchas maneras de hacerlo. Podrías dar un paseo por un parque cercano, ir a la playa, deambular por un jardín o ir de excursión a un parque nacional: ¡céntrate en ir a cualquier lugar donde puedas escapar de la tecnología, el tráfico y el ruido durante un rato y ver la naturaleza!

5. Mueve tu cuerpo a diario

Como ya he mencionado, el ejercicio constituye la mejor forma de estrés positivo. E irónicamente, ¡también es una de las mejores formas de aumentar la resiliencia y disminuir el estrés negativo! Los estudios demuestran que el ejercicio aeróbico regular, ligero y moderado puede disminuir los niveles de cortisol y adrenalina a la larga, al tiempo que aumenta la liberación de endorfinas placenteras en el cerebro. Además, el ejercicio ayuda a aliviar la depresión y la ansiedad,[30] sobre todo cuando se trata de movimientos reconstituyentes como el taichí, el yoga, los estiramientos y las caminatas, que reducen las hormonas del estrés al tiempo que mejoran subjetivamente el estado de ánimo.

El ejercicio de resistencia y el entrenamiento en intervalos de alta intensidad aumentan temporalmente el cortisol y son fantásticos para el metabolismo, el estado de ánimo y la salud cardiovascular. Tan solo asegúrate de tener suficiente tiempo de recuperación o entrenamientos de restauración entre las sesiones.[31] El cortisol es una hormona catabólica, es decir, descompone el músculo y la grasa, y si inunda tu cuerpo sin que tengas tiempo para recuperarte, propiciarás una lesión.[32] Los estudios han demostrado que los altos niveles de cortisol que se producen con carreras largas e intensas pueden tardar hasta cuarenta y ocho horas en volver a su valor de referencia normal.[33] Los participantes en maratones que recorren cuarenta y dos kilómetros presentan altos marcadores de estrés oxidativo y mayores niveles de inflamación. Se cree que el síndrome de sobreentrenamiento, que se caracteriza por la disminución de la inmunidad, la fatiga y los cambios de humor, está causado en parte por la alteración de la respuesta normal del cortisol, así como por el descenso de otras hormonas, como la testosterona.[34] El conocido maratonista estadounidense Ryan Hall se retiró de la competición a la temprana edad de treinta y tres años, alegando una fatiga y una depresión debilitantes causadas por el sobreentrenamiento. No me malinterpretes, soy una gran aficionada al ejercicio de resistencia y a los entrenamientos intensos, incluso he completado algunos maratones y triatlones. Pero también sufrí una fatiga y un desequilibrio suprarrenal terribles cuando me olvidé de complementar estas actividades con una gestión adecuada del sueño y el estrés. Dependiendo de tu inmunotipo y de tu salud actual, puede haber momentos en los que el ejercicio intenso no te convenga.

6. Prueba los adaptógenos

Aunque he hablado de las medidas más importantes que se pueden tomar para controlar el estrés y equilibrar los efectos del cortisol en el sistema inmunitario, existen sustancias naturales llamadas adaptógenos que, a través de sus efectos en los sistemas neurohormonales del organismo, pueden contrarrestar los efectos destructivos del estrés crónico, aumentar la energía y la resistencia cardiovascular y disminuir la ansiedad.[35] Estas plantas de propiedades farmacéuticas fueron utilizadas por primera vez por los soldados soviéticos en la Segunda Guerra Mundial para aumentar la resistencia y el vigor, aunque también las probaron los exploradores del Ártico, los astronautas que se dirigían al espacio y otras personas en situaciones que generan un intenso estrés mental y físico. Si bien cada adaptógeno funciona de forma ligeramente diferente, su objetivo en el organismo es proporcionar energía y resistencia, proteger el cerebro y el sistema nervioso, o calmar y reducir los efectos del exceso de estrés. Algunos adaptógenos son equilibradores mientras que otros son energéticos, por lo que dependiendo de la forma en que actúen tus niveles de cortisol y tu respuesta al estrés, necesitarás un tipo específico de adaptógeno. Estos son algunos de los más estudiados y de mayor eficacia:

- *Rhodiola rosea*: se trata de una raíz que crece de forma natural en Europa, Asia y América del Norte; se ha estudiado ampliamente para el control del estrés.[36]
- *Eleuthero* (ginseng siberiano): es un pequeño arbusto leñoso originario del noreste de Asia que ha sido estudiado por sus diversos beneficios para la salud.[37]
- *Schisandra*: es una baya que crece en el norte de China y Corea y tiene conocidos efectos antiestrés.[38]
- *Ashwagandha*: se trata de una hierba que lleva siglos utilizándose en la medicina tradicional india para reducir el estrés y aumentar el bienestar.[39]
- *Panax ginseng*: esta hierba energizante se ha utilizado en la medicina tradicional china y coreana para ayudar en una amplia gama de problemas de salud.[40]
- **Melisa o toronjil**: esta hierba fresca y aromática es de la misma familia que la menta y tradicionalmente se ha utilizado con fines culinarios y medicinales. También se ha empleado para tratar la ansiedad y mejorar la cognición.[41]
- **Corteza de magnolia**: como su nombre indica, se trata de un preparado medicinal elaborado con la corteza, las hojas y las

flores del árbol de la magnolia. Se ha demostrado que ayuda a inducir la relajación y a reducir la sensación de estrés.[42]

Hablaré más sobre los adaptógenos y otras sustancias naturales que sirven para regular nuestro estrés cuando entremos en cada inmunotipo, y verás cómo estas sustancias mágicas pueden crear un perfil inmunitario más equilibrado.

Controlar el estrés y dormir bien son las bases de un sistema inmunitario sano. Sin el control del sueño y del estrés, el resto de los consejos de este libro apenas serán útiles. Incluso la adopción de uno solo de estos cambios en el estilo de vida contribuirá en gran medida a revertir las enfermedades autoinmunes, a fortalecer un sistema inmunitario débil, a disminuir la inflamación crónica que ha estado enconándose durante años y a restablecer el equilibrio de una respuesta inmunitaria desajustada.

CAPÍTULO 7

Cuida tu GALT: el hogar de tu sistema inmunitario

D urante diez años trabajé como alergóloga en la práctica privada, y el cien por cien de mis pacientes venían con algún tipo de problema alérgico o inmunitario. Mirando hacia atrás, soy consciente de que nunca les pregunté por su salud intestinal, ni siquiera me lo planteé. Ahora es una de las primeras cosas que evalúo. Han hecho falta unos cuantos siglos de investigación y descubrimientos para que comprendamos la importancia de esta relación entre intestino y sistema inmunitario, pero si hay algo que me queda cada vez más claro es que el intestino es el epicentro del sistema inmunitario. Quizá te parezca extraño. ¿Por qué iban a quedarse ahí las células inmunitarias? ¿No se supone que deberían estar circulando por el torrente sanguíneo y las vías linfáticas en busca de peligro, o alojadas en los ganglios linfáticos periféricos del cuerpo a la espera de ser llamadas al servicio? La realidad es que la mayoría de estas células se encuentran en el centro de inteligencia central del sistema inmunitario, también conocido como tejido linfoide asociado al intestino, o GALT,[1] por sus siglas en inglés. Esto es algo que sabíamos intuitivamente desde hace cientos de años: a Hipócrates, el padre de la medicina moderna, se le atribuye la famosa frase: «Toda enfermedad empieza en el intestino». Sin embargo, carecíamos de la tecnología avanzada para entenderlo por completo. Hoy en día sabemos que el GALT es un conjunto de tejido linfático que contiene la mayor concentración de células inmunitarias de todo el cuerpo. Este tejido, que recubre el intestino delgado y el intestino grueso, contiene enormes acumulaciones de células B, células T, macrófagos y células dendríticas. Los artículos científicos afirman que aproximadamente el setenta por ciento de nuestras células inmunitarias totales residen en el GALT,[2] a una capa celular del interior de nuestro tracto intestinal.

Si lo pensamos, tiene mucho sentido que el intestino sea el centro de nuestro sistema inmunitario. ¿Por qué? Porque es ahí donde interactuamos con la mayoría de las sustancias extrañas, tanto las benignas como las perjudiciales. A través del intestino probamos el mundo: todas las sustancias que comemos, bebemos, tragamos y, en cierta medida, incluso respiramos se abren paso a través del esófago, el estómago y, finalmente, el vasto tracto intestinal, donde nuestras células inmunitarias tienen que decidir qué hacer con todo. En cierto modo, el interior de nuestros intestinos está aislado de nuestro cuerpo, es decir, las células que componen nuestra pared intestinal (junto con la gruesa capa de mucosa) son lo que separa el «mundo exterior» de nuestro torrente sanguíneo y del «mundo interior» de nuestro cuerpo. Esto significa que los microbios, los alimentos, las toxinas y todo lo que acaba en el tubo intestinal pasa justo por la puerta de entrada al sistema inmunitario. Nuestras células intestinales crean uniones herméticas entre sí para evitar que los patógenos, las partículas de alimentos y otras sustancias crucen esta barrera a su antojo; las células dendríticas también pueden extender sus brazos en forma de estrella de mar a través de esta barrera para tomar muestras de las sustancias que pasan. De esta manera, realizan su trabajo de vigilancia y reconocimiento inmunitario para decidir qué se puede considerar amigo o enemigo.

He mencionado que las células dendríticas forman parte de la respuesta inmunitaria innata, pero también son los mensajeros que llevan fragmentos de antígenos a las células T para que estas decidan qué hacer con esa información; por ejemplo, si deben enviar citoquinas, indicar a las células B que produzcan anticuerpos o no hacer nada. Las células dendríticas están constantemente hurgando en el intestino para averiguar qué ocurre. Otros macrófagos especializados, denominados células M, engullen bacterias en los intestinos y las llevan a los ganglios linfáticos para su inspección. Las células plasmáticas también bombean IgA a los intestinos, donde se adhieren a las bacterias y virus peligrosos que se abren paso en su interior, protegiéndonos así de la invasión.

¡Cuánta actividad! Es sorprendente que todo esto ocurra dentro de esta delgada barrera interna del organismo, ¿no es así? Podríamos imaginarnos esta zona como el servicio de aduanas y protección de fronteras: aquí es donde el cuerpo intenta evitar que algo peligroso se cuele por sus fronteras para causar estragos en el interior. La otra razón, aún más importante, por la que nuestro sistema inmunitario está ubicado tan cerca del intestino es porque necesita estar junto a nuestra microbiota intestinal.

CONOCE A TUS ALIADOS MICROBIANOS

La microbiota intestinal es un conjunto de bacterias, hongos, arqueas (un antiguo microorganismo unicelular), virus y parásitos con una población total de unos treinta y ocho billones de organismos. Sí, ¡tienes una infinidad de microbios en tu interior! De hecho, en un artículo publicado recientemente en la revista *Nature*, se determinó que los seres humanos tenemos un cincuenta por ciento de células humanas y un cincuenta por ciento de células microbianas. Es alucinante.[3] En realidad, somos organismos que mantienen relaciones estrechas con otras especies y forman parte de un ecosistema increíblemente complejo. Y sin este universo de microorganismos, la raza humana desaparecería. Los habitantes microbianos de nuestro intestino realizan muchas tareas que nos resultan esenciales, desde la descomposición de la fibra y la creación de combustible hasta la alimentación y reparación de nuestras células, pasando por la síntesis de vitaminas del grupo B y otros nutrientes; y, asimismo, ayudan a proteger y desarrollar nuestro sistema inmunitario y a defendernos de invasores peligrosos.[4]

En la actualidad han sido identificadas alrededor de un millar de especies de bacterias que habitan en el intestino humano, pero, por término medio, la mayoría de nosotros tenemos en todo momento unas ciento sesenta diferentes en nuestro intestino. Por desgracia, a medida que envejecemos, muchos vamos perdiendo esta diversidad beneficiosa debido a los antibióticos, los medicamentos recetados y la mala alimentación, lo que da lugar a una microbiota desequilibrada o «disbiótica».[5] Esto nos perjudica, ya que la mayoría de nuestras bacterias intestinales son benéficas y, durante miles de años, hemos evolucionado junto a ellas (en otras palabras, ¡las necesitamos!). Algunos científicos incluso se refieren al microbioma como «un órgano olvidado».[6] Tal vez estés leyendo esto y pienses: «Pero, bueno, ¡creía que las bacterias eran peligrosas! ¿Nuestro sistema inmunitario no está ahí para protegernos de ellas?». Este es un error muy habitual. Durante los últimos años, hemos lanzado una guerra sin cuartel a los gérmenes, a base de jabones antibacterianos, desinfectantes de manos y un uso excesivo de antibióticos y medicamentos antimicrobianos. Y aunque, ciertamente, en la comunidad existen microorganismos que no son tan benignos —como ciertos parásitos y virus, y algunas bacterias problemáticas

como la *Clostridium difficile*– en realidad, la mayoría de las bacterias
son útiles, y una de las principales armas para mantener a raya a los
microorganismos nocivos la constituye precisamente la diversidad
de bacterias beneficiosas en el intestino. Por lo tanto, cuando alte-
ramos el equilibrio de nuestro microbioma, corremos el riesgo de
que los microbios oportunistas entren y nos hagan daño.

LAS BACTERIAS SON NUESTRAS MAESTRAS

Los niños de menos de dos años se pasan el día aprendiendo ór-
denes básicas, palabras sencillas y cómo pasar de gatear a caminar.
Pero también están cultivando su microbioma. Los primeros mil
días de la vida humana son cruciales para establecer un microbioma saludable.[7] Al nacer, recogemos la flora vaginal y cutánea, y estas bacterias se convierten en los primeros habitantes de nuestro
tracto gastrointestinal. Sobre la marcha, también tomamos microbios de los alimentos, de los anticuerpos de la leche materna (si tenemos la suerte de ser amamantados) y de los organismos cuando
jugamos en la tierra, con las mascotas y con nuestros compañeros
de juego. Por eso, el uso de antibióticos de amplio espectro y el
empleo excesivo de jabón antimicrobiano en los primeros años de
vida pueden ser perjudiciales y aumentar el riesgo de sufrir problemas inmunitarios como alergias y enfermedades autoinmunes más
adelante. Cuando somos bebés, nuestro sistema inmunitario tole-
ra todas estas nuevas bacterias beneficiosas y les permite sembrar
nuestro intestino en lugar de crear una reacción inflamatoria contra ellas.[8] Así es, en parte, como establecemos la tolerancia inmunitaria a factores cotidianos normales como el polen y los cacahuetes. De hecho, sin estas bacterias, no podríamos crear un sistema
inmunitario resistente. Esto se ha visto claramente en experimentos realizados con ratones sin gérmenes. Estos ratones, que fueron

criados sin ninguna bacteria intestinal, presentaban unos ganglios linfáticos pequeños y atrofiados y un número reducido de células T auxiliares, así como menos células plasmáticas productoras de IgA. Básicamente, sin bacterias amistosas, el sistema inmunitario de los ratones era visiblemente anormal.

Otros estudios han demostrado que una determinada bacteria de nuestro intestino, llamada *Bacteroides fragilis*, modifica el desarrollo de nuestro sistema inmunitario. Esto es así: digamos que una célula dendrítica recoge esta bacteria amistosa y la lleva a los ganglios linfáticos, donde se la presenta a una célula T auxiliar.[9] En lugar de una respuesta inflamatoria, esto provoca un cambio en las citoquinas y en el tipo de células T auxiliares producidas, lo que da lugar a un aumento de las células T reguladoras, que equilibran y calman el sistema inmunitario, y a una disminución de las células Th2, que son las responsables de las alergias, el asma y los eczemas. Esta puede ser una de las razones por las que los niños que crecen en granjas y en entornos en los que se da una mayor exposición a diferentes organismos bacterianos y fúngicos han tenido una menor incidencia de asma en años posteriores.[10]

Las bacterias que viven en el intestino también son decisivas para crear tolerancia a nuestros propios tejidos. Recordemos que nuestro sistema inmunitario ha de ser capaz de distinguir a los buenos de los malos, los alimentos de las toxinas y las células dañadas de las sanas. De este modo, podemos digerir y absorber los nutrientes sin lanzar una reacción inflamatoria contra ellos y seguir manteniendo nuestra capacidad de impedir el paso de las partículas dañinas. ¿Cómo logran pasar estas bacterias amistosas? Todas las bacterias pueden comunicarse entre sí a través de la «detección de quórum», que les permite transmitir mensajes sobre su entorno inmediato y luego cambiar su expresión genética en respuesta a lo que perciben.[11] Las bacterias del intestino tienen guerras territoriales con los patógenos peligrosos, compiten con ellos por el espacio, la comida y el oxígeno, e incluso alteran los niveles de pH del intestino, como si los obligaran a salir a la fuerza succionando todo el aire de la habitación.[12] Esta asombrosa capacidad de nuestras bacterias comensales —o amigables, nativas— para manipular el entorno del microbioma con el fin de combatir las infecciones es una de las razones por las que los alimentos fermentados son tan buenos para la salud del intestino. Por ejemplo, las especies de *Lactobacillus*, que son bacterias beneficiosas clave en los seres humanos, también se encuentran de forma natural en el yogur y el chucrut, así como en los probióticos comerciales.

Como puedes ver, un microbioma intestinal sano y diverso es esencial para una salud excelente a largo plazo; por desgracia, un microbioma debilitado —algo cada vez más extendido— hace justo lo contrario.

LO QUE TE DICE TU INTESTINO

Lamentablemente, no siempre recibimos un telegrama de nuestras bacterias intestinales para decirnos que algo no va bien. Esperamos que al menos unas molestias, diarrea, gases o hinchazón nos pongan sobre aviso. En ocasiones es así, pero la mayoría de las veces, un fallo en el microbioma intestinal no se manifiesta de esta manera. En su lugar, aparecen alergias alimentarias, asma, problemas autoinmunes o enfermedades cerebrales como el párkinson o el alzhéimer.[13, 14] Los cuatro desequilibrios del inmunotipo pueden desencadenarse por una disfunción en el intestino. Por ejemplo, las toxinas que ingerimos podrían provocar una respuesta inflamatoria, lo que conduce a un inmunotipo latente; el crecimiento excesivo de bacterias patógenas desencadena reacciones autoinmunes y un inmunotipo desorientado; el estrés crónico puede crear una barrera intestinal con fugas y un inmunotipo hiperactivo, y un déficit de microbios saludables puede conducir a un inmunotipo débil. Así que es primordial restaurar un microbioma sano y robusto y un GALT eficiente.

Dicho esto, a veces tenemos síntomas intestinales que nos alertan de que algo está pasando. Este es claramente el caso de la enfermedad inflamatoria intestinal (EII), que es una denominación general utilizada para un grupo de enfermedades digestivas autoinmunes entre las que destacan la enfermedad de Crohn y la colitis ulcerosa. El síndrome del intestino irritable (SII) afecta a más de 6,8 millones de personas en todo el mundo, con tasas más altas en Estados Unidos y el norte de Europa. Y aunque existen susceptibilidades genéticas, la dieta y los factores ambientales que cambian el microbioma y perjudican el funcionamiento del sistema inmunitario son desencadenantes clave.[15] Por ejemplo, las dietas occidentales con alto contenido en grasas animales y trans pueden aumentar la inflamación al promover endotoxinas bacterianas perjudiciales y disbiosis en el intestino.[16] Se cree que una cepa de *E. coli* particularmente peligrosa —la *E. coli* adherente-invasiva (AIEC)—, encontrada en pacientes con la enfermedad de Crohn, podría provocar la enfermedad.[17] Patógenos como este y otros pueden desencadenar la presencia de células Th17, que aumentan la inflamación intestinal y desempeñan un papel en muchas enfermedades autoinmunes. (En los pacientes con EII, es habitual encontrar muchas células Th17 en las zonas ulceradas).[18]

Ahora que sabes esto, no te sorprenderá enterarte de que el desequilibrio bacteriano intestinal propicia otras enfermedades autoinmunes.

La artritis reumatoide se asocia con cantidades más elevadas del género bacteriano *Prevotella*,[19] así como con una mayor incidencia de infección por el virus de Epstein-Barr. Sin embargo, no son solo los microbios nocivos los que desencadenan la enfermedad autoinmune, sino también la pérdida de la flora sana que actúa como «guardiana del intestino». En la enfermedad de Crohn y en la espondilitis anquilosante,[20] una artritis que afecta sobre todo a los hombres jóvenes, se han detectado recuentos bajos de una bacteria protectora llamada *Faecalibacterium prausnitzii*. En pacientes con psoriasis, se ha observado una disminución de la diversidad y bajos niveles de las bacterias *Akkermansia* y *Ruminococcus*.[21] En general, está claro que una microbiota intestinal desequilibrada impulsa la enfermedad autoinmune, debido a un aumento de los patógenos que estimulan la inflamación, pero asimismo por la escasez de especies protectoras.

Los microbios intestinales también son muy influyentes en lo que respecta a enfermedades importantes como las cardiovasculares[22] y la diabetes.[23] En los últimos años hemos aprendido que una sustancia química llamada N-óxido de trimetilamina (TMAO) ralentiza la eliminación del colesterol del cuerpo y aumenta la cantidad de placa aterosclerótica en los vasos sanguíneos, lo que conduce a muchas de estas enfermedades. De hecho, se ha demostrado que un nivel alto de TMAO es un factor independiente de predicción de eventos cardíacos adversos importantes a corto y largo plazo.[24] Se ha comprobado que los consumidores de carne producen más TMAO en sus cuerpos, ya que sus microbios descomponen una sustancia llamada colina que se encuentra en la carne y los huevos, que luego se convierte en TMAO en el hígado. Seguramente habrás oído muchas veces que las dietas ricas en productos animales pueden contribuir a las enfermedades del corazón; pues bien, esta investigación sugiere que la proteína de los productos animales que provoca cambios en la microbiota y un exceso de TMAO podrían explicar esta relación. De hecho, si se observa la composición del microbioma de los veganos, los vegetarianos y los carnívoros, la huella microbiana en el intestino es totalmente diferente. Sí, el TMAO es malo, pero eso no significa que haya que renunciar a la carne por completo. Y llevar una dieta basada en un cien por ciento en productos vegetales tampoco garantiza que vayas a tener un intestino feliz. Sigue leyendo.

EL INTESTINO PERMEABLE Y EL SISTEMA INMUNITARIO

Intestino permeable es una expresión que se ha utilizado mucho en la última década. De hecho, una búsqueda en Google de estas dos palabras arroja 8.120.000 resultados (en inglés). Sorprendentemente, muchos médicos convencionales rechazan este concepto, a pesar de las crecientes pruebas de que es un problema real que causa numerosas enfermedades. De hecho, *intestino permeable* no es una denominación médica propiamente dicha, pero básicamente significa que se tiene una mayor permeabilidad intestinal (lo cual tampoco nos lo pone más fácil). De manera que ¿en qué consiste el intestino permeable y cómo se produce?

Existen muchos factores que pueden contribuir a la permeabilidad intestinal, como el alcohol, las toxinas, los medicamentos, el estrés, las infecciones intestinales, la radiación, los desequilibrios del microbioma e incluso algunos alimentos; en realidad, cualquier cosa que pueda alterar el microbioma protector, causar inflamación y dañar la delicada barrera de la mucosa entre el intestino y el torrente sanguíneo, que, como hemos visto antes, está controlada por las «uniones estrechas». Cuando las uniones estrechas se vuelven más permeables, permiten que las partículas de alimentos parcialmente digeridos, los microbios y las sustancias químicas se cuelen en el GALT y en el torrente sanguíneo. Cuando esto ocurre, el sistema inmunitario tiene que lidiar con todas estas sustancias extrañas que se han «filtrado», y el sistema estrechamente controlado se vuelve loco y desencadena la activación de citoquinas y respuestas inmunitarias contra los alimentos e incluso contra las «autoproteínas», lo que puede iniciar el ciclo de la enfermedad autoinmune.

El doctor Alessio Fasano, famoso investigador de la enfermedad celíaca y experto en la barrera intestinal, explica que cuando se produce una alteración de las uniones estrechas, interviene una sustancia llamada zonulina.[25] Las células intestinales segregan zonulina en respuesta a bacterias como la salmonela, pero también en respuesta al gluten, la proteína que se encuentra en el trigo. La zonulina es una especie de portero de las uniones estrechas del tracto gastrointestinal, que abre y cierra las uniones cuando es necesario. Cuando la zonulina es alta, las uniones estrechas permanecen abiertas, lo que conduce a una mayor permeabilidad intestinal.[26] La elevación de los niveles de zonulina es característica de la enfermedad celíaca, pero también puede observarse en pacientes con sensibilidad al gluten no celíaca.[27] Cuando se tiene un intestino permeable, se desencadena un ciclo masivo de activación inmunitaria ante todas las subespecies que se cuelan a través de la barrera intestinal. Esto provoca una gran inflamación y puede contribuir a una larga lista de enfermedades. De hecho, un aumento de la zonulina, y por tanto del intestino permeable, está relacionado con enfermedades como la diabetes de tipo 1, la esclerosis múltiple y el asma. El intestino permeable es lo que conecta el desequilibrio microbiano intestinal y la enfermedad, por lo que, si quieres revertir este ciclo, necesitas centrarte en eliminar las causas de los desequilibrios microbianos intestinales y revertir y curar tu intestino permeable.

¿Deberías hacerte un análisis de la microbiota?

Existen muchas pruebas directas que examinan tu microbiota y prometen decirte si hay un problema con tu salud intestinal, pero su precisión varía. Lo mejor es trabajar con un profesional de la medicina funcional capacitado con experiencia en descifrar estas pruebas y ayudar a quienes las realizan a sanar su intestino. Sin embargo, en caso de que quieras recoger tus heces en casa (por desgracia esto es parte del proceso) y tengas curiosidad por lo que puedas encontrar, hay varias empresas entre las que elegir, como Viome, BIOHM y Thryve. Simplemente ten presente que estas pruebas tienen sus limitaciones y que a menudo se te instará a comprar suplementos y probióticos específicos en tu informe.

LOS PRINCIPALES SABOTEADORES DE LA SALUD INTESTINAL

Cuando abordo el tema de la salud intestinal con mis pacientes, no es raro que respondan diciendo algo parecido a: «¡Pero si he venido por problemas inmunitarios! Mi digestión está bien». No obstante, hay que recordar que se puede tener un problema intestinal aunque no se presenten los clásicos problemas gastrointestinales como los dolores de estómago, la diarrea o la hinchazón. De hecho, síntomas como las erupciones cutáneas, la artritis, la depresión y la niebla cerebral pueden ser una señal de que estás sufriendo un desequilibrio intestinal. La gente suele sorprenderse de las disfunciones que encontramos cuando examinamos un poco más de cerca la salud intestinal. Para averiguar en qué medida tu intestino podría estar contribuyendo al desequilibrio de tu sistema inmunitario, pregúntate si tienes alguno de los siguientes síntomas:

- **Uso frecuente o crónico de antibióticos.** Aunque no hayamos tomado antibióticos en años, a menudo nos olvidamos de las infecciones crónicas de oído que tuvimos de niños, los antibióticos que tomamos para el acné cuando éramos adolescentes o todas las infecciones del tracto urinario y los casos de sinusitis, bronquitis o faringitis estreptocócica que hemos sufrido a lo largo de los años. Desgraciadamente, todos los tratamientos con antibióticos conducen a una grave disminución de las bacterias buenas y permiten el crecimiento excesivo de las hostiles. De hecho, las infecciones por *Clostridium difficile*, que ocasionan miles de muertes al año, están causadas principalmente por el uso de antibióticos de amplio espectro, que hacen que tu intestino se vuelva vulnerable a esta bacteria.[28] Y aquí está lo que realmente te afectará: según los CDC, al menos el treinta por ciento de estas prescripciones de antibióticos son completamente innecesarias (el exceso de prescripción de antibióticos es un problema enorme, y nuestros intestinos y sistemas inmunitarios acaban pagando por ello).
- **Diarrea del viajero o intoxicación alimentaria.** Cada vez que nos infectamos con una bacteria patógena, un virus o un parásito, no solo se produce una inflamación, sino también un desequilibrio en el intestino. Las infecciones bacterianas como la *Shigella*, la *Salmonella* y el *Campylobacter* (tres infecciones intestinales muy comunes que se adquieren durante los viajes) pueden causar problemas importantes de motilidad intestinal y, a veces, meses o años de síntomas crónicos de SII. También son desencadenantes autoinmunes.[29]
- **Estrés crónico.** En el capítulo anterior hablamos del modo en que el cortisol puede debilitar la barrera intestinal-inmunitaria. Estar solo, deprimido o estresado afecta directamente a la inmunidad de la mucosa al reducir la cantidad de

anticuerpos IgA que producen las células B. Recuerda que la IgA se encuentra a lo largo de tu revestimiento intestinal como primera defensa contra los invasores, así que si estás constantemente en un estado de estrés o te sientes deprimido, asegúrate de prestar mucha atención a los consejos del capítulo seis.

- **Falta de fibra.** Aunque mucha gente está obsesionada con las proporciones de grasa-carbohidrato-proteína, ¡se estima que el noventa y cinco por ciento no consume suficiente fibra![30] Las consecuencias son graves, teniendo en cuenta que las dietas altas en fibra se relacionan con una menor incidencia de obesidad, cáncer y enfermedades crónicas. La fibra es importante para nuestro GALT porque nuestros microbios amistosos del intestino proliferan con la fibra y los almidones resistentes de los alimentos de origen vegetal.[31] A menudo se suele decir que la fibra es un «prebiótico» porque actúa esencialmente como alimento para las bacterias de nuestro intestino. Las bacterias descomponen y fermentan la fibra para crear una sustancia asombrosa llamada butirato, que es como el combustible de un cohete para nuestras células, que les da energía e induce la autofagia (recuerda, eso nos beneficia). Los estudios han demostrado que el butirato puede ayudar a prevenir el cáncer de colon[32] y que también reduce el nivel de pH en el intestino, haciéndolo menos hospitalario para ciertos microorganismos como la *E. coli* patógena.

- **Alimentos con glifosato/organismo modificado genéticamente (OMG).** El Roundup es el herbicida más utilizado en el mundo y se emplea en cultivos modificados genéticamente. Se sabe que el ingrediente activo, el glifosato, altera el microbioma de animales de laboratorio, y es de suponer que también el de los seres humanos.[33] Además, en 2015, la Organización

Mundial de la Salud (OMS) dictaminó que el glifosato era un carcinógeno, así que también hay que tener en cuenta eso.[34] La mejor manera de evitarlo es prescindir de los alimentos transgénicos en la medida de lo posible. Los alimentos comunes contaminados con glifosato incluyen el maíz, la avena, el aceite de canola, la soja y las patatas.

La evaluación de todo lo anterior te dará una idea de cuáles pueden ser tus factores de riesgo para el microbioma y en qué posición te encuentras en el espectro de la salud intestinal. Otro factor que yo tendría en cuenta es el consumo de alcohol, que puede dañar el revestimiento de la mucosa y la pared muscular del intestino delgado y permitir que las toxinas pasen más fácilmente a la sangre. El alcohol también mata las bacterias, lo que está muy bien en un desinfectante de manos, pero no en tu microbioma. Haz también un balance de las veces que tomas AINE* como el ibuprofeno para el dolor. A pesar de adquirirse sin receta, pueden causar daños e incluso ulceración del tracto gastrointestinal si se utilizan con demasiada frecuencia.

TU JUEGO DE HERRAMIENTAS PARA REVITALIZAR EL GALT

Lo primero que recomiendo a mis pacientes que quieren sanar su intestino es una dieta de eliminación de treinta días, que suprime los irritantes intestinales comunes. Verdaderamente, este es el patrón referencial para diagnosticar las sensibilidades e intolerancias alimentarias, ya que las pruebas estándar de alergia alimentaria solo revelan los alimentos a los que se tiene una reacción de tipo IgE o

---

* N. del T.: Antiinflamatorios no esteroideos.

anafiláctica. Muchas personas tienen intolerancias a alimentos que les cuesta digerir, como la lactosa, o pueden tener sensibilidades causadas por tener anticuerpos IgG contra los propios alimentos. Esto suele manifestarse en síntomas más leves que pueden demorarse durante horas o incluso días, por lo que es muy difícil precisar qué alimentos son los problemáticos. Aunque existen pruebas para diagnosticar las sensibilidades alimentarias basadas en IgG, su validez varía, son caras y algunas no están cubiertas por el seguro. Si tienes la oportunidad de hacer este tipo de prueba con un profesional de la salud capacitado en la interpretación de los resultados de la prueba, estupendo; pero primero te recomiendo trabajar con un nutricionista, dietista registrado o profesional integrativo en una dieta de eliminación.

Si lo vas a hacer por tu cuenta, te recomiendo que elimines los alimentos que, en mi opinión, suelen causar la mayoría de las sensibilidades: el trigo, la soja, los lácteos, los huevos y el maíz. También les pido a quienes acuden a mi consulta que, durante los primeros treinta días, eliminen los azúcares añadidos, la cafeína y el alcohol. Prácticamente todos notan una gran diferencia en los síntomas una vez que han eliminado estos alimentos de su dieta diaria y se sorprenden de que síntomas aparentemente no relacionados, como erupciones cutáneas o dolores articulares y de cabeza, desaparezcan. A continuación, se reintroduce cada alimento de uno en uno, esperando al menos cuarenta y ocho horas para comprobar si vuelven a producirse los síntomas. A menudo es entonces cuando mis pacientes notan los alimentos desencadenantes que provocan ardor de estómago o malestar gastrointestinal; y esto les permite seguir comiendo todo lo demás sin eliminar alimentos innecesariamente. Consulta el capítulo diez para ampliar la información sobre cómo hacer una dieta de eliminación.

Además de una dieta de eliminación, los siguientes consejos te ayudarán a sanar los desequilibrios intestinales y el intestino permeable para que tu microbioma comience a trabajar para ti, en lugar de en tu contra.

1. **Come más verduras:** sabemos que una dieta variada basada en vegetales es la clave para una buena salud intestinal. Y aunque eso no significa que nunca debas disfrutar de alimentos de origen animal, lo cierto es que, para estar saludable, tu microbioma necesita a diario la fibra que se encuentra en las alubias, los cereales enteros sin gluten, las verduras y las frutas. Esto también aumentará la cantidad de butirato (fundamental para tu salud intestinal) disponible en tu colon. Intenta consumir un mínimo de 25 gramos de fibra al día si eres mujer y 38 gramos si eres hombre. Puedes añadir fibra extra a las ensaladas y batidos al incluir también semillas y frutos secos.

2. **Incorpora alimentos fermentados:** durante siglos la fermentación se ha utilizado como una forma de conservar los alimentos sin necesidad de refrigeración para poder comer frutas y verduras durante todo el año. Pues bien, nuestros antepasados sabían muy bien lo que hacían, porque la fermentación de frutas y verduras, cereales y leches también proporciona organismos probióticos vivos beneficiosos, como *Lactobacillus* y *Bifidobacterium*, que ayudan a restablecer el equilibrio del intestino. Además, los alimentos fermentados son más fáciles de digerir, permiten reducir la presión arterial y contienen antioxidantes beneficiosos. Numerosos estudios demuestran que los probióticos de origen natural producen agentes antimicrobianos que suprimen el crecimiento de organismos patógenos.[35]

Los lactobacilos pueden mejorar la integridad de la barrera intestinal, y esto contribuye a la tolerancia inmunitaria necesaria para prevenir las enfermedades autoinmunes y las alergias. Pero antes de que salgas corriendo a abastecerte de yogures de melocotón, debes saber que muchos alimentos «probióticos» como el yogur convencional no contienen cultivos vivos y, en cambio, están llenos de azúcar. En su lugar, prueba las verduras fermentadas como el chucrut crudo o el kimchi picante: ¡te vendrán bien aunque solo tomes una cucharada al día! Otra ventaja de comer verduras fermentadas es que su fibra prebiótica ya está incorporada, con lo que obtienes un doble beneficio.

3. **Toma un suplemento probiótico:** cuando no es posible comer alimentos fermentados a diario, una buena alternativa es tomar probióticos, pero su calidad varía mucho. Busca siempre el sello de Good Manufacturing Practice (GMP) y U.S. Pharmacopeia (USP) en el envase, que garantiza la veracidad de los ingredientes listados en la etiqueta. Los probióticos deben indicar en el envase todas las especies de bacterias y el número de cada una de ellas en unidades formadoras de colonias (UFC) y han de estar siempre refrigerados, a menos que se indique lo contrario, para garantizar su viabilidad. La mayoría de los suplementos probióticos contienen varias especies de bacterias *Bifidobacterium* y *Lactobacillus*, ambas nativas del microbioma humano. Recomiendo tratar de obtener al menos ocho especies diferentes y un mínimo de treinta mil millones de UFC. Dependiendo de tus necesidades digestivas, es posible que requieras una dosis mayor, pero este es un buen punto de partida. Cuanto más alto sea el recuento y la calidad, más caro será el probiótico, o sea, que se obtiene lo que se paga.

Espero que este capítulo te haya convencido de que la microbiota intestinal es una parte fundamental de tu sistema inmunitario. Por desgracia, el estilo de vida moderno pone a prueba la salud del intestino y a menudo nos hace vulnerables a los desequilibrios y a las fugas intestinales, que pueden trastornar nuestro sistema inmunitario. Afortunadamente, basta con unos cuantos cambios en tu vida para mejorar de forma notable tu salud intestinal.

CAPÍTULO 8

Toxinas: los máximos perturbadores del sistema inmunitario

Tus genes no marcan tu destino, y esto es una verdadera suerte para los que no fuimos demasiado afortunados en el reparto genético. Por supuesto, heredas el ADN de tu madre y tu padre, pero la forma en que esos genes se desarrollan a lo largo de tu vida tiene más que ver con tu entorno. Ya he hablado del «entorno» varias veces en el transcurso del libro. Sin embargo, ¿qué es lo que define realmente nuestro entorno como seres humanos? No me refiero únicamente al tiempo o al clima en el que vivimos. Estoy hablando del sueño, el estrés, los alimentos que ingerimos y, lo que es más importante, las sustancias a las que nuestro cuerpo está expuesto cada día. Piensa que nuestra genética es la materia prima de la que se nutre nuestro organismo y el entorno es la suma total de todo aquello con lo que el cuerpo entra en contacto año tras año, ya sea la calidad del aire que respiramos, las sustancias químicas de los medicamentos que tomamos, la loción con la que perfumamos nuestra piel o el agua que bebemos.

Entonces, ¿qué tiene que ver nuestro entorno con nuestro sistema inmunitario? Resulta que a menudo cometemos el error de pensar que el sistema inmunitario sirve solo para combatir las infecciones, cuando la verdad es que también está ahí para defenderse de sustancias extrañas de todo tipo, incluidas las toxinas.

Toxinas es un término que se utiliza muy a menudo en el mundo del bienestar, así que permíteme explicar rápidamente en qué consisten, antes de hablar de por qué es tan importante evitarlas. Algunos ejemplos de toxinas son:

- **Metales pesados**, como el plomo que se encuentra en la pintura vieja o el mercurio presente en algunos mariscos.
- **Xenoestrógenos**, que son sustancias químicas que aparecen en ciertos productos y alimentos que imitan al estrógeno.
- **Pesticidas y herbicidas**, utilizados en la agricultura no ecológica.
- **Plásticos**, que contienen sustancias químicas como el bisfenol A (BPA), que pueden pasar del plástico al cuerpo.
- **Ftalatos y parabenos**, que se encuentran en muchos cosméticos y productos de cuidado personal.
- **Medicamentos**, que contienen ingredientes extraños que pueden actuar como toxinas que el cuerpo tiene que metabolizar.
- **Productos químicos ignífugos**, que están presentes en colchones, muebles, cortinas y algunas prendas de vestir.

Piensa en la frecuencia con la que usas plástico, comes alimentos no orgánicos, usas un lápiz de labios o una loción, tomas medicamentos, bebes agua del grifo o entras en contacto con cualquiera de los elementos de la lista anterior: probablemente varias veces al día, ¿verdad? Pues bien, ten en cuenta que cada pequeña exposición tóxica es como un pequeño incendio que nuestro sistema inmunitario tiene que apagar.

Sabiendo esto, no es de extrañar que las toxinas desempeñen un papel importante en la creación de nuestro inmunotipo. Pueden provocar una supresión inmunitaria y desencadenar enfermedades autoinmunes, alergias e inflamaciones. Esto comienza antes de nacer y es un factor a lo largo de toda nuestra vida, ya que nuestro entorno cambia para bien y para mal. De hecho, un conocido estudio realizado en 2004 detectó doscientas ochenta y siete sustancias químicas en la sangre del cordón umbilical de los recién nacidos. De estas sustancias químicas, ciento ochenta eran carcinógenas conocidas en humanos o animales, doscientas diecisiete eran neurotóxicas y doscientas ocho eran conocidas por causar defectos de nacimiento.[1] Así que incluso antes de nacer ya estamos expuestos a sustancias químicas con las que nuestro sistema inmunitario tiene que lidiar.

Con el paso de los años esto se va agravando aún más. La causa de muchas de las enfermedades que padecemos de adultos es la exposición a sustancias químicas y toxinas durante la infancia, ya que modifican nuestro inmunotipo, que pasa de ser equilibrado a volverse latente, desorientado, hiperactivo o débil. Esto se debe, en parte, a que cuando somos niños el sistema inmunitario está en pleno desarrollo, por lo que es especialmente sensible a las sustancias químicas.[2] Sin embargo, incluso en la edad adulta, las sustancias químicas siguen teniendo un gran impacto en la salud de nuestro sistema inmunitario.

DE QUÉ MANERA AFECTAN LAS SUSTANCIAS QUÍMICAS A NUESTRO SISTEMA INMUNITARIO

Lo cierto es que diariamente respiramos, comemos o bebemos toxinas, o bien estamos expuestos a ellas a través de la piel. En eso consiste, literalmente, la vida en este mundo. El modo en que las toxinas afectan a nuestro sistema inmunitario a nivel celular sigue constituyendo un tema de investigación constante; sin embargo, ya hay numerosos estudios que demuestran lo siguiente:

- Las toxinas perjudican directamente a nuestras células inmunitarias y debilitan la respuesta de las células T, la actividad de los macrófagos, la respuesta de las células NK y la producción de anticuerpos.[3]

- La exposición a corto plazo al humo del cigarrillo hace que nuestros macrófagos respondan menos a las citoquinas, con lo que se reduce su eficacia.[4]

- Las toxinas causan una serie de trastornos al activar un receptor llamado AHR, que, a su vez, activa los genes que regulan las enzimas de las vías de desintoxicación del hígado. Esto provoca daños en el hígado, mutaciones en el ADN, supresión del sistema inmunitario, defectos de nacimiento e incluso tumores.[5]

- Los ftalatos, que se encuentran en todo tipo de productos, desde el champú hasta los mordedores para bebés, pasando por los suelos de PVC, están relacionados con las sibilancias y los problemas de salud inflamatorios en los niños.[6]

- Las sustancias químicas que alteran las hormonas y que a veces se denominan «obesógenos» promueven el crecimiento de las células grasas, lo que contribuye al síndrome metabólico.[7]

- Las enfermedades autoinmunes, como la artritis reumatoide y el lupus, se han relacionado con la exposición a pesticidas, mercurio y plomo, BPA, disolventes y ciertos medicamentos.[8]
- Las enfermedades autoinmunes, como la coloangitis biliar primaria (CBP), antes llamada cirrosis biliar primaria, y el lupus, son más frecuentes en las mujeres que utilizan esmaltes de uñas y tintes para el pelo.[9]

A estas alturas, espero haberte convencido de que las toxinas desempeñan un papel importante en todos los tipos de disfunción inmunitaria, incluida la observada en los cuatro inmunotipos, y esto es algo a lo que debemos prestar atención. La carga de toxinas a nivel mundial se ha disparado en las últimas décadas, y casi todo lo que usamos en nuestro día a día está hecho de productos químicos sintéticos. Solo entre los años 1970 y 1995, la producción de este tipo de productos se triplicó, pasando de unos cincuenta millones de toneladas a ciento cincuenta millones anuales. Esa cifra es mucho mayor hoy en día. La realidad es que la EPA ('agencia de protección medioambiental') ni siquiera sabe cuántas sustancias químicas existen. En su lista de inventario figuran unas ochenta y cinco mil, pero no saben exactamente cuántas se utilizan actualmente en el mercado. Aterrador, ¿verdad? Supuestamente, la Toxic Substances Control Act (TSCA) ('ley de control de sustancias tóxicas') es la legislación que nos protege de los daños, pero dista mucho de ser infalible. En resumidas cuentas, lo que hace es plantear la pregunta: ¿constituye una determinada sustancia química un «riesgo irrazonable» de daño para la salud o el medioambiente? Sin embargo, no se establece claramente lo que se considera un «riesgo irrazonable». La ley no dice si algo es seguro, y no hay mucha supervisión reglamentaria. Aunque la TSCA se modificó en 2016, solo se han prohibido nueve sustancias químicas en Estados Unidos desde que se puso en marcha hace unos cuarenta años, y sesenta mil sustancias químicas creadas antes de 1976 quedaron exentas de las pruebas de seguridad. Es decir, una gran cantidad de productos químicos no regulados que circulan en el mercado.

LOS CINCO SUCIOS: LOS PEORES DELINCUENTES INMUNITARIOS

Tras leer la primera parte de este capítulo, es posible que te sientas desanimado, triste o sin esperanza. Hay que admitir que cuando empezamos a estudiar las toxinas en el medioambiente solemos llegar a la conclusión de que son tan omnipresentes que jamás podremos evitarlas por completo, ¿cómo íbamos a hacerlo? Si esa es tu impresión, estás en lo cierto. La realidad es que, tal y como está organizada la vida moderna y se regulan los productos químicos, nunca podremos evitar del todo las toxinas. Pero la cuestión es que ¡no importa! Nuestro sistema inmunitario está diseñado para soportar *algo* de exposición a los tóxicos sin venirse abajo del todo. El objetivo es reducir las exposiciones tóxicas sobre las que tenemos control y ayudar a nuestros cuerpos a hacer el resto.

En primer lugar, hablaremos de las toxinas más atroces y de dónde hallarlas con el fin de tomar medidas para evitarlas en la medida de lo posible:

- **AGP:** se trata de un grupo de productos químicos fluorados tóxicos llamados sustancias perfluoroalquiladas y polifluoradas que existen desde la pasada década de los cuarenta. Se utilizan en muchas industrias, como la del cuidado personal, el envasado de alimentos y los textiles. Frecuentemente se los denomina «sustancias químicas eternas» porque no se descomponen con el tiempo y se convierten en un problema persistente al acumularse en el organismo. Los AGP dañan el sistema inmunitario y se ha demostrado que disminuyen la eficacia de vacunas como las del tétanos y la difteria.[10] También están relacionados con el cáncer, las alteraciones hormonales y el bajo peso al nacer.[11] Estos productos se pueden encontrar en los envases de papel y cartón revestidos que se utilizan para guardar la comida rápida, y también en las bolsas de palomitas para microondas. Los AGP se encuentran además en el PTFE, también conocido como teflón, y en otros revestimientos antiadherentes de sartenes y utensilios. Marcas populares como Scotchgard, Stainmaster y Gore-Tex, y la ropa etiquetada como repelente de las manchas o del agua, suelen contener también productos químicos AGP; y a menudo se encuentran en tejidos y alfombras resistentes a las manchas. Como son tan omnipresentes y la EPA no los declaró peligrosos hasta 2006, suelen contaminar las aguas subterráneas. Recientemente, la película *Dark Waters** dramatizó el caso legal entre los demandantes de Virginia Occidental y la empresa química DuPont (que había vertido ilegalmente la sustancia química PFOA de su producto Teflón y acabó envenenando a toda una comunidad y su ganado). Los AGP también se encuentran en el agua del grifo, ya que no se tratan ni se filtran.[12] Tremendo. De hecho, se estima que el noventa y nueve por ciento de los estadounidenses tienen AGP en la sangre. Aunque todo el mundo debería evitar estas sustancias químicas, aquellos con un inmunotipo hiperactivo o débil tendrían que prestar especial atención. Puedes comprobar si tu comunidad está contaminada por AGP utilizando el mapa interactivo de

---

* N. del T.: Titulada *Aguas oscuras* en España y *El precio de la verdad* en hispanoamérica.

la página web del Environmental Working Group (www.ewg. org/interactive-maps/pfas_contamination/).

- **Sustancias químicas que alteran el sistema endocrino**: se trata de un amplio grupo de sustancias químicas omnipresentes que incluye el bisfenol A (BPA), los ftalatos y los parabenos. El BPA se utiliza para fabricar plástico de policarbonato, ya que añade rigidez al material, y se ha utilizado durante años en los envases de alimentos, botellas de agua, equipos deportivos y muchos otros artículos domésticos. Asimismo, se emplea en el revestimiento de latas metálicas de alimentos para evitar que el metal reaccione con la comida. Solía estar en los biberones hasta que se demostró que imitaba al estrógeno e interfería en el desarrollo sexual de los niños. Dicho esto, el BPA también interfiere en el sistema hormonal de los adultos, y no está prohibido en todos los plásticos. Varios estudios lo relacionan con el desarrollo de enfermedades autoinmunes debido a su efecto en el aumento de las células Th17, ¡por eso es muy importante que quienes tienen un inmunotipo desorientado se deshagan de los plásticos![13]

Los ftalatos, en cambio, hacen que el plástico sea más flexible y se encuentran en lociones, champús, envases de alimentos, productos farmacéuticos, cosméticos, tubos intravenosos y suelos. En realidad, están *en todas partes*. Los niños con niveles elevados de ftalatos en la orina tienen más alergias y asma, al igual que los que viven en casas con suelos de PVC.[14,15] Los ftalatos interfieren en la señalización de las citoquinas, así como en la producción de anticuerpos, por lo que fundamentalmente debilitan nuestra capacidad para combatir las infecciones.[16] Por si fuera poco, las pruebas demuestran que estas sustancias pueden aumentar el riesgo de lupus y posiblemente de otras enfermedades autoinmunes.

Los parabenos son sustancias químicas conservantes que se utilizan en una gran variedad de alimentos, cosméticos y productos de cuidado personal para evitar el crecimiento de bacterias y moho. Debido a su capacidad de imitar el estrógeno, se han asociado con una mayor incidencia de cáncer de mama.[17] Una mayor carga corporal de parabenos también aumenta el riesgo de desarrollar alergias alimentarias, eczema y asma, por lo que las personas con un inmunotipo hiperactivo deberían evitarlos a conciencia.[18]

- **Pesticidas organofosforados**: los organofosforados (OP) son un grupo de insecticidas altamente tóxicos que además resultan ser los más utilizados para la agricultura, los jardines domésticos y el control de insectos en interiores. También se encuentran en los productos ignífugos empleados en los muebles y la ropa. Increíble, ¿verdad? A pesar de que varios de ellos han sido prohibidos por sus efectos tóxicos, todavía se pueden utilizar unos treinta y seis en Estados Unidos, y estudios recientes han encontrado residuos de otros trece en frutas y verduras.[19] La exposición a los pesticidas provoca resistencia a los antibióticos en las bacterias, lo que crea las llamadas superbacterias, que son muy difíciles de erradicar.[20] Es bien sabido que la exposición crónica a largo plazo a los plaguicidas aumenta el riesgo de cánceres como el de pulmón, próstata, linfoma y leucemia.[21] Asimismo, los plaguicidas provocan un mayor estrés oxidativo en tejidos como el cerebro, lo que aumenta la inflamación. A esto se atribuye la conexión entre la enfermedad de Parkinson y la exposición a los plaguicidas.[22] Otro efecto de estas sustancias en el sistema inmunitario es el aumento de la muerte de células inmunitarias como los linfocitos B y T, las células NK y los macrófagos.[23]

- **Metales pesados:** muchos recordamos la tragedia de lo ocurrido en Flint, Míchigan, en 2014, cuando los altos niveles de plomo contaminaron el agua. Pues bien, lo cierto es que todos tenemos pequeñas exposiciones a múltiples metales pesados a través de los suministros de agua, el suelo, el entorno de nuestro hogar, los empastes dentales de amalgama e incluso los alimentos que consumimos. Si vives en una casa antigua con pintura desconchada y te gusta mucho el *sushi*, podrías correr el riesgo de tener altos niveles de plomo y mercurio. A lo largo de la vida, esto puede acumularse inadvertidamente y causar enfermedades. Por ejemplo, tanto el arsénico como el plomo se asocian a la supresión del sistema inmunitario, al aumento de las infecciones y al incremento del riesgo de cáncer.[24, 25] El mercurio puede desencadenar enfermedades autoinmunes al unirse a las células, cambiar su estructura y provocar una pérdida de tolerancia inmunitaria.[26] A quienes tengan un inmunotipo desorientado les aconsejo que sean muy cautelosos con la exposición a metales tóxicos a través del agua y los alimentos.

- **Formaldehído:** esta es una toxina que se utiliza prácticamente en todas partes. Está presente en los tableros de aglomerado utilizados en los muebles, los suelos laminados y los armarios de cocina. Se trata de un compuesto orgánico volátil (COV) que se desprende de los muebles tapizados, las cortinas y muchos productos domésticos como colas y pinturas. Evitar el formaldehído es especialmente importante si tienes un inmunotipo hiperactivo, ya que se sabe que desencadena asma, sarpullidos y reacciones alérgicas al provocar que nuestras células inmunitarias tiendan al predominio de las Th2.[27] También es un conocido carcinógeno, lo que significa que ha sido etiquetado como «causante de cáncer».

Como puedes ver, en realidad, los productos químicos acechan prácticamente en cada rincón de tu casa, en los productos de higiene personal, en el agua, en el aire y en el gabinete de productos de limpieza. Pero no te desanimes. No todo está perdido. Si te centras en los cinco principales alteradores del sistema inmunitario mencionados anteriormente, y sobre todo en las sustancias químicas que contribuyen directamente a tu inmunotipo específico, puedes ser más inteligente a la hora de reducir tu exposición a las sustancias químicas. Cada pequeña cantidad cuenta para reducir la carga total de sustancias químicas en el cuerpo a lo largo de nuestra vida. Lo que me lleva a...

CÓMO APOYAR A TU SISTEMA DE DESINTOXICACIÓN INNATO

Por más que adoptemos medidas para llevar un estilo de vida menos tóxico evitando las cinco sustancias químicas sucias, seguimos desintoxicando constantemente todo tipo de sustancias químicas, medicamentos, hormonas, toxinas, alimentos y microbios las veinticuatro horas del día. Cuantas más toxinas tengamos en la sangre, la grasa y otros tejidos, más inflamación y estrés oxidativo tendremos también. Por lo tanto, nos conviene apoyar la capacidad de nuestro cuerpo para desintoxicarse rápida y eficazmente. Ahora, antes de que te asustes pensando que voy a pedirte que hagas una dieta depurativa a base de zumos, un enema de café o un ayuno de agua, debes saber que puedes apoyar la vía de desintoxicación innata de tu cuerpo a diario con muy poco esfuerzo: no se necesitan «desintoxicaciones» intensas.

Entonces, ¿cómo lo hacemos? Bueno, tenemos dos fases de desintoxicación en el hígado, y cada una cuenta con numerosas vías enzimáticas que están controladas genéticamente. La fase I, también llamada citocromo P450, descompone las toxinas liposolubles e inicialmente crea más radicales libres inestables en nuestro hígado. Pero en la fase II, un proceso llamado «biotransformación» convierte las toxinas desenterradas en la fase I en una forma hidrosoluble para que puedan salir del cuerpo con los residuos. La bilis de la vesícula biliar y los microbios del intestino contribuyen a eliminar estas toxinas del organismo. Así que, aunque existe una infinidad de consejos dudosos para la «desintoxicación» como la que se lleva a cabo con limón y cayena, con zumos verdes o con vinagre de sidra de manzana, así como los baños de pies iónicos, lo que realmente se necesita son las vitaminas y los minerales adecuados, que funcionan como cofactores de las enzimas que participan en la desintoxicación, para que todo siga funcionando a un ritmo constante.

Estas son algunas de las sustancias con una eficacia demostrada en la regulación de las enzimas de fase I y fase II:[28]

- Curcumina, de la raíz de cúrcuma.
- Diindolilmetano, de las verduras crucíferas (col, coliflor, coles de Bruselas, berros y brócoli).
- Quercetina, de las manzanas, las cebollas, las fresas, los albaricoques y muchas otras frutas.
- Galato de epigalocatequina (EGCG), del té verde y negro.
- Resveratrol, de las uvas y el vino tinto.
- Romero.
- Raíz de achicoria y diente de león.
- Té *rooibos* e infusión *honeybush*.

El simple hecho de consumir estos alimentos e ingredientes integrales con regularidad equivale a hacer una «desintoxicación» permanente.

Aunque los alimentos integrales son siempre las mejores fuentes para mejorar nuestra desintoxicación natural, si tienes una alta carga de toxinas o presentas problemas genéticos (también llamados SNPS, o polimorfismos de un solo nucleótido) que afectan negativamente a la desintoxicación, los siguientes suplementos podrían ayudarte:

- **N-acetilcisteína (NAC):** esta sustancia natural que contiene azufre, derivada del aminoácido cisteína, es un excelente eliminador de radicales libres y antioxidante. Es muy activa en los pulmones, donde actúa para diluir la mucosidad, por lo que también es útil en ciertas enfermedades pulmonares. También se ha descubierto que mejora el crecimiento y la función de las células T en los trastornos de inmunodeficiencia como el VIH y, además, aumenta los niveles de células asesinas naturales.[29] La NAC se encuentra de forma natural en el pollo, el pavo, el yogur, el queso, los huevos, las semillas de girasol y las legumbres. Repone el suministro de glutatión de nuestro cuerpo, lo que nos lleva a...
- **Glutatión:** a menudo se lo denomina el «antioxidante maestro» por su gran capacidad de protección antioxidante y su habilidad para ligar metales pesados y toxinas amantes de la grasa, para aumentar los niveles de otros antioxidantes en el cuerpo y para prevenir la muerte celular. Es una molécula pestilente, formada por azufre y otros tres aminoácidos, y la fabricamos constantemente en nuestro hígado. Las personas con altas cargas de toxinas agotan su glutatión rápidamente, y si no se repone, deja al cuerpo expuesto al daño de los radicales libres. Debido a su presencia en los pulmones, niveles bajos de glutatión se han asociado con casos graves de COVID-19.[30] Varios estudios han recomendado el uso de glutatión y su

precursor NAC como tratamiento para el COVID-19. Recomiendo no solo asegurarnos de minimizar la carga tóxica sino también de ingerir los alimentos que mantienen el glutatión optimizado, como las verduras ricas en azufre –cebollas, ajos y puerros– y las verduras crucíferas como la col, la col rizada, los berros y el brócoli. Para quienes no sufran de sensibilidad a los productos lácteos, una proteína de suero de leche de buena calidad también aumentará los niveles de glutatión.

- **Quelantes:** ciertos alimentos y nutrientes aglutinan, o «quelan», metales pesados peligrosos para el sistema inmunitario, como el mercurio, el cadmio y el plomo. Estos quelantes pueden retirar los metales pesados y transportarlos a los riñones o llevarlos al hígado, donde se vierten en la bilis al salir del cuerpo con los residuos en los intestinos. Una de las mejores maneras de conseguirlo es consumir a diario una gran cantidad de fibra mixta soluble e insoluble. Sustancias como la pectina de cítricos, la inulina, la fibra de avena, el salvado y el psilio pueden mejorar la eliminación de las toxinas al aglutinarlas en el tracto gastrointestinal.[31] Se ha descubierto que el alga verdiazul *chlorella* reduce los niveles de mercurio y plomo tóxicos; y varios estudios han demostrado la eficacia del carbón activado y la arcilla de zeolita para aglutinar las toxinas.[32, 33, 34]

Aunque es imposible evitar las toxinas por completo, el uso de las intervenciones dietéticas naturales mencionadas anteriormente y la adición de algunos suplementos de apoyo al hígado, de los que hablaremos a continuación, contribuyen en gran medida a proteger el sistema inmunitario, independientemente de cuál sea nuestro inmunotipo.

TU JUEGO DE HERRAMIENTAS
DE DESINTOXICACIÓN

La cruda realidad es que hay toxinas al acecho en nuestras casas y lugares de trabajo que son perjudiciales para el sistema inmunitario. Sin embargo, para reducir la exposición a los tóxicos no necesitas gastar cientos de miles de euros para construir una nueva casa sin productos químicos y desprenderte de todo lo que tienes, ni tampoco debes empezar a lavarte el pelo con vinagre de sidra de manzana o utilizar zumo de remolacha como lápiz de labios. Hace tan solo diez años, no usar productos químicos significaba hacer grandes adaptaciones y sacrificios en el estilo de vida que te convertían en una especie de marginado social. Pero hoy en día, hay muchísimas marcas de belleza, limpieza y hogar sin productos químicos que hacen que el cambio a un estilo de vida libre de toxinas sea mucho más fácil de lo que imaginas.

En este capítulo, he incluido acciones sencillas que puedes llevar a cabo para desintoxicar tu entorno y que no requieren gastar una fortuna ni emplear mucho tiempo; de hecho, podrías acabar con esta lista en una sola semana. Te lo prometo: ¡no volverás a mirar atrás!

1. **Filtra el agua:** puesto que la mayoría de los suministros de agua municipales no analizan, ni están en condiciones de hacerlo, todas las sustancias químicas, y tampoco se puede confiar en que la EPA se ocupe rápidamente de los problemas de toxicidad del agua, muchos consumidores podríamos estar ingiriendo habitualmente sustancias químicas que dañan el sistema inmunitario, residuos de medicamentos que la gente tira por el retrete, microbios o plomo de las tuberías solo por beber agua del grifo. Mi consejo

es que tomes cartas en el asunto y filtres el agua. Pero antes de salir a comprar cualquier filtro, ten en cuenta que no todos son iguales. De hecho, los de carbón —como el siempre popular sistema Brita— eliminan la mayoría de los metales pesados, pero no muchas otras toxinas. Si puedes hacerlo, te aconsejo que inviertas en un filtro de encimera, como el filtro Berkey, o un filtro de ósmosis inversa bajo el fregadero, como Aquasana, para eliminar la mayoría de los tóxicos. Si tienes el presupuesto para un filtro para toda la casa, hazlo, ya que tendrás agua purificada para beber y también para bañarte. Aquí tienes cinco opciones de filtros para cinco presupuestos diferentes, desde el más rentable al más caro:

- ZeroWater: menos de cincuenta dólares por un filtro de agua de jarra.
- Berkey: de doscientos a trescientos dólares para un sistema de encimera.
- Aquasana: de doscientos a trescientos dólares para un sistema de filtrado de agua bajo el fregadero.
- Aquasana: alrededor de setecientos dólares para la filtración de agua en toda la casa.

2. **Comienza por cuidar las plantas:** cuando pensamos en la expresión *contaminación del aire*, la mayoría evocamos inmediatamente las imágenes de una fábrica que expulsa humo gris o los gases de escape de los coches creados por un atasco. Pero ¿sabías que la calidad del aire interior suele ser mucho peor que la del exterior? Como las casas modernas están herméticamente cerradas, hay menos flujo de aire, lo que mantiene las toxinas del aire en el interior.

Esto puede resultar frustrante al principio, pero también supone una gran oportunidad para reducir la exposición a las toxinas dentro de casa. Y aunque no lo creas, colocar unas cuantas plantas baratas puede mejorar enormemente la calidad del aire. Además, las plantas de interior están de moda. En 1989, la NASA publicó un estudio sobre la capacidad de las plantas para eliminar el benceno, el formaldehído, el tricloroetileno, el amoníaco y el tolueno del aire. (Los lirios de la paz, los crisantemos, las plantas de maíz y las palmeras obtuvieron la mejor puntuación). Otro método para purificar el aire es utilizar un sistema de filtración de aire HEPA en el dormitorio y en las habitaciones en las que se pasa más tiempo. Estos filtros pueden capturar partículas de hasta 0,03 micras y eliminan el polen, la caspa de los animales, las esporas de moho y el polvo que pueden provocar reacciones alérgicas e irritantes. Algunas marcas de filtros de aire HEPA recomendables son Coway, Blueair, Austin Air y Molekule. Varios modelos también filtran los compuestos orgánicos volátiles (COV), que son gases emitidos por artículos y productos domésticos como la pintura, los ambientadores, los muebles, los suelos y los productos de limpieza. Se trata de irritantes conocidos y algunos, como el formaldehído, están relacionados con el cáncer. No todos los purificadores de aire pueden eliminar estas sustancias químicas, así que hay que leer la letra pequeña. Consejo del experto: asegúrate de elegir un purificador de aire que pueda abarcar los metros cuadrados de la zona en la que lo utilices; de lo contrario no será eficaz.

3. **Renueva tus productos de belleza:** por mucho que nos disguste oírlo, somos presas fáciles cuando se trata de

sustancias químicas en nuestros productos cosméticos y de cuidado personal. Las empresas de cosméticos pueden utilizar casi cualquier ingrediente en bruto en sus artículos sin ninguna prueba de seguridad o aprobación.

Y como tanto hombres como mujeres nos aplicamos numerosos productos de belleza en la piel, que es la parte más absorbente del cuerpo, nos exponemos mucho de esta manera. Piénsalo: la crema hidratante, el champú, el gel, el acondicionador, las fragancias, el desodorante y el maquillaje son cosas que utilizamos casi a diario. Por término medio, las mujeres usan cada día doce productos de cuidado personal que contienen ciento sesenta y ocho sustancias químicas, y los hombres unos seis productos que contienen ochenta y cinco sustancias químicas diferentes. Y aunque no todas las sustancias químicas son nocivas, muchas son disruptores hormonales o alérgenos, o tienen efectos perjudiciales para el sistema inmunitario. Lo peor de todo es que, aunque hagan daño a tu cuerpo, ¡son totalmente legales!

Ya he hablado de algunas de las sustancias químicas más utilizadas en el cuidado personal: parabenos, ftalatos y derivados del formaldehído. Los estudios han demostrado que muchas de estas sustancias químicas debilitan la actividad inmunitaria de los macrófagos, los neutrófilos y las células asesinas naturales e interfieren en la producción de citoquinas empleadas para combatir las infecciones. Esto puede dar lugar a un aumento de las alergias, la inflamación y los problemas autoinmunes. Como he dicho antes, modificar los hábitos de belleza no es tan difícil como crees. Ha habido una explosión en la industria de la «belleza verde», y hay precios para todos los bolsillos. Una gran opción es ir a la base de datos Skin Deep del Environmental Working Group y buscar los artículos que utilizas actualmente. Esta base de datos clasifica los productos del uno al diez en función de su grado de seguridad; de este modo, puedes hacerte una idea de cuál es tu punto de partida. A continuación, utiliza la base de datos para encontrar alternativas más saludables o investiga en Internet. Hoy en día, una simple búsqueda en Google de «marcas de belleza limpias» arrojará cientos de resultados. Muchas tiendas grandes también tienen secciones de productos de belleza más limpios; por ejemplo, Sephora tiene un sello «Clean at Sephora» en los productos que cumplen con sus normas de seguridad y Target también tiene grandes opciones no tóxicas, veganas y exentas de crueldad hacia los animales, por lo que no hace falta gastar una fortuna. Hay muchos productos seguros y de calidad, así que tienes mucho donde elegir. Algunas de mis marcas preferidas son:

- ILIA para el maquillaje y el cuidado de la piel.
- SheaMoisture para el cuidado del cabello y el cuerpo.
- Burt's Bees para el cuidado de la piel.
- Olaplex para el cuidado del cabello.
- Briogeo para el cuidado del cabello.
- Beautycounter para el maquillaje.
- Vapour para el maquillaje.
- Drunk Elephant para el cuidado de la piel.
- Desodorante Native.
- Honest beauty para el maquillaje y el cuidado de la piel.
- Esmalte de uñas Olive and June.
- Weleda para el cuidado de la piel.
- Ursa Major para el cuidado de la piel.

Gracias a estas y a otras increíbles marcas, no usar productos químicos no implica que dejes de cuidar tu belleza o que tengas que dañar tu cuenta bancaria. Antes de terminar esta sección, una advertencia: muchas marcas de belleza y limpieza (que conoceremos en la siguiente sección) se anuncian como «limpias», «ecológicas» o «naturales», pero en realidad contienen una gran cantidad de productos químicos nocivos. Y, por desgracia, estas sustancias químicas están tan mal reguladas que las empresas pueden salirse con la suya y engañarnos. Busca siempre los ingredientes reales en la lista de ingredientes o comprueba los productos para el cuidado de la piel en la base de datos del Environmental Working Group.

4. **Limpia tus productos de limpieza:** además de nuestros productos de cuidado personal, tenemos un arsenal de productos químicos que dañan el sistema inmunitario bajo el fregadero de la cocina. Cada vez que limpiamos, inhalamos y tocamos sustancias que contribuyen a la carga tóxica de nuestro cuerpo. ¿Qué tipo de sustancias, te preguntarás? En primer lugar, el mero hecho de remover el polvo doméstico puede suponer una enorme exposición a lo largo del tiempo, ya que se ha demostrado que el polvo contiene ftalatos, ignífugos y otras sustancias químicas que luego inhalamos. Así que, en lugar de usar una escoba, recomiendo utilizar una aspiradora HEPA, paños húmedos y fregonas o paños de microfibra para eliminar el polvo superficial y evitar que vuelva a ponerse en circulación. Además, quítate los zapatos cuando entres en tu casa, lo cual, además de ser muy zen, reducirá el rastro de los productos químicos del césped, la suciedad y otras

toxinas. A continuación, elimina del armario de los artículos de limpieza cualquier producto que contenga cloro, amoníaco, fragancias y tintes sintéticos, así como cualquier jabón antibacteriano.

No utilices desinfectantes antibacterianos

Quizá te extrañe la recomendación de evitar los líquidos desinfectantes antibacterianos, especialmente teniendo en cuenta la pandemia de COVID-19. Después de todo, ¿el objetivo de lavarse las manos no es eliminar los gérmenes? Es cierto. Sin embargo, numerosos estudios han demostrado que el jabón y el agua caliente son tan eficaces como los desinfectantes antibacterianos. Los productos sanitarios antibacterianos suelen contener triclosán, que ha sido señalado por grupos medioambientales, académicos y reguladores (incluida la FDA[*]) como un disruptor hormonal que puede ser perjudicial para la salud humana. ¿Y qué pasa con el desinfectante de manos? Recomiendo utilizarlo solo cuando no se disponga de agua y jabón. El alcohol etílico y el alcohol isopropílico eliminan la mayoría de los virus y bacterias, pero pueden resecar y deshidratar la piel.

---

[*] N. del T.: *Food and Drug Administration* ('administración de alimentos y medicamentos'). La agencia del Gobierno de los Estados Unidos responsable de la regulación de alimentos, medicamentos, cosméticos, aparatos médicos, productos biológicos y derivados sanguíneos.

Mis marcas favoritas de productos sanitarios son:

• Seventh Generation.
• ECOS.
• The Honest Company.
• Los artículos de higiene de Mrs. Meyer's Clean Day.
• Los productos de aseo de Method.
• Grove Collaborative

Busca las etiquetas de los productos de higiene seguros como «MADE SAFE» y «Safer Choice» de la EPA. El EWG también tiene su lista de productos de limpieza seguros en la *Guide to Healthy Cleaning* [Guía para una limpieza saludable].

La conclusión es que vivimos en un mundo tóxico y nuestro sistema inmunitario se ve dañado cada día por la gran cantidad de productos químicos que inhalamos, tragamos y tocamos. Numerosos datos demuestran que nuestra exposición a estas toxinas hace avanzar la inflamación, desencadena alergias y enfermedades autoinmunes y debilita nuestra inmunidad, lo que se traduce en cáncer y estados inmunitarios debilitados. El primer paso para restablecer la integridad de tu sistema inmunitario es reducir tu exposición a estas sustancias, para lo cual basta con seguir los pasos que he descrito. Por suerte, reducir la exposición a los tóxicos no es tan difícil como parece. Recomiendo tomarse un fin de semana para crear un hogar bajo en toxinas. Cuida tu sistema inmunitario purgando tu casa de productos químicos desagradables y sustituyéndolos por productos seguros y buenos para la salud. De paso, encarga un nuevo filtro de agua y un purificador de aire. Tu salud futura te lo agradecerá.

CAPÍTULO 9

Nutrición: cómo alimentar a tu sistema inmunitario

Si hay algo que he aprendido tras años de estudio de la nutrición es que los alimentos, además de ser combustible para nuestro cuerpo, son también información.

Tanto si elegimos una zanahoria como una manzana, una alita de pollo o un trozo de tarta de chocolate, estamos enviando a nuestras células una señal que han de interpretar y a la que deben adaptarse. Esto se aplica no solo a nuestras células grasas y musculares, sino también a las células de nuestro sistema inmunitario, por lo que afecta al funcionamiento de este a la hora de luchar contra las infecciones y defenderse de las enfermedades.

La mayoría de nosotros no pensamos en los mensajes que enviamos a nuestro sistema inmunitario cuando comemos. Hay que reconocer que prácticamente la totalidad de los libros de salud y bienestar dedicados a la nutrición se centran en los pros y los contras de dietas específicas como la dieta baja en carbohidratos, la baja en grasas, la vegana, la paleo u otros estilos de alimentación con el objetivo principal de perder peso. Incluso los que se centran en revertir problemas de salud específicos tienden a alabar un tipo de alimentación determinado, sin mucho espacio para la flexibilidad o la personalización. Este libro no es así. Porque a la hora de la verdad, mientras nutras tu sistema inmunitario con una dieta variada a base de alimentos no procesados y con fuentes de todos los macronutrientes y micronutrientes que necesitas, tú también te sentirás bien y tendrás un magnífico aspecto. En todo el mundo hay gente con dietas muy diversas a la que le va muy bien en el ámbito inmunitario. Así que, en lugar de enredarnos en los detalles de si debemos comer o evitar la carne roja, las lectinas, el gluten, los cereales, los carbohidratos o las grasas saturadas —la lista podría ser interminable—, este capítulo se va a centrar en los alimentos que mejor ayudan a nuestro sistema inmunitario y en los que más lo perjudican. Después de todo, hay algunos alimentos que son unánimemente malos para la salud del sistema inmunitario —el azúcar y los aceites hidrogenados— y otros que son unánimemente buenos. De hecho, es probable que hayas oído hablar de famosos nutrientes que refuerzan el sistema inmunitario, como la vitamina C, el zinc y la cúrcuma. En este capítulo, me adentraré en la información científica sobre estos suplementos tan populares y te contaré si creo que merecen la pena. Por último, veremos algunos patrones de alimentación que te ayudarán a mejorar el sistema inmunitario, como el ayuno intermitente para aumentar la autofagia y mejorar la salud de las células inmunitarias. Al final de este capítulo, te habrás convertido en un experto en alimentación para mejorar la salud inmunitaria y podrás saltarte los interminables debates sobre la alimentación.

AZÚCAR: EL ENEMIGO NÚMERO UNO
DEL SISTEMA INMUNITARIO

Cuando la primera ola de COVID-19 llegó a Estados Unidos en la primavera de 2020, quedó claro que la mayoría de los pacientes que morían —que eran conectados a respiradores y entraban en tormentas de citoquinas—, tenían varias afecciones subyacentes. Entre ellas, los trastornos metabólicos como la obesidad y la diabetes. Como he descrito anteriormente en el libro, la obesidad y la diabetes han aumentado en Estados Unidos en los últimos años y, en el caso de la diabetes, hay mucha gente que ni siquiera sabe que la tiene. Pero la verdadera pregunta que nos tenía desconcertados al principio de la pandemia era: ¿por qué la diabetes dificulta la lucha contra un virus respiratorio? Bueno, en primer lugar, sabemos que el SARS-CoV-2 puede empeorar el control de la glucemia a corto plazo. Lo hace al unirse a los receptores ACE2 que se encuentran en las células beta del páncreas, que producen insulina, y puede llevar a las personas con diabetes a un estado de concentración de azúcar en sangre muy peligroso.[1] Además, el hecho de tener diabetes significa que se está en un estado inflamatorio crónico de bajo grado, que pone a prueba el sistema inmunitario innato y hace que actúe con más lentitud cuando los patógenos entran en el organismo. Por lo tanto, cuando el COVID-19 inevitablemente sobrepasa las células del sistema inmunitario innato, las células T de la respuesta inmunitaria adaptativa hacen un último intento de proteger el cuerpo arrojando citoquinas inflamatorias como IL-6, IFN-γ y TNF-α. Esto suele provocar una septicemia abrumadora, dificultad respiratoria, coagulación y muerte causada por el COVID-19. Te estarás preguntando por qué te cuento todo esto. Bueno, es parte de mi plan —para nada secreto— que consiste en convencerte de que cuando se trata del sistema inmunitario, tu dieta es *fundamental*. Y en el caso de la nutrición, ningún ingrediente es más perjudicial para tu salud inmunitaria que el azúcar. Cuando se tiene un nivel alto de azúcar en la sangre —que está causado por muchos factores, pero el mayor es el consumo excesivo de azúcar en la alimentación— se inicia un círculo vicioso de resistencia a la insulina y obesidad que hace subir las citoquinas inflamatorias, daña los vasos sanguíneos y activa el sistema inmunitario para reparar esas zonas. Esto crea una grave perturbación del sistema inmunitario y, en definitiva, allana el camino para que las bacterias y los virus peligrosos, como el SARS-CoV-2, se cuelen entre las defensas de nuestro organismo.

Todo esto que te estoy explicando te parecerá nefasto, especialmente si ya te han diagnosticado prediabetes o diabetes. Sin embargo, no lo es.

¿Por qué? Porque la diabetes de tipo 2 no tiene por qué ser permanente. Eliminar el exceso de azúcar de tu dieta te permitirá no solo acabar con este círculo vicioso, sino revertirlo totalmente. Reducir el consumo de azúcar para conseguir un metabolismo más saludable es una de las formas más eficaces de mejorar el sistema inmunitario, independientemente de tu inmunotipo primario e incluso secundario. Quizá creas que si no eres una persona muy golosa, no tienes por qué preocuparte; sin embargo, aunque no tomes dónuts, dulces, refrescos, pasteles o galletas con regularidad, lo cierto es que consumir muchos hidratos de carbono simples como el pan, la pasta, el arroz, las patatas, la granola o incluso ciertas frutas y zumos puede elevar sigilosamente tu nivel de azúcar en sangre sin que te des cuenta. El azúcar se esconde en todas partes: está en el kétchup, los aderezos para ensaladas y las bebidas de café, así como en los zumos, el yogur, los cereales para desayuno y las barritas de proteínas. Está incluso en los suplementos: ¡mira las gominolas de vitaminas! Soy partidaria de la atención preventiva, sobre todo cuando se trata de una enfermedad insidiosa como la diabetes, y recomiendo que el primer paso que hay que dar en el camino de la nutrición —independientemente de la edad— es pedir al médico que te haga una prueba de hemoglobina A1c en ayunas y una prueba de insulina en ayunas, incluso si tu glucosa en sangre en ayunas es normal. La hemoglobina A1c mide la media de azúcar en sangre de los tres meses anteriores, por lo que, aunque tu nivel de azúcar en sangre sea normal el día que acudas a tu médico, la realidad puede ser otra. Ahora existen incluso pruebas caseras, para que puedas hacértelas tú mismo.

Una vez que te hayas hecho una idea de cuál es tu posición en el espectro del azúcar en sangre, puedes seguir los pasos que se indican a continuación para mejorar tu salud. Lo bueno es que basta con seguir los consejos de los capítulos cinco, seis y siete para dar un gran paso hacia una glucemia más saludable. ¿Por qué? Porque los estudios demuestran que una sola noche durmiendo mal puede afectar negativamente a los niveles de azúcar en sangre; que la hormona del estrés, el cortisol, ocasiona picos glucémicos a corto y largo plazo; que las bacterias intestinales poco saludables provocan literalmente el deseo de consumir azúcar (es cierto, investígalo), y que la falta de ejercicio es uno de los principales factores que contribuyen a la diabetes.[2] Tomar medidas saludables en cualquiera de estas áreas te ayudará a tener una glucemia más estable, pero este capítulo trata sobre la nutrición, así que ahora te daré mi minijuego de herramientas para mejorar la salud de los niveles de azúcar en sangre:

- **Recuerda que el azúcar es adictivo**: ¿has oído alguna vez a alguien decir que es tan adictivo como la cocaína y has pensado que exageraba? Pues no es así. El azúcar activa nuestros receptores opiáceos, las mismas zonas del cerebro que las drogas más adictivas y que nos arruinan la vida. Y lo que es peor, está por todos lados, es completamente legal y no está regulado. Dejar el hábito del azúcar no es fácil. Es importante que lo recuerdes al empezar para que no te rindas. Mi consejo es que comiences a eliminar los azúcares poco a poco para asegurarte el éxito. Es difícil dejarlo de golpe, ya que dejar el azúcar puede provocar un efecto de abstinencia en el cerebro que desencadena antojos, irritabilidad y fatiga. Además, si estás acostumbrado a tomar un café azucarado o una galleta por la tarde, o incluso a comer yogures con fruta y granola por la mañana, tu nivel de azúcar en sangre sufrirá algunos altibajos los primeros días o incluso semanas antes de sentirte bien. Pero sigue adelante. Merece la pena al cien por cien, ya que, además de ayudar a tu salud inmunitaria, tus niveles de energía se estabilizarán, tu piel se tonificará y ¡perderás peso! Empieza poco a poco con las siguientes pautas, haciendo pequeñas reducciones de azúcar cada pocos días y celebrando tus victorias.

- **Reduce el consumo de azúcares obvios:** esto significa caramelos, refrescos y pasteles, además de las bebidas dulzonas de Starbucks que tanto nos gustan. Estos alimentos no aportan ningún valor nutricional y contienen grandes cantidades de azúcar. Toma en su lugar chocolate negro, bayas o cualquier otra golosina baja en azúcar para no tener que eliminar por completo los postres o los dulces.

No tienes que renunciar a todos los alimentos azucarados para siempre. ¡Está bien tomar un postre de vez en cuando! Pero al principio es importante llegar a un punto en el que tu nivel de azúcar en sangre sea estable y saludable, por lo que es fundamental que elimines esos alimentos.

- **Comprueba todas las etiquetas:** una vez que hayas reducido las fuentes obvias de azúcar en tu vida, es el momento de comprobar la cantidad de azúcar añadida en cada artículo de tu despensa. Cuando mencioné antes que el azúcar se esconde en todas partes, no estaba exagerando. Comprueba todo, incluso los artículos que se anuncian como «bajos en azúcar» o «saludables». El estadounidense medio ingiere unas diecisiete cucharaditas, o 71 gramos, de azúcar añadido al día, pero la American Heart Association ('asociación estadounidense del corazón') recomienda no más de seis cucharaditas, o 25 gramos, de azúcar añadido al día para las mujeres y nueve cucharaditas, o 36 gramos, al día para los hombres.[3] Recuerda que también obtenemos azúcares naturales de las frutas, las verduras y los cereales, por lo que no tenemos ninguna carencia. El azúcar añadido adopta diversos nombres, como sacarosa, jarabe de maíz de alta fructosa, melaza, malta de cebada, agave, jarabe de arce, caramelo y miel, por mencionar algunos.

- **Consume más fibra:** si el azúcar es un veneno, la fibra es el antídoto. La fibra mantiene la regularidad de la digestión y ayuda a ralentizar la absorción del azúcar en el torrente sanguíneo, lo que te protege de los picos de azúcar en sangre. La falta de fibra es otra de las razones por las que los refrescos, los zumos de frutas y las bebidas azucaradas son tan perjudiciales para la salud: contienen una gran cantidad de azúcar y ninguna de las fibras que protegen contra el azúcar en la sangre que tienen los alimentos enteros frescos de origen vegetal. Las mejores fuentes de fibra son las verduras, las frutas, los cereales integrales, las legumbres (no las harinas) y los frutos secos. Tanto la fibra soluble (que se disuelve en el colon) como la insoluble (que no se disuelve) son necesarias para mantener el azúcar en sangre en un rango saludable y alimentar a nuestros microbios intestinales. Algunos de mis alimentos favoritos ricos en fibra son los frijoles negros y las lentejas, la avena integral en grano cortado, los aguacates, el trigo sarraceno, las coles de Bruselas, las peras, las frambuesas, la cebada y la linaza. Si crees que no puedes obtener suficiente fibra en tu dieta, prueba a añadir cáscara de psilio entera, semillas de cáñamo o semillas de chía sobre las sopas y ensaladas y en los batidos.

- **Los nutrientes por encima de las calorías:** una forma de ayudarte a salir de la montaña rusa del azúcar en sangre es concentrarte en añadir a tu dieta más alimentos ricos en nutrientes, con muchas proteínas y grasas saludables, en lugar de preocuparte tanto por las calorías. No es necesario que sea baja en carbohidratos, sino que hay que elegir los carbohidratos «adecuados»; de hecho, comer carbohidratos en forma de verduras, legumbres, frutas enteras, frutos secos y semillas es una forma estupenda de mantener a raya las punzadas de hambre y, al mismo tiempo, ofrecer alimentos ricos en minerales y vitaminas que evitarán que se te antoje esa magdalena por la tarde o el helado por la noche. Registra tu consumo de alimentos durante unos cinco días en una aplicación gratuita como MyFitnessPal o Cronometer. No te juzgues, simplemente anótalo con sinceridad para saber cuál es tu situación. A continuación, comprueba la cantidad de azúcares añadidos, fibra y otros nutrientes que de verdad ingieres. Pruébalo. Esto es algo que les pido a todos mis pacientes. Es revelador y te permite ver cuál es realmente tu punto de partida.

Así que ahora que entiendes cómo el azúcar crea trastornos metabólicos, desequilibrio del azúcar en sangre y disfunción del sistema inmunitario, vamos a pasar a algo más positivo y hablar de los extraordinarios ingredientes que la naturaleza nos proporciona y que favorecen la salud inmunitaria.

EL PODER DE LOS POLIFENOLES

Es posible que hayas oído mencionar que hay que «comer todo el arcoíris», es decir, consumir una dieta llena de frutas y verduras de colores brillantes. Pero ¿sabes por qué? Porque estos alimentos coloridos están repletos de polifenoles, las sustancias químicas que crean los hermosos pigmentos de las frutas y verduras. Estas maravillosas sustancias químicas vegetales son producidas por las plantas para defenderse de factores de estrés externos como la radiación, las bacterias, los virus y los parásitos. Por increíble que parezca, cuando las comemos, también cosechamos estos beneficios. Cualquier cosa que nos proporcione de forma natural una protección adicional frente a las amenazas externas es estupenda para nuestra inmunidad. Por lo tanto, con el fin de simplificar y evitar todos los interminables debates sobre la nutrición en el mundo del bienestar, voy a centrarme en lo que nos beneficia a todos y a nuestra inmunidad: consumir una gran cantidad de polifenoles.

Uno de los principales beneficios de los polifenoles es que actúan como antioxidantes, que combaten los radicales libres en el cuerpo y previenen el estrés oxidativo y el daño celular. Aunque hagamos todo lo posible por llevar un estilo de vida saludable, diariamente nos enfrentamos a la exposición a los radicales libres de nuestro entorno. Los daños causados por los radicales libres proceden de las toxinas, el estrés crónico, la luz ultravioleta, sustancias como el alcohol y el tabaco, y las sustancias químicas presentes en el aire, el agua y los alimentos. Incluso generamos radicales libres como un producto de desecho cuando nuestras propias células crean energía a partir de los alimentos que ingerimos. Los radicales libres dañan nuestros tejidos y provocan una respuesta inflamatoria inmunitaria. Por ello, necesitamos un flujo constante de eliminadores de radicales libres que, por suerte, podemos obtener de los antioxidantes de los alimentos.

Hay muchos, muchos polifenoles en los alimentos que comemos, pero recomiendo centrarse en unos pocos porque son multifuncionales en lo que se refiere a mejorar nuestro equilibrio inmunitario. Hablaré de algunos de ellos más detalladamente en el capítulo diez, cuando veamos los suplementos específicos para cada inmunotipo. Uno de los polifenoles más potentes es el galato de epigalocatequina (EGCG), que se encuentra en grandes cantidades en el té verde. El EGCG puede mejorar el equilibrio del microbioma, ayudar a reducir el daño de los radicales libres en la piel provocado por la luz ultravioleta y reducir las cataratas y el glaucoma.[4, 5] Los estudios también muestran que puede modular la creación de células Th1 y Th17, reduciendo el riesgo de autoinmunidad.[6] Así que esa taza de *matcha* puede venirle de perlas a un inmunotipo desorientado. El resveratrol, el polifenol famoso por convertir supuestamente el vino tinto en un «alimento saludable», se encuentra de forma natural en las bayas y las uvas; estudios recientes muestran que el resveratrol ayuda a combatir la obesidad y a regular el azúcar en sangre al inducir cambios en la microbiota intestinal.[7] También se asocia con la longevidad y la reducción de la inflamación crónica. Otro factor importante es la quercetina. La quercetina abunda en frutas y verduras, pero especialmente en las cebollas y las manzanas (también ayuda a mantener el intestino sano al mejorar la diversidad de microbios intestinales, reduce la inflamación y alivia los síntomas de la alergia).[8, 9]

En el capítulo diez hablaré más de los suplementos, pero por ahora, debes saber que el mejor consejo nutricional de apoyo al sistema inmunitario que puedo darte —independientemente de tu inmunotipo— es llevar una dieta rica en polifenoles. Una rápida búsqueda en Internet arrojará una larga lista de los alimentos más ricos en polifenoles para incorporar a tu dieta, pero aquí están mis diez principales:

1. Frutas del bosque, como arándanos, fresas, moras y frambuesas.
2. Alcachofas, espinacas, achicoria y cebollas rojas.

3. Uvas rojas y verdes.

4. Aceitunas y aceite de oliva.

5. Café y té negro y verde.

6. Avellanas, pacanas y almendras.

7. Manzanas, grosellas negras y cerezas.

8. Semillas de lino, recién molidas.

9. Chocolate negro con al menos un 75% de cacao.

10. Especias y hierbas como el clavo, la menta y el anís estrellado.

Todos estos alimentos son fáciles de incorporar a la dieta diaria y aportan una gran cantidad de antioxidantes que ayudan a equilibrar el sistema inmunitario y a reducir los daños causados por los radicales libres y la inflamación. Si quieres ver cómo se clasifican tus alimentos favoritos en la escala de polifenoles, consulta la base de datos del explorador de polifenoles en www.phenol-explorer.eu/foods.

La reducción del azúcar y el aumento de la ingesta de polifenoles son la base de un programa de nutrición inocua para el sistema inmunitario, pero sería imposible escribir este capítulo sin mencionar los famosos nutrientes inmunoprotectores como las vitaminas C y D y el zinc. Todos hemos oído hablar de ellos: los anuncian como salvadores del sistema inmunitario en las farmacias, en las tiendas de alimentos saludables y en todos los rincones de Internet. Pero ¿hay algo de cierto en todo ese bombo? Sigue leyendo para descubrirlo.

LAS VITAMINAS Y LOS MINERALES MÁS IMPORTANTES PARA EL SISTEMA INMUNITARIO

Una vez cubiertas las bases con alimentos ricos en polifenoles de pigmentos brillantes, también es conveniente aumentar la ingesta de alimentos repletos de nutrientes específicos para el sistema inmunitario, sobre todo si se trata de una infección aguda o sencillamente se intenta no enfermar. En algunos casos, las dosis más grandes de estos nutrientes en forma de suplementos también pueden mejorar realmente tu salud inmunitaria. Lo que digo, antes de entrar en detalles, es que es importante tener precaución cuando se trata de suplementos, especialmente los que se comercializan mucho y están de moda. Esto no quiere decir que no sean útiles –yo se los recomiendo a mis pacientes con frecuencia– pero los suplementos no pueden sustituir a una dieta sana y rica en nutrientes.

Aquí es donde el seguimiento de tu ingesta nutricional durante unos días puede decirte si de verdad obtienes suficientes vitaminas y minerales esenciales –como el zinc o la vitamina C– a diario. Si no tomas bastante, puedes seguir mis dosis recomendadas de suplementos. Incluso mejor, podrías trabajar con un profesional de la medicina integrativa o funcional para establecer una rutina de suplementos personalizada que te aporte beneficios. A menudo, cuando te limitas a tomar «lo que todo el mundo está tomando», es posible que acabes consumiendo productos de baja calidad, o la dosis o la forma incorrecta del nutriente, y no obtengas los beneficios que buscas. Veo que esto sucede constantemente, y da mala reputación a los suplementos. Así que, antes de vaciar tu cuenta bancaria comprando todos los suplementos inmunitarios que aparecen en Instagram y luego, al cabo de unos meses, encontrarte con un montón de cajas sin consumir en tu botiquín, infórmate sobre los nutrientes y decide si realmente los necesitas. Los suplementos son una industria no regulada, y los productos de mayor calidad, que utilizan la mejor materia prima, emplean la supervisión de terceros y contienen lo que se dice en la etiqueta, tienden a ser más caros. Uno de mis recursos favoritos para los consumidores es ConsumerLab.com (www.consumerlab.com), que comprueba de forma independiente la pureza y la potencia de muchos de estos artículos.

Ahora que hemos dejado esto atrás, pasemos a las superestrellas del sistema inmunitario. Se trata de nutrientes que todos los inmunotipos deberían incluir en buenas cantidades en sus dietas. Empecemos con la más famosa de todas: la vitamina C.

Vitamina C (ácido ascórbico)

Todos sabemos que la vitamina C es importante para el sistema inmunitario, y seguramente te habrán recomendado que la tomes cuando te sientas decaído, estés de viaje o tengas un resfriado. Hay que reconocer que la vitamina C es fundamental para un sistema inmunitario innato y adaptativo fuerte. Se acumula en los neutrófilos y no solo los convierte en potentes exterminadores de microbios, sino que además ayuda a prevenir la inflamación crónica posterior cuando las células están limpiando el desorden. La vitamina C también mejora la integridad de la piel, que es una poderosa barrera contra las infecciones, previene el daño solar absorbiendo los radicales libres, mejora la cicatrización de las heridas y promueve la producción de colágeno. (Por eso se ve en tantos sueros faciales hoy en día).

No podemos fabricar vitamina C por nosotros mismos y tampoco la almacenamos en el cuerpo, por lo que necesitamos obtenerla constantemente de los alimentos. Y aunque no vemos muchas enfermedades manifiestas por carencia de vitamina C, como en el pasado, cuando el escorbuto era común, sí que seguimos viendo algunas, especialmente en fumadores y bebedores habituales de alcohol. La deficiencia de vitamina C tiene muchas consecuencias: se ha relacionado con un mayor riesgo de enfermedades cardíacas, diabetes, cáncer y septicemia.[10] La vitamina C intravenosa ha aparecido incluso en los protocolos de tratamiento del COVID-19 de todo el mundo. Esto se debe a que es posible que atenúe la tormenta de citoquinas que puede producirse en la fase tardía de la enfermedad, que a menudo conduce a un fallo orgánico, coágulos y, por último, un desenlace fatal.[11] Un metaanálisis de la vitamina C en pacientes de la UCI con COVID-19 demostró que dosis altas de vitamina C disminuían en un ocho por ciento tanto el tiempo de permanencia con el respirador como la duración de la estancia, y se están realizando ensayos a gran escala para obtener más información.[12] Múltiples estudios asocian los niveles bajos de vitamina C con una mayor incidencia de resfriados y gripe en ancianos. La vitamina C también parece acortar la duración de un resfriado y disminuir el dolor en el pecho, los escalofríos y la fiebre que acompañan a las infecciones respiratorias.[13] Además, se trata de una vitamina barata, y casi no tiene efectos secundarios, salvo una ligera diarrea si se toma en cantidades excesivas, de manera que es muy recomendable.

Sin embargo, antes de recurrir a un suplemento, recuerda que la mejor manera de cubrir tus bases nutricionales es a través de alimentos reales e integrales. Los principales alimentos ricos en vitamina C que debes añadir a tu dieta son:

- Pimientos rojos y verdes.
- Acerolas.
- Naranjas.
- Limones.
- Guayabas.
- Grosellas negras.
- Pomelos.
- Kiwis.
- Fresas.

- Brócoli.
- Col rizada.
- Coles de Bruselas.

En general, la fama de la vitamina C para la salud inmunitaria está plenamente justificada. Esta sustancia tiene una gran importancia y puede acortar la duración de la infección, así como ayudar al cuerpo a recuperarse de la inflamación causada por la respuesta inmune. Debido a esto, suelo recomendar suplementos de vitamina C a mis pacientes, sobre todo a los que tienen un inmunotipo débil o latente. Una buena dosis para empezar es de 500 miligramos dos veces al día para una máxima absorción.

Vitamina E

En realidad, esta vitamina liposoluble consiste en un grupo de unas ocho sustancias diferentes llamadas tocoferoles y tocotrienoles que se encuentran de forma natural en alimentos como los frutos secos, las semillas y sus aceites. Dado que almacenamos la vitamina E en la grasa y en las membranas celulares, no es necesario consumirla a diario, como la vitamina C. Pero seguimos necesitando dosis regulares, porque desempeña el papel más importante en la protección de nuestras células contra el daño causado por los radicales libres. De hecho, uno de los mayores desencadenantes de las enfermedades cardíacas es el colesterol dañado por los radicales libres, también conocido como LDL oxidado, algo que la vitamina E puede prevenir. También tiene propiedades anticancerígenas y puede proteger contra las cataratas y la enfermedad de Alzheimer.[14] Las madres con deficiencia de vitamina E son más propensas a tener hijos con asma, y un estudio de niños con asma mostró que tienen una mayor propensión a la deficiencia de vitamina E que los no asmáticos.[15] Asimismo, puede ser útil para las enfermedades respiratorias agudas de corta duración. Por ejemplo, un grupo de ancianos residentes en centros geriátricos que tomaron 200 miligramos de vitamina E al día durante un año tuvieron menos resfriados, probablemente porque la vitamina E puede aumentar las citoquinas Th1 que combaten las infecciones, como el IFN-γ, que disminuye con la edad.[16] Las buenas fuentes de vitamina E incluyen:

- Semillas de girasol.
- Aceite de germen de trigo.
- Almendras.
- Avellanas.
- Cacahuetes.
- Aguacates.
- Trucha.
- Salmón.
- Espinacas.
- Acelgas.

Está claro que la vitamina E tiene muchos beneficios, y a menudo se la recomiendo a mis pacientes, especialmente si sufren una enfermedad crónica relacionada con el sistema cardiovascular o tienen más de cincuenta años y presentan un inmunotipo débil. Limítate a un suplemento que contenga entre 200 y 400 UI de tocoferoles mixtos al día y recuerda tomarlo con una comida que contenga algo de grasa para una mejor absorción.

Carotenoides y vitamina A

Los carotenoides son un grupo de sustancias químicas vegetales que son potentes antiinflamatorios y antioxidantes. Algunos de los carotenoides más conocidos proceden de las verduras y frutas de colores, como el licopeno, que se encuentra en los tomates, y la luteína y la zeaxantina, que están en las verduras de hoja oscura. Sin embargo, el carotenoide betacaroteno es el precursor de la vitamina A (también conocida como retinol o ácido retinoico) y es, asimismo, lo que hace que las zanahorias sean naranjas y las calabazas amarillas. El betacaroteno se convierte en vitamina A en el tracto intestinal y es una fuente de energía para el sistema inmunitario. De hecho, el bioquímico doctor Bruce Ames incluye los carotenoides en su lista de vitaminas para la longevidad por su capacidad para favorecer la salud. Los estudios han demostrado que los niveles bajos de carotenoides en la dieta se han asociado con infinidad de dolencias, entre ellas múltiples cánceres, degeneración macular, enfermedades metabólicas y cardiovasculares, así como inflamación y disfunción inmunitaria.[17]

Tanto el betacaroteno como la vitamina A son cruciales para mantener una visión saludable y conservar intactas y operativas las barreras de la piel. De hecho, Retin-A, la crema antiarrugas más vendida, se deriva básicamente de la vitamina A. La capacidad de reforzar la barrera cutánea, el tracto gastrointestinal, los senos paranasales y los pulmones ayuda a nuestra primera línea de defensa inmunitaria.[18] La vitamina A también puede aumentar la producción de anticuerpos de las células B y reducir la inflamación en los pulmones asmáticos.[19] Es un factor clave en la mejora de la autoinmunidad porque aumenta las células T reguladoras calmantes, que se oponen a las células inflamatorias Th17, responsables de la mayoría de las enfermedades autoinmunes.[20] También actúa en el intestino para fomentar la tolerancia a los alimentos, reduciendo así las alergias alimentarias.[21]

Así que, básicamente, es un nutriente que sirve para todo. Se pueden encontrar vitamina A y carotenoides de forma natural en alimentos como:

- Zanahorias.
- Calabaza.
- Tomates.
- Espárragos.
- Hígado de ternera.
- Remolacha.
- Mostaza.
- Berza.
- Pomelo.
- Mangos.
- Sandía.
- Yemas de huevo.
- Pavo.

Como seguramente habrás adivinado, la vitamina A es un nutriente fundamental para los cuatro inmunotipos. Se ha demostrado que ayuda a evitar las infecciones, a prevenir las enfermedades crónicas, a disminuir la inflamación crónica e incluso a calmar un sistema inmunitario hiperactivo o desorientado. Afortunadamente, aunque solo se mencionan algunos, los carotenoides se encuentran en prácticamente todos los alimentos de origen vegetal, así que llena tu plato de frutas y verduras de colores para obtener tu dosis diaria de vitamina A.

Una advertencia: Debido a la variabilidad genética, hasta el cuarenta y cinco por ciento de los individuos no convierte fácilmente el betacaroteno en vitamina A, como es mi caso.[22] Puedes averiguarlo mediante pruebas genéticas o simplemente analizando tus niveles de vitamina A. La vitamina A preformada solo se encuentra en alimentos de origen animal como el hígado, los huevos y la carne de pollo y vacuno. También puedes obtenerla mediante un suplemento de aceite de hígado de bacalao. En el caso de que seas vegano, el suplemento de vitamina A sintética puede ser lo más indicado. Hablaré más sobre las necesidades específicas de vitamina A en el capítulo diez, pero deberías limitar tu suplemento de esta vitamina a 10.000 UI o menos al día y tomarlo con los alimentos.

Vitamina D

Pese a que técnicamente no es un antioxidante, la vitamina D es quizá el nutriente inmunomodulador más importante que existe. La llamamos vitamina, pero en realidad es una hormona con una estructura similar a la del colesterol y las hormonas sexuales. Aunque podemos producir vitamina D en el cuerpo a través de la interacción con la luz solar, los datos de 2020 muestran que, en Estados Unidos, el treinta y cinco por ciento de los adultos y el sesenta por ciento de los ancianos tienen deficiencia de vitamina D.[23] Este riesgo aumenta si eres obeso, fumas o vives en una residencia de ancianos. La lista de beneficios de la vitamina D para el sistema inmunitario es extensa, y lo absurdo es que la mayoría de los médicos de atención primaria no suelen comprobarla nunca. De hecho, ni siquiera es una prueba de cribado recomendada, a pesar de que varios estudios a gran escala han demostrado que unos niveles adecuados de vitamina D disminuyen la probabilidad de fallecer por múltiples enfermedades.[24] También es importante saber que el rango utilizado en la mayoría de los laboratorios comerciales es tan amplio que es probable que te digan que tus niveles de vitamina D están «bien» aunque apenas sean suficientes. En mi consulta, considero «óptimos» los niveles de vitamina D entre 50 y 80 ng/mL, pero en la medicina convencional cualquier cifra superior a 30 ng/mL es considerada «buena». Sin embargo, parece que la comunidad médica finalmente está reconociendo la importancia de esta vitamina, ya que se trata de un verdadero modulador inmunitario. De hecho, todas las células inmunitarias tienen receptores para la vitamina D, por lo que, independientemente del inmunotipo, fortalece, calma y equilibra el sistema inmunitario. Estos son algunos de los beneficios de esta increíble hormona:

- La vitamina D equilibra nuestras células Th1 y Th2 y, al igual que la vitamina A, induce más células T reguladoras y disminuye el número de células Th17, lo que previene directamente la autoinmunidad.[25, 26] Desde hace mucho tiempo se ha relacionado el bajo nivel de vitamina D con mayores casos de enfermedades autoinmunes, en particular la esclerosis múltiple, que también tiene una mayor incidencia en las zonas de mayor latitud del mundo, donde hay menos horas de luz solar.[27]
- La vitamina D hace que nuestro sistema inmunitario innato sea más activo y eficaz al eliminar bacterias y virus. De hecho, los estudios han demostrado que reduce la frecuencia y la gravedad de las infecciones del tracto respiratorio superior.[28] En la época en que la tuberculosis era una enfermedad incurable, los pacientes eran enviados a sanatorios, donde tomaban el sol, lo que probablemente los ayudaba, debido al aumento de los niveles de vitamina D.
- Estudios recientes demuestran que los pacientes con COVID-19 con carencia de vitamina D tienen peores resultados, incluidas las tormentas de citoquinas. Los investigadores abogan por incluir la vitamina D en los regímenes de tratamiento para prevenir y tratar la COVID-19 grave.

La conclusión es que la vitamina D merece toda nuestra atención ¡y es cierto que se le presta mucha! Por desgracia, obtener una cantidad adecuada de esta vitamina no es tan fácil como comer frutas y verduras de colores. La vitamina D no se encuentra en muchos alimentos comunes. La hallamos de forma natural en pescados grasos como el atún, la caballa y el salmón; y algunos productos lácteos y leches de soja están enriquecidos con vitamina D. La mejor manera de obtenerla es recibir a diario al menos veinte minutos de luz solar directa sobre la piel desnuda. Desgraciadamente, si eres como yo —vives en el norte y no te gusta el frío— eso no es posible durante el invierno. Por ello, recomiendo prácticamente a todo el mundo tomar un suplemento de vitamina D durante los meses de invierno y analizar sus niveles de esta vitamina cada año para ver en qué punto se encuentran. La dosis recomendada depende de tus niveles, pero lo mejor es empezar con 2.000 UI, tomadas con los alimentos, y luego ya podrás aumentarla en el caso de que sea necesario.

Selenio

El selenio es un mineral relativamente desconocido, pero un potente antioxidante. Detiene la inflamación al ser un eliminador de radicales libres y puede reforzar las defensas inmunitarias de los anticuerpos, así como las respuestas inmunitarias a los virus y tumores. Optimizar los niveles de selenio puede reducir el riesgo de varios tipos de cáncer, como el de próstata y el colorrectal.[29] También es útil para eludir las enfermedades autoinmunes y puede reducir los anticuerpos antitiroideos en la tiroiditis de Hashimoto.[30] El selenio es un mineral con propiedades antienvejecimiento y parece ralentizar la senescencia inmunitaria que se produce con la edad.[31]

¿Dónde podemos encontrar este increíble antioxidante? La fuente más rica de selenio en los alimentos son las nueces de Brasil: ¡sorprendentemente, comer dos nueces de Brasil cada día te proporciona todo el selenio que necesitas! Otras fuentes son el marisco, las vísceras y algunos cereales. Los niveles de selenio en los alimentos varían mucho porque todo depende del nivel de selenio en el suelo, lo que significa que puede ser necesario tomar suplementos. Si sigues una dieta estrictamente vegana y no te gustan las nueces de Brasil, yo me plantearía la posibilidad de tomar unos 200 mcg de selenio en suplementos al día. El selenio no recibe la misma atención que la vitamina D o la C, pero es una pieza fundamental del rompecabezas de un sistema inmunitario saludable.

Zinc

Si recorres los pasillos de tu farmacia local en busca de algo que te ayude con los síntomas del resfriado y la gripe, probablemente verás muchos productos que contienen zinc. ¿Por qué? Porque este mineral tiene efectos positivos de gran alcance en el sistema inmunitario. Es el segundo oligoelemento más abundante en el cuerpo después del hierro, pero según la Organización Mundial de la Salud (OMS), al menos un tercio del mundo tiene una deficiencia de zinc.[32] Es un micronutriente crucial, ya que regula el desarrollo de nuestros sistemas inmunitarios innato y adaptativo.[33] Por ejemplo, las células T y B no crecen tan bien sin el zinc adecuado, las células NK y los macrófagos exterminan con mucha menos eficacia, y la producción de citoquinas es lenta. El zinc también protege las membranas del ataque de los radicales libres, por lo que puede contrarrestar la inflamación del día a día y ayudar a la limpieza tras el ataque de un patógeno.

La recomendación basada en los datos de trece estudios es tomar suplementos de zinc a la primera señal de los síntomas del resfriado común para acortar su duración.[34] Además de dificultar el resfriado común, se ha descubierto que el zinc es útil en el caso del VIH y en un estudio se demostró que, tras tomar suplementos durante apenas dieciocho meses, los fallos inmunitarios del VIH disminuyeron el cuádruple. Muchos expertos médicos han recomendado la administración de suplementos de zinc en la lucha contra el SARS-CoV-2. El zinc es especialmente crucial en la defensa contra los virus en personas con factores de riesgo como la obesidad, la enfermedad renal y la hipertensión, así como en los ancianos, cuyo sistema inmunitario se debilita.

¿Cómo aumentar la ingesta de zinc? El alimento con la mayor cantidad de zinc resulta ser uno de mis favoritos: ¡las ostras! Las ostras tienen más de diez veces la cantidad de zinc que cualquier otro alimento. Sin embargo, si no te gustan estas criaturas viscosas, otras opciones son la carne de vacuno, el cangrejo y la langosta, así como fuentes vegetales como las semillas de calabaza, los garbanzos y los anacardos. Hay que tener en cuenta que las dietas veganas y vegetarianas pueden ser muy bajas en zinc, a menos que se añadan alimentos especialmente ricos en este mineral. Por esta razón, recomiendo la administración de suplementos de zinc de 15 a 30 miligramos al día, especialmente si padeces alguna disfunción inmunitaria, tienes enfermedades subyacentes, eres mayor o sigues una dieta basada totalmente en los alimentos de origen vegetal. Yo tomo el suplemento durante los meses de otoño e invierno por sus efectos antivirales y de refuerzo inmunitario. Lo bueno es que, aparte de los posibles efectos secundarios a corto plazo, como un sabor metálico en la boca y náuseas, los suplementos de zinc son seguros y beneficiosos para todos los inmunotipos.

SUPERALIMENTOS PARA LA SALUD INMUNITARIA

Parece que cada dos o tres semanas hay un artículo en Internet que proclama la aparición de un nuevo superalimento que refuerza el sistema inmunitario. Pues bien, tengo que decirte que cualquier alimento rico en nutrientes y vitaminas es un superalimento inmunitario. Ahora bien, algunos parecen destacarse del resto por sus propiedades beneficiosas, y eso es lo que vamos a ver aquí.

Descubre las setas

Las setas han sido un elemento básico en la medicina tradicional china durante milenios por muchas razones, entre ellas su capacidad para equilibrar el sistema inmunitario. Y ahora tenemos conocimientos científicos modernos para explicar los efectos de estos increíbles hongos, que, dependiendo de la especie, tienen la capacidad de potenciar, redirigir o modular nuestra actividad inmunitaria. Varias setas en particular pueden favorecer la salud de nuestro sistema inmunitario. Voy a empezar con mi favorita: el *maitake* (también conocida como gallina o pollo del bosque). Es mi preferida, no solo porque sirve para hacer deliciosos tacos, sino porque además es rica en beta-glucanos. Los beta-glucanos aumentan la actividad de las células fagocíticas como los neutrófilos, además de estimular las NK para que sean mejores cazadores de células cancerosas.[35] Los maitake aparentemente estimulan más el sistema inmunitario, ya que aumentan las citoquinas Th1, por lo que son una gran alternativa cuando se trata de combatir infecciones bacterianas y virales o si se tiene un inmunotipo débil.

Las setas *shiitake* son otras de mis favoritas. Se utilizan habitualmente en la cocina asiática y se ha demostrado que poseen propiedades inmunoestimulantes. Los estudios muestran un patrón de beneficios de refuerzo inmunitario, como el aumento de la actividad de las células asesinas naturales y de las células T asesinas, ambas útiles para vencer a los virus y a las células cancerosas.[36] Al mismo tiempo, también se ha descubierto en el laboratorio que los extractos de shiitake protegen a las células pulmonares humanas contra los estragos de las tormentas de citoquinas fuera de control.[37]

Por desgracia, no todas las setas que refuerzan el sistema inmunitario son tan apetecibles como para acabar formando parte de un plato, por lo que a menudo se toman en forma de suplemento. Un ejemplo de esto que puedes encontrar en las rutas de senderismo es el *Coriolus versicolor*, también conocido como cola de pavo (eso es porque –lo has adivinado– ¡parece un plumaje de pavo desplegado!). Se ha demostrado que los componentes activos de este hongo, en forma de tintura o desecado, aumentan la actividad de las células asesinas naturales (NK) y de las células T citotóxicas, especialmente en el cáncer.[38] El *Coriolus* fomenta un aumento de las citoquinas proinflamatorias y potencia la producción de anticuerpos IgG frente a las infecciones.

Por último, está el hongo *reishi*. Varios estudios sobre el cáncer en ratones y humanos han demostrado que aumenta la respuesta de citoquinas Th1 y ayuda a incrementar la eficacia de los fármacos quimioterapéuticos.[39] Además, los extractos de reishi promueven la respuesta inmunitaria contra ciertas cepas del virus del herpes.[40]

Las setas pueden ser excelentes para la salud inmunitaria, especialmente si tienes un inmunotipo débil, pero las opciones de buena calidad son caras, por lo que si necesitas cuidar tu presupuesto, te recomiendo que te centres en las recomendaciones de equilibrio inmunitario más económicas de este capítulo.

La raíz mágica de la cúrcuma

Si tuviera que elegir un compuesto culinario de la botica de la naturaleza por sus efectos de soporte inmunitario, elegiría la raíz de cúrcuma. Esta raíz de color amarillo anaranjado brillante, que se utiliza de forma habitual en la cocina india, contiene un compuesto, que casi podríamos considerar mágico, denominado curcumina. Sus efectos beneficiosos para el sistema inmunitario son tan numerosos que me resultaría imposible abarcarlos todos. He aquí algunos de los más destacados:

- Funciona como un potente antioxidante y antiinflamatorio al bloquear la NF-kB y la citoquina inflamatoria TNF-α.[41]
- Se ha demostrado que mejora la salud intestinal y ha mostrado su eficacia en modelos animales de enfermedades inflamatorias del intestino como la enfermedad de Crohn y la colitis ulcerosa.[42]
- Puede disminuir los niveles elevados de cortisol.[43]
- Fomenta el crecimiento de cepas de bacterias beneficiosas en el intestino, como las especies *Bifidobacterium* y *Lactobacillus*, y reduce otras cepas bacterianas patógenas y causantes de enfermedades.[44]
- Puede suprimir algunos de los cambios inmunitarios que originan las enfermedades autoinmunes, a la vez que ayuda a reducir la inflamación crónica en todo el cuerpo.[45]
- Puede aliviar el dolor tanto como los AINE, sin los efectos secundarios gástricos.[46]
- Es eficaz para minimizar la inflamación de las articulaciones en la artritis reumatoide.[47]

La cúrcuma es una especia estupenda para cocinar, aunque confiere un tono amarillo brillante a la piel, la lengua y los dientes;

y, dado que no se absorbe bien en el tracto gastrointestinal, habría que comer grandes cantidades para conseguir efectos inmunomoduladores. Por ello, los suplementos de curcumina son la mejor manera de obtener este compuesto beneficioso. Como probablemente podrás adivinar tras leer lo anterior, casi todo el mundo, independientemente del inmunotipo, puede beneficiarse de tomar curcumina. Las dosis varían en función de las necesidades. Para la salud en general, recomiendo unos 1.000 miligramos al día en dosis divididas, que deben tomarse con la comida.

Jengibre

Otra raíz sorprendente es la picante y aromática raíz de jengibre. Similar a la cúrcuma (las dos están relacionadas), el jengibre tiene fuertes propiedades antiinflamatorias y antioxidantes. Contiene unos compuestos llamados gingeroles, que resultan prometedores en la prevención de enfermedades cardiovasculares al reducir el estrés oxidativo en los vasos sanguíneos, así como la inflamación en la zona.[48] Los estudios en animales han revelado que el extracto de jengibre, gracias a sus fuertes propiedades antioxidantes, puede ayudar a prevenir la enfermedad hepática inducida por el alcohol y asimismo impedir el daño renal creado por los medicamentos de quimioterapia.[49, 50] Además, el jengibre tiene increíbles propiedades antibacterianas y se ha demostrado que destruye las bacterias resistentes a múltiples fármacos, así como ciertas infecciones por hongos.[51, 52] Lo uso habitualmente en pacientes que tienen náuseas, hinchazón y otras molestias gastrointestinales derivadas de desequilibrios en su microbioma.[53] Puedes incorporar la raíz de jengibre fresca a los batidos y a muchas otras recetas, preparar una infusión de jengibre fresco o adquirir una botella de zumo de jengibre en muchos de los bares de zumos y cafeterías para beberlo solo o diluido en agua.

Germinados de brócoli

Todo el mundo sabe que el brócoli es bueno para la salud, pero recientemente se ha prestado mucha atención a sus brotes, una potente fuente de una de las sustancias bioquímicas que más contribuyen al sistema inmunitario: el sulforafano (SFN). Se ha comprobado que el SFN, por sí solo, aumenta los niveles de varios compuestos antioxidantes. Esto lo consigue introduciendo un compuesto en nuestras células llamado NRF-2. A veces se lo llama el «regulador maestro» de los antioxidantes, lo que significa que ayuda a regular la producción de otros antioxidantes. Se ha demostrado que el NRF-2 desempeña un papel en la reducción de la inflamación en muchas afecciones, como el cáncer, la enfermedad pulmonar obstructiva crónica (EPOC) y las enfermedades hepáticas.[54] La mayoría de las verduras crucíferas, como el brócoli y la coliflor, contienen grandes cantidades de una sustancia química precursora llamada glucorafanina, que se convierte en sulforafano durante la digestión. Sin embargo, los brotes jóvenes de brócoli contienen entre diez y cien veces más sulforafano que el brócoli. Esto significa que comer unos 30 gramos de brotes de brócoli puede aportar entre diez y cien veces más SFN que el brócoli maduro.[55] En un ensayo en el que participaron cuarenta adultos con sobrepeso que comieron brotes de brócoli a diario durante diez semanas, se produjo una reducción significativa de los niveles de citoquinas inflamatorias y de la proteína C reactiva, un marcador de enfermedades crónicas.[56] La mejor manera de comer brotes de brócoli es crudos –por ejemplo, en ensaladas– porque el sulforafano se descompone fácilmente al cocinarlos. Procura comer unos 60 gramos de brotes de brócoli a la semana. Puedes cultivar fácilmente tus propios brotes a partir de semillas en casa en unos pocos días utilizando un tarro y agua. Si no te es posible conseguir brotes de brócoli, también puedes consumir sulforafano en forma de suplemento. Recomiendo empezar con 50 a 100 miligramos al día.

Ajo

El ajo no solamente aporta un sabor delicioso a todo, sino que este vegetal picante tiene múltiples compuestos que modulan el sistema inmunitario. Los estudios sobre el ajo demuestran que es inmunoestimulante, ya que aumenta la actividad de los macrófagos, las células NK y los linfocitos.[57] Al mismo tiempo, es antiinflamatorio y puede ser cardioprotector, ya que reduce el colesterol y la presión arterial.[58] Además, es fabuloso para reforzar nuestra microbiota intestinal, por varias razones. Puede aumentar los niveles de bacterias beneficiosas como el *Lactobacillus*; se sabe que es antibacteriano, antiviral y antifúngico, y puede equilibrar la disbiosis intestinal que podría estar provocando la inflamación.[59] Es posible incorporar el ajo a casi cualquier receta —así que utilízalo siempre que puedas— y, en el caso de que no te guste su sabor, también se encuentra en forma de suplemento.

TU JUEGO DE HERRAMIENTAS DE NUTRICIÓN

Si has leído algún otro libro de salud y bienestar, puede que te sorprenda la dirección que ha tomado este capítulo. ¿Por qué no te ofrezco una dieta precisa y una lista de lo que debes comer y lo que no, como hace todo el mundo? Pues bien, lo primero que te digo es que ninguna dieta es perfecta para todo el mundo; salvo contadas excepciones, tampoco creo que haya alimentos que sean «malos» para todos. Cualquiera que te diga que tiene el secreto del «plan de alimentación» perfecto no está siendo honesto contigo. Todos somos únicos, con diferentes necesidades basadas en nuestra genética y nuestro inmunotipo. Encontrar una dieta factible y saludable para *ti* requiere tiempo, probar y equivocarse, personalizar y tener paciencia. Por supuesto, hay datos que indican que algunos alimentos son perjudiciales para ciertas personas, pero puede que no lo sean para ti. Así que, en lugar de volverte loco probando todas las dietas de moda que existen, si quieres centrarte en equilibrar tu inmunotipo, sigue las siguientes recomendaciones. Si te quedas estancado y necesitas más orientación, te sugiero que trabajes con un dietista o nutricionista funcional para que te ayude a corregir cualquier deficiencia de nutrientes que puedas tener, a identificar cualquier sensibilidad a los alimentos y a establecer un plan de nutrición específico que te sirva.

Para empezar, incorporar los siguientes consejos mejorará tu nutrición y tu salud:

1. **Consume menos azúcar:** como hemos visto, azúcar = problemas de azúcar en sangre, problemas de azúcar en sangre = inflamación, e inflamación = desequilibrio inmunitario. Por lo tanto, el mejor consejo de nutrición que puedo darte es que reduzcas las fuentes obvias de azúcar en tu vida. Para saber cómo, consulta el minijuego de herramientas para mejorar la salud de los niveles de azúcar en sangre de la página 193.

2. **Consume más verduras de hoja verde:** las verduras de hoja verde son como el multivitamínico de la naturaleza. Contienen una gran cantidad de vitaminas y minerales beneficiosos, incluidos los que se mencionan a continuación, que poseen un valor incalculable para tu sistema inmunitario. Si añades estas verduras a al menos dos de tus

comidas diarias, darás un gran paso hacia una mejor nutrición. Algunas de mis verduras de hoja verde favoritas son:

- Espinacas.
- Rúcula.
- Col rizada y col rizada *baby*.
- Acelgas.
- *Bok choy*.
- Berros.

3. **Corrige las deficiencias de nutrientes**: cuando te faltan nutrientes tu sistema inmunitario no funciona bien. Tal vez no seas consciente de ello, pero seguramente tendrás poca energía o enfermarás con frecuencia. Es esencial que corrijas cualquier deficiencia de vitaminas o minerales para tener una inmunidad equilibrada, especialmente si sufres de alguna de las carencias que se han comentado en este capítulo. Si es posible, trabaja con un dietista o profesional de la salud y hazte análisis nutricionales. Si esto no es factible, lleva un diario de alimentos durante una semana utilizando una aplicación de tu móvil u ordenador. La mayoría de las aplicaciones de nutrición calculan el contenido de micronutrientes de los alimentos que consumes, de modo que puedes revisar lo que te falta. Por ejemplo, podrías notar que tu dieta es baja en zinc o selenio y decidir tomar suplementos o comer más nueces de Brasil. Si tu diario de alimentación no revela ninguna tendencia o carencia, otra buena manera de asegurarte de que cubres la mayoría de tus necesidades es tomar un multivitamínico de alta calidad. Esto es especialmente importante si no puedes hacerte una prueba para detectar deficiencias de nutrientes.

Los multivitamínicos contienen una buena mezcla de nutrientes que sirven para obtener algunos de los superingredientes que refuerzan el sistema inmunitario y de los que hablamos en este capítulo. Y aunque un multivitamínico no suele tener niveles suficientemente altos de ningún nutriente para corregir totalmente una deficiencia de larga duración, puede ayudar a evitar que empeore.

4. **Reduce el consumo de alcohol**: el alcohol es una sustancia que puede hacer descarrilar sigilosamente tu nivel de azúcar en sangre, así como otros aspectos de tu salud. La mayoría de las bebidas alcohólicas contienen una gran cantidad de azúcar en forma de hidratos de carbono, que elevan indirectamente los niveles de glucemia. Los grandes culpables son las bebidas mezcladas, así como la cerveza y la sidra, mientras que el vino seco tiene menos azúcares y el alcohol fuerte, ninguno. Sin embargo, el alcohol en sí mismo es un combustible. Así es, el etanol puede ser quemado como combustible por nuestro cuerpo y, de hecho, tiene siete calorías por gramo. Eso es más de lo que tienen las proteínas o los hidratos de carbono. Es más, el alcohol se quemará como energía antes que las grasas, los carbohidratos o las proteínas. Por lo tanto, cuando se bebe alcohol con las comidas, el alcohol se quema mientras que el resto de las calorías se almacenan en forma de grasa. Esta es una de las formas en que el alcohol contribuye al aumento de peso, al desequilibrio del azúcar en la sangre y a la diabetes, y esto, con el tiempo, puede llegar a sabotear el sistema inmunitario. Otra razón para limitar el consumo de alcohol es el hecho de que es tóxico para los microbios del intestino y altera la función de la barrera

intestinal, lo que genera un intestino permeable. También afecta tanto a la respuesta inmunitaria innata como a la adaptativa; esto puede debilitar nuestras defensas y exponernos a infecciones e inflamaciones crónicas. Cuando el alcohol se descompone, se forma un metabolito tóxico llamado acetaldehído, que es perjudicial para todas nuestras células y aumenta el estrés oxidativo en el cuerpo, de manera que se requieren más antioxidantes para mantener la paz. También se sabe que el alcohol daña los macrófagos y los neutrófilos de los pulmones, y esto aumenta el riesgo de neumonía. Los estudios han demostrado incluso que el alcohol contribuye a las alergias estacionales; está asociado a un aumento de los síntomas comunes del asma y la fiebre del heno, como estornudos, picores, dolores de cabeza y tos. Hay muchas maneras de reducir el consumo de alcohol. Yo sugiero:

- Cambiar la cerveza, el vino o el cóctel por otra bebida refrescante, como agua con gas con fruta fresca o un chorrito de lima o un té helado de cúrcuma y jengibre. Ahora también hay muchas cervezas sin alcohol de excelente sabor.
- Hacer planes que no giren en torno al alcohol. La parte más difícil de reducir el consumo de alcohol suele ser el aspecto social de la bebida. En lugar de quedar con los amigos para tomar unas copas, ve con ellos a una excursión, una clase de cerámica o un pícnic saludable en el parque.

5. **Incorpora superalimentos que refuercen el sistema inmunitario:** al incorporar a tu dieta setas, cúrcuma,

jengibre, ajo y brotes de brócoli, obtienes una dosis regular de nutrientes superinmunitarios. Hay muchas formas de hacerlo: puedes consumirlos en forma de sopas, infusiones o curris, e incluso hacer zumos o añadirlos a los batidos. Hay muchos productos verdes en polvo que se pueden añadir al agua o a los batidos y que contienen todos estos ingredientes.

Si este capítulo te ha agobiado un poco, te diré que mejorar tu dieta para reforzar el sistema inmunitario no es tan complicado como parece. No tienes que hacer un seguimiento diario de tu ingesta de polifenoles, vitaminas o minerales para asegurarte de estar recibiendo suficiente de todo, ni es necesario que consumas jengibre, cúrcuma y setas diariamente. ¿Por qué? Pues porque si sigues una dieta variada rica en frutas y verduras de colores, así como algunos de estos ingredientes, estarás recibiendo la cantidad que te corresponde de polifenoles, antioxidantes, vitaminas y minerales de apoyo al sistema inmunitario. Así de sencilla es la base nutricional para un sistema inmunitario sano. Aparte de eso, se trata de optimizar y equilibrar aún más tu inmunotipo, por lo que, en el próximo capítulo, profundizaré un poco más y te ofreceré más recomendaciones sobre suplementos y nutrientes específicos para tu inmunotipo.

Ahora ya tienes una buena idea de cómo influyen en tu sistema inmunitario el sueño, el estrés, la salud intestinal, el entorno y la nutrición. Y aunque he mencionado algunos consejos y factores específicos de cada inmunotipo, la mejora de estos cinco pilares beneficia a los cuatro inmunotipos. Espero que ya hayas adoptado uno o dos de los consejos del juego de herramientas que aparece al final de cada capítulo. Si no es así, no pasa nada. El siguiente capítulo trata de ser específico y crear un plan de restauración inmunitaria personalizado basado en tu inmunotipo y tu estilo de vida. Elegirás consejos para cada uno de los cinco capítulos anteriores y los añadirás a tu plan, además de seguir las recomendaciones específicas de tu inmunotipo. De este modo, sacarás el máximo partido a tu plan al adaptarlo tanto a tu inmunotipo como a tus preferencias, presupuesto y necesidades.

¿Estás preparado? Vamos a entrar en materia.

CAPÍTULO 10

Cómo reequilibrar tu inmunotipo

A estas alturas deberías ser un experto en el funcionamiento de tu sistema inmunitario, así como en las innumerables formas en que tu estilo de vida puede favorecerlo o perjudicarlo. Sé que es mucha información para asimilar de golpe, pero el factor clave que quiero resaltar es que *tienes mucho más control sobre tu salud de lo que te han hecho creer*. Sí, los retos a los que nos enfrentamos cada día, desde las toxinas del medioambiente y la comida hasta nuestra cultura caracterizada por el estrés y el exceso de trabajo, son obstáculos enormes; sin embargo, lograrás vencerlos con los conocimientos y la orientación adecuados.

Los cinco capítulos anteriores trataban sobre los principales factores del estilo de vida que influyen en el sistema inmunitario. Y la verdad es que el sueño, el estrés, la salud intestinal, las toxinas y la nutrición afectan a los cuatro inmunotipos por igual. Todos mis pacientes reciben asesoramiento sobre estos aspectos de la salud, por eso las secciones de herramientas de esos capítulos incluyen un gran número de recomendaciones referidas, más que a tu inmunotipo, a tu horario, prioridades, presupuesto y personalidad. Seguir estas sugerencias te ayudará enormemente a construir una base sólida para un sistema inmunitario saludable.

Sin embargo, ha llegado el momento de centrarse en el inmunotipo. En este capítulo, vamos a profundizar en las medidas concretas que te permitirán reequilibrarlo a nivel celular y lograr que tu cuerpo vuelva a estar en sintonía.

YA CONOCES TU INMUNOTIPO, ¿Y AHORA QUÉ?

Después de contestar el cuestionario del capítulo cuatro, deberías saber cuál es tu inmunotipo o inmunotipos. Ahora profundizaremos en cómo utilizar ciertos alimentos, suplementos, hierbas y trucos de estilo de vida para devolver el equilibrio a cada uno de los inmunotipos. Cuando leas la sección correspondiente al tuyo, en primer lugar, tendrás una idea general del enfoque de tratamiento que adoptaremos para tu tipo específico durante el plan de restauración inmunitaria. A continuación, pasaré a algunas sugerencias de estilo de vida y suplementos personalizados que podrás incorporar en el transcurso del plan. Recomiendo empezar con uno de los suplementos recomendados y tomarlo durante al menos una semana antes de añadir otro. Un problema muy frecuente en el mundo del bienestar es excederse con los suplementos, es decir, tomar demasiados y empezar a tomarlos todos al mismo tiempo, por lo que no se sabe cuál es el que funciona, si es que lo hace.

Siempre aconsejo adoptar un enfoque personalizado de los suplementos. De este modo, los introduces en tu organismo de forma más consciente, en lugar de echarle al cuerpo todo lo que tienes a mano y esperar que funcione. Mientras no sientas efectos adversos, puedes añadir hasta tres suplementos durante tu plan de restauración inmunitaria. A lo largo de los primeros treinta días recomiendo tomar esos tres, pero continúa con ellos durante al menos sesenta días antes de decidir si te están ayudando o no. ¿Por qué? Porque creo que la mayoría de la gente necesita al menos dos meses para ver un cambio significativo en sus síntomas, y dependiendo de la situación, a veces son necesarios hasta seis. Muchos dejan de tomar un suplemento antes de que tenga la oportunidad de hacer efecto.

Recuerda que los suplementos no son fármacos: no están diseñados para hacer efecto en veinte minutos, ni siquiera en dos semanas. Además, debes consultar todos los suplementos y complementos herbarios que vayas a tomar con tu médico para asegurarte de que no haya interacciones con ninguno de tus medicamentos. Aunque no sean productos farmacéuticos, pueden provocar reacciones con los medicamentos y no se deben tomar antes de una intervención quirúrgica u otros procedimientos médicos.

CÓMO REFORZAR UN INMUNOTIPO DÉBIL

Volvamos a Bill, que siempre estaba resfriado, se sentía fatigado y tenía frecuentes síntomas de SII y brotes de herpes labial. Basándote en los conocimientos adquiridos en el capítulo dos, podrás adivinar que Bill sufría una disfunción de sus sistemas inmunitarios innato y adaptativo que lo debilitaba. El hecho de que tuviera un nivel bajo de inmunoglobulina A en el intestino señalaba que podría ser más fácil que los virus y las bacterias lo invadieran y le causaran enfermedades. También presentaba un nivel bajo de anticuerpos protectores tras recibir una vacuna, lo que podría indicar una mala comunicación entre sus células T y sus células B creadoras de anticuerpos. Además, sus resultados de laboratorio mostraban un virus de Epstein-Barr reactivado y había tenido herpes zóster, causado por el virus de la varicela-zóster. La mayoría tenemos estos virus del herpes latentes en nuestro cuerpo, pero el sistema inmunitario los mantiene a raya y solo aparecen cuando flaquean las defensas. Es probable que Bill tuviera una debilidad en sus células T asesinas y en la capacidad de sus células asesinas naturales para mantener estos virus bajo control.

El inmunotipo débil es el que más se beneficia de todas las prácticas de «refuerzo» del sistema inmunitario que conocemos. Si tienes un inmunotipo débil, en general, te conviene reforzar cualquier debilidad en las células del sistema inmunitario innato y del sistema inmunitario adaptativo. Esto aumentará significativamente la respuesta inicial a los virus y las bacterias, evitará los brotes de virus latentes y creará anticuerpos fuertes para protegerte en el futuro.

Aunque todos los aspectos de las intervenciones en el estilo de vida que he revisado hasta ahora tienen importancia, varios de ellos son especialmente relevantes para potenciar tu poder inmunitario. En concreto, te conviene tomar medidas que:

- aumenten las células Th1 y las citoquinas, ya que son cruciales para combatir la infección;
- refuercen la actividad de las células B y la producción de anticuerpos, así como las células asesinas naturales;
- mejoren la función de barrera del intestino.

Para lograr estos tres objetivos, el pilar fundamental del estilo de vida para un inmunotipo débil es el sueño. Sin dormir, la producción de hormonas se desactiva y el ritmo circadiano se desincroniza. Dormir de forma adecuada y dar prioridad a tu ritmo circadiano es absolutamente esencial. Recuerda que la melatonina se segrega en la primera parte de la noche cuando estás dormido, y esto activa una gran cantidad de actividad de citoquinas que combaten la enfermedad, por lo que deberías aprovechar al máximo tus niveles normales de melatonina. Esto significa, también, que la eliminación de la luz azul y el uso de gafas que bloquean este tipo de luz por la noche son fundamentales.

Además de estas pautas, la farmacia de la naturaleza tiene mucho que ofrecer en forma de alimentos y suplementos que permiten reforzar la constitución del inmunotipo débil. Con ellos se pueden potenciar las células del sistema inmunitario innato, como las células asesinas naturales y los macrófagos:

- **Melatonina:** si por alguna razón no duermes bien y no puedes evitar la luz azul por la noche, prueba con una dosis baja de melatonina unas horas antes de acostarte. La melatonina es especialmente importante en personas mayores que experimentan «inmunosenescencia» o un debilitamiento del sistema inmunitario debido a la edad. *Dosis recomendada: de 1 a 3 miligramos una hora antes de dormir.*
- **Setas:** como mencioné en el capítulo anterior, las setas tienen unos componentes increíbles llamados beta-glucanos que contienen unas impresionantes propiedades de refuerzo inmunitario. Los ensayos sobre el cáncer han demostrado que las setas pueden acelerar la actividad de vigilancia inmunitaria de las células asesinas naturales, así como estimular una respuesta Th1 mediante el aumento de las citoquinas, que ayudan a combatir los virus y las bacterias.[1] Mis preferidas son el shiitake y el maitake, ya que están deliciosos salteados, asados o en sopas. Además, los hongos contienen cantidades sustanciales de antioxidantes, vitamina D y selenio.[2, 3] Para dar un impulso adicional al sistema inmunitario, también se pueden tomar en forma de suplemento. Las setas reishi, aunque no son un hongo culinario (suelen ser demasiado duras para comerlas), estimulan tanto los macrófagos como las células NK para que liberen más citoquinas —como el IFN-γ y el TNF-α— que ayuden a combatir a los invasores virales y bacterianos. Se ha demostrado que el *Coriolus versicolor* (seta de cola de pavo)

aumenta el número de glóbulos blancos en general, incrementa la actividad de los neutrófilos y eleva la producción de anticuerpos de las células B. Ambas setas se venden en polvo y en cápsulas, así como en mezclas de té y café. *Dosis recomendada: tomar una mezcla de setas potenciadoras del sistema inmunitario durante al menos sesenta días.*

- **Ashwagandha:** la raíz de esta planta es más conocida como un suplemento adaptógeno para el estrés y también puede ayudar con la ansiedad y los problemas de sueño.[4] Además, promueve la actividad de las células NK y regula la actividad Th1, por lo que es muy útil cuando estás agotado, tienes estrés crónico y sigues enfermando.[5, 6] *Dosis recomendada: de 300 a 500 miligramos dos veces al día durante al menos sesenta días.*

- **Ginseng rojo coreano:** se trata de un tipo de *Panax ginseng*, muy popular en Corea y otros países asiáticos gracias a sus múltiples efectos sobre el sistema inmunitario. Asimismo, tiene fuertes propiedades antioxidantes y puede ser protector del hígado a la hora de tomar medicamentos como el paracetamol.[7] En general, se ha demostrado que aumenta tanto el número de neutrófilos como el número y la actividad de las células T y B. *Dosis recomendada: 1.000 miligramos diarios.*

- **Calostro en polvo:** el calostro es la potente sustancia que se produce antes de la leche materna, entre veinticuatro y cuarenta y ocho horas después del parto. Proporciona inmunidad a los bebés, ya que contiene toda una serie de inmunoglobulinas protectoras, nutrientes y sustancias que combaten los microbios. Por suerte, esto no se limita a los recién nacidos. Los adultos con un inmunotipo débil también pueden beneficiarse, ya que el calostro de vaca y cabra contiene estos mismos elementos y está disponible en forma de polvo. El calostro bovino proporciona IgG e IgA, que protegen contra las infecciones microbianas, reparan el intestino permeable y pueden ayudar a prevenir las infecciones del tracto respiratorio superior.[8, 9, 10] La mayoría de las personas que no toleran la lactosa pueden tolerar el calostro. *Dosis recomendada: 3.000 miligramos diarios en polvo o en cápsulas.*

• **Arabinogalactano del alerce:** se trata de un hidrato de carbono que se encuentra en muchos vegetales que comemos habitualmente, como las zanahorias, los rábanos y las peras. Sin embargo, una de las mejores fuentes es el alerce occidental. Es una gran fibra prebiótica que favorece el mantenimiento de las bacterias saludables en el intestino, y cuando se complementa con la bacteria *Lactobacillus*, puede aumentar la actividad de las células NK y ayudar en la curación del SII.[11] Los ensayos en humanos han demostrado que puede reducir la incidencia del resfriado común, por lo que es una gran opción para quienes tienen un inmunotipo débil.[12] *Dosis recomendada: 1.500 miligramos diarios en polvo o en cápsulas.*

• **Saúco:** esta terapia vegetal ha llegado al mundo de la medicina convencional y puedes encontrarla en los estantes de la mayoría de las farmacias. Se ha demostrado que la baya del saúco ayuda en las primeras fases de una infección vírica de las vías respiratorias superiores.[13] Lo hace aumentando las citoquinas proinflamatorias como la IL-6 y el TNF-α. Puede ser útil para las personas con un inmunotipo débil en la fase inicial de un resfriado. Un consejo prudente es limitar el uso de la baya del saúco a las infecciones leves de las vías respiratorias altas, como el resfriado común, y dejar de utilizarla si hay algún signo de fiebre o empeoramiento de la enfermedad. *Dosis recomendada: 4 gramos diarios para la prevención en forma de jarabe, cápsulas o comprimidos. Puede tomarse hasta tres veces al día cuando se está gravemente enfermo.*

CÓMO ENFRIAR UN INMUNOTIPO LATENTE

Hemos analizado la inflamación con detenimiento, y espero que haya quedado claro que contar con una respuesta inflamatoria saludable es una parte necesaria e integral de nuestra vida diaria y que resulta crucial para el éxito del sistema inmunitario. Sin embargo, algunos quedamos atrapados en un patrón de inflamación de bajo nivel que no se calma nunca. Con el tiempo, se vuelve perjudicial para nuestra salud, ya que la inflamación crónica es uno de los principales instigadores de las enfermedades autoinmunes, las alergias, las enfermedades cardíacas y otros trastornos crónicos. Lo que predomina por encima de todo en el inmunotipo «latente» es la inflamación, y es posible que (todavía) no muestre signos de una respuesta inmunitaria hiperactiva o desviada.

Sabemos que los principales impulsores de la inflamación son en su mayoría aspectos sobre los que tenemos un enorme control, y las recomendaciones que hemos visto hasta ahora en el libro la revierten significativamente y llevan al organismo en la dirección apropiada. Quienes tienen un inmunotipo latente no siempre sufren problemas de inmunidad, pero su sistema inmunitario está ocupado apagando los incendios cotidianos, por lo que en ocasiones no puede responder ante una amenaza grave de forma contundente. Y, con el paso del tiempo, la mala alimentación, la falta de sueño, el estrés crónico, el alto nivel de azúcar en sangre y la obesidad provocan una degradación de la salud y la actividad de las células inmunitarias. Por eso lo llamo «latente»: puede que no sea obvio que uno tiene un desequilibrio inmunitario hasta que enferma. Los inmunotipos latentes también pueden tener una dominancia Th1, por lo que no les conviene tomar nada que los empuje más en esa dirección, ya que eso aumentaría todavía más su inflamación. Para ello, todos nuestros esfuerzos se van a centrar en lo siguiente:

- Desarticular las dianas moleculares que crean la inflamación en nuestras células, entre ellas la NF-kB, el inflamasoma y la producción de citoquinas inflamatorias.
- Acelerar la extinción de la inflamación para no quedar atrapados en el ciclo de activación inmunitaria crónica.

Si has sacado una puntuación alta en la parte del inmunotipo latente del cuestionario, la principal intervención que debes llevar a cabo en tu estilo de vida es centrarte en tu nutrición. Esto incluye:

- Evitar o minimizar el alcohol.
- Dejar el azúcar.
- Llevar una dieta integral y orgánica a base de frutas y verduras ricas en antioxidantes.

En el caso del inmunotipo latente, hay que ir más allá de las opciones de estilo de vida para mitigar la inflamación: es necesario centrarse en reducir las vías inflamatorias a nivel celular, así que plantéate tomar los siguientes suplementos para lograr ese objetivo:

- **Curcumina**: ¿hay algo que esta increíble sustancia no pueda hacer? En el capítulo nueve la mencioné como el principal ingrediente activo de la raíz de cúrcuma. La curcumina puede acabar con la inflamación en muchos niveles. Más de ciento veinte ensayos clínicos en humanos han demostrado sus beneficios para enfermedades que van desde el alzhéimer hasta la diabetes, pasando por las enfermedades cardíacas y las autoinmunes.[14] Aunque es estupendo añadir cúrcuma a la dieta rallando la raíz de cúrcuma fresca en sopas y guisos o utilizando la especia seca, es casi imposible obtener dosis suficientemente altas en los alimentos para que sea terapéutica. Si tienes un inmunotipo latente, te recomiendo encarecidamente que tomes la curcumina en forma de suplemento. El tracto gastrointestinal no la absorbe bien; sin embargo, se han desarrollado formas más biodisponibles, como las que tienen pimienta negra añadida, que aumentan la absorción hasta un 400%.[15] Dicho esto, sigue siendo conveniente tomar la curcumina junto con una comida grasa para obtener los mejores resultados. *Dosis recomendada: 1.000 miligramos dos veces al día.*

- **Resveratrol:** este polifenol es otra sustancia difícil de obtener en dosis terapéuticas a partir de los alimentos, incluso de su famosa fuente: el vino tinto. Una vez que lo metabolizamos, solo nos queda un 1%, por lo que la mejor forma de conseguirlo es mediante un suplemento. El resveratrol ha resultado ser eficaz en ensayos clínicos para las enfermedades cardíacas, la diabetes de tipo 2, el cáncer, la obesidad y el envejecimiento.[16] En un estudio, un grupo de diabéticos tomó un gramo al día durante cuarenta y cinco días y experimentó una mejoría en los niveles de azúcar en sangre, resistencia a la insulina y hemoglobina A1c. El resveratrol también ayuda a inhibir la producción de placas cerebrales amiloides en la enfermedad de Alzheimer.[17, 18] Una vez más, esto se debe a sus efectos antioxidantes y antiinflamatorios, pero también parece imitar la restricción de calorías, lo que lleva a un mejor perfil metabólico y menos enfermedades.[19] Una de las razones por las que el resveratrol ha sido el favorito de la comunidad antienvejecimiento es que aumenta un compuesto llamado SIRT1 en nuestras células, que mejora la resistencia y la longevidad y disminuye las enfermedades crónicas. Cuando busques un suplemento de resveratrol, te recomiendo que sea en un 98% trans-resveratrol extraído de la *Fallopia japonica* (hierba nudosa japonesa). Tómalo con una comida grasa para obtener los mejores resultados. *Dosis recomendada: comienza con 500 miligramos y aumenta hasta 1 gramo dividido en dos dosis diarias.*

- **Mediadores prorresolutivos especializados (SPM):** como su nombre indica, ayudan a «resolver» la inflamación. ¿Recuerdas que en el capítulo tres hablé de cómo las infecciones llevan una gran cantidad de neutrófilos a la zona infectada para engullir los microbios, pero si no hay suficientes macrófagos para arrastrar los neutrófilos llenos de bacterias, se desencadena un ciclo demencial de inflamación crónica? Aquí es donde intervienen los mediadores especializados en la resolución de problemas. Los SPM no impiden que se produzca la inflamación, sino que bloquean el reclutamiento continuo de nuevos neutrófilos en la zona. También señalan a más macrófagos para que acudan a eliminar los restos, por lo que son cruciales para resolver la inflamación. Aunque el cuerpo puede fabricar SPM a partir de los ácidos grasos omega-3, esto requiere un tiempo, por lo que, si tienes un inmunotipo latente, es posible que tu organismo no sea capaz de satisfacer la demanda. Lo bueno es que, como los SPM no interfieren en la creación de la inflamación, no son inmunosupresores. Además, son mucho más seguros de tomar que los AINE, los esteroides y otros medicamentos antiinflamatorios. Son especialmente recomendables para el dolor y la artritis. *Dosis recomendada: 2.000 miligramos diarios.*

- **Berberina:** este compuesto se encuentra en diversas plantas (como el sello de oro, el agracejo y la uva de Oregón) y desempeña un papel importante en la reducción de la inflamación y del estrés oxidativo. Tiene potentes propiedades antimicrobianas y se utiliza comúnmente para tratar las infecciones bacterianas y el crecimiento excesivo en el intestino que puede estar provocando la inflamación crónica. También se ha demostrado que la berberina aumenta la sensibilidad a la insulina y mejora la regulación del azúcar en sangre.[20] De hecho, en un estudio en el que se comparó la berberina con el fármaco común para la diabetes, la metformina, la berberina fue igual de eficaz para reducir el azúcar en sangre en ayunas, la insulina y la hemoglobina A1c, a la vez que disminuía el colesterol y los triglicéridos.[21] Así que, en general, este compuesto es extraordinario para quienes tienen un inmunotipo latente, especialmente si padecen el síndrome metabólico, lo que incluye obesidad, niveles altos de azúcar en sangre y enfermedades cardíacas. *Dosis recomendada: 500 miligramos tomados tres veces al día.*

Aparte de estas, existen docenas de sustancias naturales con excelentes efectos antiinflamatorios y antioxidantes demostrados, pero he comprobado que estas que acabamos de ver tienen un buen historial de seguridad y que contrarrestan los diversos mecanismos que impulsan la inflamación.

CÓMO CALMAR UN INMUNOTIPO HIPERACTIVO

A diferencia del inmunotipo desorientado, en el que las células T y los anticuerpos atacan los tejidos «propios», el inmunotipo hiperactivo reacciona de forma exagerada a sustancias inofensivas del exterior, como el polen y el polvo. Cuando el sistema inmunitario funciona a la perfección, es capaz de distinguir entre amigos, enemigos y transeúntes inocentes; ataca y destruye rápidamente un virus peligroso y no desencadena una reacción ante el gato de la familia o el polen que viene de fuera. Y, sin embargo, muchos tenemos sistemas inmunitarios que hacen precisamente eso, y cada vez sufrimos más alergias crónicas, eczemas y asma.

¿Por qué tenemos la impresión de que nuestro organismo reacciona a sustancias inofensivas de nuestro entorno? En el inmunotipo hiperactivo entran en juego varios mecanismos diferentes. Sabemos que las células T auxiliares de quienes padecen alergias ambientales, asma, alergias alimentarias, sinusitis crónica y afecciones cutáneas alérgicas están «atascados» en un patrón de dominancia Th2. Las células Th2 y las citoquinas que producen aumentan los anticuerpos IgE, que provocan directamente una reacción alérgica.[22] La IgE también moviliza otras células inmunitarias implicadas en las alergias, como los eosinófilos, los mastocitos y una sustancia química llamada histamina. Para proteger nuestro organismo de estas sustancias, en realidad inofensivas, se produce mucha hinchazón, secreción nasal, mucosidad, tos e irritación. Aunque no sabemos al cien por cien por qué se desarrollaron las alergias en los seres humanos, hay formas de alejarnos de la excesiva prevalencia de los Th2, para disminuir esta tendencia, empezando por:

- Acabar con las infecciones y otros desencadenantes que te mantienen crónicamente inflamado.
- Usar suplementos para hacer retroceder la aguja hacia la actividad Th1 al tiempo que se frena la actividad Th2 y las citoquinas que la apoyan.

Si obtuviste una puntuación alta en la parte del inmunotipo hiperactivo del cuestionario, tu principal intervención consistirá en controlar las toxinas en tu vida. Tanto las toxinas del interior como las del exterior potencian la polarización Th2 y dificultan la respuesta Th1. Elementos como los ftalatos, los pesticidas, el plomo y el mercurio, así como las sustancias químicas presentes en las partículas de diésel y el humo de los cigarrillos, potencian la respuesta alérgica al desequilibrar el sistema inmunitario. Si creas un entorno doméstico más «verde» y sigues las recomendaciones del capítulo ocho, estarás haciendo mucho para calmar una respuesta hiperactiva. Además, los siguientes suplementos pueden ser de gran ayuda:

- **Quercetina:** ya has aprendido que la quercetina es un potente flavonoide y antioxidante que se encuentra en muchas frutas. Es una gran adición a la caja de herramientas del inmunotipo hiperactivo por varias razones. Interfiere en las citoquinas Th2, que son las que provocan las alergias, al tiempo que aumenta la citoquina Th1 y el interferón IFN-γ, lo que podría explicar sus efectos de refuerzo inmunitario. La quercetina también actúa como un antihistamínico, proporcionando un alivio más inmediato a los alérgicos.[23] Un producto desarrollado en Italia llamado Lertal, que contiene quercetina y perilla (ver a continuación), se encuentra en la fase de ensayos clínicos para la rinoconjuntivitis alérgica. *Dosis recomendada: 500 miligramos dos veces al día.*

- **Raíz de astrágalo:** esta es una gran opción para cambiar la dominancia Th2 por una respuesta Th1. Se descubrió que mejoraba los índices de flujo de aire en niños con asma y, en otros estudios, disminuía los marcadores de alergia como los anticuerpos IgE altos y los eosinófilos altos, que suelen acompañar a las reacciones alérgicas.[24, 25] *Dosis recomendada: de 500 a 1.000 miligramos diarios de raíz seca estandarizada en forma de cápsula o tintura.*

- **Perilla:** esta planta de la familia de la menta es uno de los cincuenta compuestos más importantes de la medicina tradicional china. La perilla contiene altos niveles de ácido rosmarínico, que ha demostrado reducir significativamente los síntomas de la alergia. Un ensayo doble ciego de veintiún días de duración sobre la perilla redujo significativamente síntomas como el goteo nasal y el picor de ojos llorosos al bloquear las citoquinas Th2.[26] *Dosis recomendada: 300 miligramos dos veces al día.*

- **Ortiga (*Urtica dioica*):** la ortiga es una hierba cuyas hojas tienen propiedades antihistamínicas. Un estudio de treinta días sobre el uso de la ortiga para los síntomas de la alergia mostró una disminución notable de estos, así como un descenso en los recuentos de eosinófilos.[27] *Dosis recomendada: 500 miligramos diarios de raíz liofilizada. También pueden utilizarse tinturas e infusiones.*

CÓMO RECONDUCIR UN INMUNOTIPO DESORIENTADO

El inmunotipo desorientado es el más complicado de todos los tipos porque casi siempre va acompañado de otro inmunotipo, como el latente. En su forma más básica, el inmunotipo desorientado se ha saltado la consigna de no atacar su propio tejido. En algún momento del desarrollo, las células T autorreactivas pasaron desapercibidas y no fueron destruidas como debían. Estas células T se activan y se convierten en células Th17, que son altamente inflamatorias y atacan el tejido «propio» como si fuera una amenaza del exterior. Este tejido dañado desencadena entonces una afluencia de otras células inmunitarias, iniciando el disparatado ciclo de la inflamación continua. Además, a menudo se forman anticuerpos contra los tejidos «propios» que no hacen más que perpetuar el proceso.

Hay muchos factores que influyen en la aparición de las enfermedades autoinmunes. En primer lugar, la genética puede predisponerte a ello, pero tus genes no tienen por qué decidir tu destino. Aspectos como las infecciones, la alimentación, el estrés y las toxinas desempeñan un papel muy importante. ¿Recuerdas cuando hablamos de la epigenética? Pues bien, la epigenética es el estudio de cómo influye nuestro entorno en nuestra expresión genética y, por tanto, en nuestra susceptibilidad a la enfermedad. Para complicar aún más las cosas, las personas con un inmunotipo desorientado tienen una polarización Th1 o Th2 subyacente, pero en ese caso, casi siempre tienen una abundancia de células Th17; y son estas células Th17 las responsables de la destrucción de tejidos que se produce en enfermedades como la artritis reumatoide y la esclerosis múltiple.

A pesar de esta complejidad, si sigues todas las recomendaciones dadas hasta ahora en el plan de restauración inmunitaria y añades las de este capítulo, empezarás a notar una mejoría en tus síntomas. Te recomiendo encarecidamente que también prestes atención a si has sacado una puntuación muy alta en la parte del cuestionario sobre el inmunotipo hiperactivo o el inmunotipo latente. Si ese fuera el caso, fíjate en esas recomendaciones e incorpóralas también.

Otro problema con el inmunotipo desorientado es que las intervenciones pueden tardar mucho más en equilibrar la respuesta inmunitaria. Esto se debe en parte a que hay que intentar simultáneamente disminuir la inflamación, reducir el número de células Th17, equilibrar las células Th1 y Th2 y disminuir el nivel de anticuerpos autodirigidos. Esto puede llevar meses, pero te animo a mantener el rumbo y ser paciente. Los cambios positivos llegarán. A medida que vayas siguiendo las recomendaciones, presta atención a las intervenciones que parezcan equilibrar tu inmunotipo y suspende cualquier medida que de alguna manera parezca exacerbar tus síntomas. Los problemas autoinmunes son complicados y todos somos diferentes. A veces, es necesario probar y equivocarse un poco en el proceso.

Volvamos al caso de mi paciente Rachel, que tenía artritis reumatoide, una enfermedad autoinmune, así como signos de estar desarrollando una afección autoinmune en otras zonas del cuerpo. Presentaba un historial de uso de antibióticos, sobrecrecimiento de bacterias patógenas según su análisis de heces y sensibilidad alimentaria al gluten y a la soja, lo que alimentaba su inflamación crónica. Su intestino era un desastre, y como vimos en el capítulo siete, el intestino es la zona de partida para establecer la tolerancia inmunitaria. Por eso te pido que des prioridad a tu salud intestinal. Sigue las recomendaciones del capítulo nueve, centrándote en la fibra, los alimentos fermentados y una gran cantidad de antioxidantes y polifenoles. Y prueba una dieta de eliminación, otra herramienta muy útil que empleo con todos mis inmunotipos desorientados.

Se sabe que muchos alimentos son fuertes instigadores autoinmunes y continuarán promoviendo la inflamación en el intestino y en otros lugares si sigues comiéndolos. Como primer paso, recomiendo eliminar durante treinta días el azúcar añadido, el alcohol, el trigo, los lácteos, la soja, los huevos, el maíz, los cacahuetes y los alimentos procesados. Esto le permitirá al sistema inmunitario tener tiempo suficiente para ser menos reactivo si alguno de estos alimentos representa un problema. Al cabo de treinta días, probablemente notarás una mejoría en la energía, el estado de ánimo, el sueño, los dolores articulares, los dolores de cabeza, los problemas intestinales y otros síntomas. Sin embargo, la auténtica revelación se produce al reintroducir ciertos alimentos. Si vuelves a incorporar un solo alimento y esperas cuarenta y ocho horas antes de introducir el siguiente, notarás una reaparición de los síntomas en el caso de que ese alimento sea un problema. También pueden utilizarse otras dietas de eliminación más estrictas, como el protocolo autoinmune paleo (AIP, por sus siglas en inglés). Esta dieta va más allá al eliminar los frutos secos y las semillas, las legumbres, los cereales e incluso las verduras solanáceas. Los estudios demuestran que las dietas AIP pueden mejorar enfermedades intestinales como la colitis ulcerosa, la tiroiditis de Hashimoto —una enfermedad tiroidea autoinmune— y la esclerosis múltiple (EM), una enfermedad autoinmune del sistema nervioso.

Las dietas de eliminación no son de por vida

Sé lo que estás pensando: «¡Estoy desconcertado! Si elimino todos estos alimentos, ¿qué *puedo* comer? ¿Esto es para siempre?». Esto me lo dicen mis pacientes todo el tiempo, ¡y lo entiendo! Mi postura es que una dieta de eliminación ha de utilizarse antes que nada como herramienta. ¿Por qué? Porque, para empezar, hay que distinguir entre alergias, sensibilidades e intolerancias alimentarias. No existe ninguna prueba de laboratorio que sea capaz de determinar específicamente cada uno de estos problemas o decirte qué alimentos debes comer y cuáles evitar. La única manera de obtener esa información es seguir una dieta de eliminación. Y esta, según demuestran algunas investigaciones, podría ser eficaz para mejorar las enfermedades autoinmunes.[28] Aun así, para eliminar de por vida de nuestra dieta todos los alimentos más comunes que causan sensibilidad, sería necesario que se realizaran muchos más ensayos clínicos sobre dietas de eliminación para las enfermedades autoinmunes. Por otra parte, al suprimir algunos de estos alimentos nutritivos, como ciertas verduras y semillas, o determinados frutos secos y cereales, podríamos eliminar sin darnos cuenta gran cantidad de minerales y vitaminas de los alimentos consumidos, así como la fibra que sana el intestino. He visto de primera mano cómo meses de dietas de eliminación estrictas pueden causar fobias alimentarias, aislamiento social, ansiedad, empeoramiento de la salud de la microbiota y deficiencias nutricionales. Por eso, recomiendo encarecidamente trabajar con un nutricionista o dietista de medicina funcional capacitado antes de embarcarse en una dieta de eliminación.

El inmunotipo desorientado es un poco más complicado de corregir que los otros tres. Cuando se trata de suplementos, hay que adoptar un enfoque múltiple:

1. Atenuar la inflamación excesiva, tal y como tienen que hacer los inmunotipos hiperactivo y latente, siguiendo las recomendaciones que aparecen a continuación.
2. Bloquear la actividad dañina de las células Th17, que perpetúa la destrucción de los tejidos en las enfermedades autoinmunes.
3. Accionar el interruptor de apagado de una respuesta inmunitaria exagerada aumentando las células T reguladoras (recuerda que estas son las células T calmantes que crean más equilibrio en tu sistema inmunitario).

He aquí algunas herramientas fundamentales para lograrlo:

- Comienza por seguir algunas de las intervenciones enumeradas en el inmunotipo latente para aplacar el exceso de inflamación, como tomar curcumina, resveratrol y SPM.
- **Vitamina D:** he hablado de cómo la deficiencia de vitamina D es un factor de riesgo en el desarrollo de enfermedades autoinmunes e inflamación, por lo que tener una cantidad abundante de esta vitamina es crucial. La vitamina D aumenta el número de células T reguladoras, que el inmunotipo desorientado necesita. Mi objetivo es un nivel sérico de 50 a 80 nl/ml.

Acuérdate de pedirle a tu médico un nivel de referencia y repítelo entre ocho y diez semanas después de empezar a tomar los suplementos. *Dosis recomendada: si no conoces tu nivel, una dosis segura para empezar es de 2.000 a 4.000 UI diarias. Si tu nivel es inferior a 30 nl/ml, es posible que necesites 10.000 UI diarias o más para alcanzar estos niveles. Los análisis son la clave.*

- **Vitamina A:** en el capítulo nueve hablé de la función de la vitamina A como antioxidante, pero es especialmente importante para las personas con un inmunotipo desorientado, ya que estimula las células T reguladoras,[29] especialmente en el intestino, donde a menudo comienzan las enfermedades autoinmunes. La vitamina A también puede ayudar a curar las sensibilidades alimentarias, que impulsan la autoinmunidad y bloquean la formación de células Th17 que destruyen los tejidos.[30] *Dosis recomendada: de 5.000 a 10.000 UI al día, tomadas con los alimentos.*

  Nota: Los niveles muy altos de vitamina A pueden ser tóxicos, así que hay que asegurarse de que otros suplementos que se tomen no la contengan. En las mujeres embarazadas, en particular, las cantidades superiores a 25.000 UI al día pueden causar defectos de nacimiento en el feto, y la Organización Mundial de la Salud no recomienda que las embarazadas tomen vitamina A en absoluto.[31] Por esa razón, la mayoría de las vitaminas prenatales contienen únicamente betacaroteno.

- **Escutelaria:** la baicalina es el ingrediente activo de una conocida hierba medicinal china llamada *Scutellaria baicalensis*, también conocida como escutelaria china. Es popular en el mundo de la medicina naturopática por sus propiedades antioxidantes y además es eficaz para detener la actividad autoinmune debido a su capacidad para bloquear las citoquinas inflamatorias como la IL-6 y el TNF-α.[32] También bloquea las células Th17.[33] Los estudios han demostrado su eficacia en el tratamiento de la artritis, la colitis ulcerosa y la psoriasis.[34, 35] Aparte de esto, tiene un fuerte efecto antiviral, por lo que es una gran opción cuando la enfermedad autoinmune se debe a una infección viral subyacente como el virus de Epstein-Barr. *Dosis recomendada: 500 miligramos tomados dos veces al día.*

- **Glutatión:** el glutatión es posiblemente el antioxidante más importante del cuerpo, por lo que a menudo se lo llama el «antioxidante maestro». Esta proteína neutraliza los radicales libres extremadamente dañinos que se forman en nuestras células a partir de la actividad celular inmunitaria, la desintoxicación e incluso la producción diaria de energía. El glutatión ayuda a reciclar otros antioxidantes, como la vitamina C y la vitamina E, que también protegen contra el estrés oxidativo. Además, preserva la función de las células T reguladoras, que pueden desactivar una respuesta inmunitaria demasiado exuberante.[36] En estudios con animales, el glutatión fue capaz de reducir los niveles de anticuerpos de la artritis reumatoide, que a menudo se utilizan para seguir la actividad de la enfermedad.[37] Debido al daño tisular que se produce en el inmunotipo desorientado, el glutatión es realmente necesario.

Entonces, ¿de dónde se obtiene esta increíble sustancia? La producimos en nuestro cuerpo a partir de aminoácidos como la cisteína, la glutamina, la glicina y el azufre; grandes cantidades de estos aminoácidos se encuentran en las verduras crucíferas como la col, el brócoli y la col rizada. El glutatión es beneficioso prácticamente para todo el mundo, pero en el caso del inmunotipo desorientado hay tanto estrés oxidativo, daño tisular e inflamación que recomiendo aumentar la dosis de esta sustancia. La mejor manera de hacerlo de forma económica es tomar N-acetil cisteína, también conocida como NAC. Este es uno de los precursores más importantes del glutatión y te ayudará a cubrir las necesidades si tus reservas están agotadas. *Dosis recomendada de NAC: de 600 a 1.200 miligramos al día.*

Puedes tomar el glutatión por sí mismo, aunque has de tener en cuenta algunas advertencias. Lo primero es que no se absorbe bien por vía oral y que es bastante caro; luego está su olor: huele ligeramente a huevos podridos. Dicho esto, puedes adquirirlo en formulaciones sublinguales y liposomales para una mejor absorción. *Dosis recomendada de glutatión: 500 miligramos dos veces al día.*

- **Cordyceps sinensis**: también conocido como el hongo de la oruga, el *Cordyceps sinensis* es apreciado por sus efectos antienvejecimiento y de apoyo al corazón. Asimismo, tiene efectos antiinflamatorios y es útil para los pacientes con enfermedades autoinmunes. Puede aumentar la proporción de células T reguladoras con respecto a las Th17. Se ha descubierto que un medicamento llamado cápsula Corbin, elaborado a partir de *Cordyceps* y administrado tres veces al día, mejora los marcadores de gravedad de la enfermedad en pacientes con enfermedad tiroidea autoinmune.[38] Aunque este medicamento solo se puede adquirir en China, el *Cordyceps* sintético está ampliamente disponible. *Dosis recomendada: 1.000 miligramos diarios.*

- **Tripterygium wilfordii (TG)**: también denominado vid del trueno, es una conocida medicina herbaria china con el ingrediente activo celastrol. Se ha evaluado en muchos ensayos clínicos y se ha comprobado su eficacia en el tratamiento de la psoriasis, el lupus, la artritis reumatoide y la colitis ulcerosa, entre otros.[39] En la artritis reumatoide previene la erosión de los huesos y los cartílagos, y en la enfermedad de Crohn, se ha demostrado que es tan eficaz como el fármaco común azatioprina en la prevención de las recidivas tras la cirugía. Actúa bloqueando múltiples vías de inflamación y aleja la polarización de las células T de la producción de Th17.[40] *Dosis recomendada: dado que el TG no está estandarizado, no hay dosis absolutas recomendadas, aunque la dosis efectiva en pacientes de Crohn fue de 1,5 mg/kg de peso corporal. Yo consultaría con un herbolario de medicina china para obtener la dosis adecuada.*

- **Ácido ursólico:** este es otro compuesto que está despertando interés por su eficacia para frenar las enfermedades autoinmunes. En estudios con animales, se descubrió que reduce la artritis autoinmune al disminuir los marcadores de la enfermedad y las células Th17.[41] El ácido ursólico es un componente natural que se encuentra en la piel de las manzanas, pero también en hierbas como el orégano, la albahaca, el tomillo y el romero. *Dosis recomendada: 300 miligramos diarios.*

Dado que cada uno de nosotros tiene un desequilibrio único del sistema inmunitario, tu plan de restauración inmunitaria debe adaptarse a tus necesidades, por lo que el siguiente capítulo podría ser el más importante de este libro. Muchos manuales de salud te ofrecen páginas y páginas de consejos —llenas de suplementos, alimentos, prácticas de estilo de vida y ejercicios— pero luego no te dan ninguna forma de concentrarte en lo que en realidad debes hacer. No espero que sigas todas las sugerencias y tomes todos los suplementos de los juegos de herramientas. De hecho, obtendrás los mejores resultados si eliges una sugerencia de cada uno de los capítulos sobre el sueño, el estrés, la salud intestinal, las toxinas y la nutrición e incorporas estas cinco intervenciones a tu rutina diaria. Además, empieza a tomar tres de los suplementos que correspondan a tu inmunotipo. Te aconsejo que lo hagas durante al menos treinta días antes de juzgar los resultados. Una vez que te sientas cómodo con tu nueva rutina, puedes añadirle más sugerencias del juego de herramientas y suplementos.

CAPÍTULO 11

Resumen del plan de restauración inmunitaria

Mi objetivo es que tomes todos los datos de la segunda parte de este libro y los pongas en acción para que, en el futuro, puedas sentirte animado, confiado y seguro de tu salud. Sin embargo, he de admitir que es *mucha* información, y para eso he creado este capítulo. Aquí, te pediré que elabores un plan de restauración inmunitaria que te resulte fácil consultar. Te ayudará a elegir los elementos de acción de cada capítulo —sobre el sueño, el estrés, la salud intestinal, las toxinas y la nutrición— así como los suplementos que debes incorporar en tus primeros treinta días en el plan de restauración inmunitaria. De este modo, tendrás claro el camino que debes seguir y podrás consultarlo de un vistazo en cualquier momento durante esos treinta días, si necesitas refrescar la memoria o motivarte para seguir llevando a cabo las medidas que has adoptado.

Notarás que algunas de las casillas están en blanco: ¡no, no es un error! He incluido la acción inicial que todas las personas con ese inmunotipo deben realizar durante los primeros treinta días; luego he dejado un espacio en blanco para que añadas la recomendación de cada uno de los capítulos de la segunda parte que te parezca más factible.

Sigue primero el plan de tu inmunotipo principal, en el caso de que tengas más de uno. Siempre podrás volver a realizar el test de los cuatro inmunotipos al final para ver si el principal ha cambiado y entonces abordar otro plan a continuación.

¿Por qué he hecho esto? Porque la personalización va mucho más allá de reconocer tu propio inmunotipo. Cada uno de nosotros tiene diferentes hábitos, retos, horarios, presupuestos y prioridades. Mi propósito no es ofrecerte un plan único al que tengas que ceñirte renunciando a tu vida para seguirlo, sino ayudarte a reequilibrar tu sistema inmunitario de la manera que mejor te funcione, ¡y sin que tengas la sensación de llevar encima una pesada carga!

CÓMO ESTABLECER TU PLAN PERSONALIZADO DE RESTAURACIÓN INMUNITARIA

Para confeccionar tu resumen del plan de restauración inmunitaria, lo primero que tienes que hacer es buscar el cuadro que corresponde a tu inmunotipo primario. Mira la información que ya he rellenado para ti. A continuación, vuelve a repasar los juegos de herramientas de la segunda parte, selecciona la recomendación que te parezca más factible de cada uno (durante treinta días) y escríbela en el espacio en blanco. Quizá te sientas tentado a adoptar más de una recomendación del juego de herramientas de cada pilar, pero te aconsejo que te concentres solo en una, durante los primeros treinta días, con el fin de convertirla en hábito. Después, si te sientes cómodo, añade una segunda acción de cada pilar fundamental durante los siguientes treinta días, y así sucesivamente. Recuerda que puedes empezar con hasta tres suplementos en el primer mes y continuar durante al menos sesenta días antes de añadir más suplementos.

INMUNOTIPO DÉBIL: RESUMEN	
Objetivo: Reforzar el sistema inmunitario mediante el aumento de las células Th1 y las citoquinas, así como la actividad de las células B y la producción de anticuerpos y células asesinas naturales.	
Pilar fundamental: el sueño	**Suplementos (primeros 60 días)**
- Evitar toda la luz azul durante 2 horas antes de acostarse.	1) Melatonina, 3 mg una hora antes de acostarse.
-	2)
-	3)
Pilares del estilo de vida:	
Cómo estoy disminuyendo mi estrés (elige un elemento del juego de herramientas):	
Cómo estoy cuidando mi salud intestinal (elige un elemento del juego de herramientas):	
Cómo estoy desintoxicando mi vida (elige un elemento del juego de herramientas):	
Cómo estoy mejorando mi nutrición (elige un elemento del juego de herramientas):	

INMUNOTIPO LATENTE: RESUMEN

Objetivo: Acabar con las causas de la inflamación y acelerar su desaparición para evitar un ciclo de activación inmunitaria crónica.

Pilar fundamental: la nutrición	Suplementos (primeros 60 días)
- Reducir el consumo de azúcares añadidos.	1) Curcumina, 1.000 mg dos veces al día con la comida.
-	2)
-	3)

Pilares del estilo de vida:

Cómo estoy mejorando mi sueño (elige un elemento del juego de herramientas):

Cómo estoy disminuyendo el estrés (elige un elemento del juego de herramientas):

Cómo estoy cuidando mi salud intestinal (elige un elemento del juego de herramientas):

Cómo estoy desintoxicando mi vida (elige un elemento del juego de herramientas):

INMUNOTIPO HIPERACTIVO: RESUMEN

Objetivo: Reforzar el sistema inmunitario mediante el aumento de las células Th1 y las citoquinas, así como reforzar la actividad de las células B y la producción de anticuerpos y células asesinas naturales.

Pilar fundamental: las toxinas	Suplementos (primeros 60 días)
- Hacer limpieza de tus productos de limpieza.	1) Quercetina, 1.000 mg dos veces al día con la comida.
-	2)
-	3)

Pilares del estilo de vida:

Cómo estoy mejorando mi sueño (elige un elemento del juego de herramientas):

Cómo estoy disminuyendo el estrés (elige un elemento del juego de herramientas):

Cómo estoy cuidando mi salud intestinal (elige un elemento del juego de herramientas):

Cómo estoy mejorando mi nutrición (elige un elemento del juego de herramientas):

INMUNOTIPO DESORIENTADO: RESUMEN

Objetivo: Amortiguar la inflamación excesiva; bloquear la actividad de las células Th17 dañinas, que perpetúan la destrucción de los tejidos en las enfermedades autoinmunes, y apagar el interruptor de una respuesta inmunitaria exagerada, aumentando las células T reguladoras.

Pilar fundamental: la salud intestinal	Suplementos (primeros 60 días)
- Sigue una dieta de eliminación.	1) Vitamina D, al menos 2.000 UI al día, con la comida.
-	2)
-	3)

Pilares del estilo de vida:

Cómo estoy aprendiendo a darle prioridad al sueño (elige un elemento del juego de herramientas):

Cómo estoy disminuyendo el estrés (elige un elemento del juego de herramientas):

Cómo estoy desintoxicando mi vida (elige un elemento del juego de herramientas):

Cómo estoy mejorando mi nutrición (elige un elemento del juego de herramientas):

QUÉ SUCEDE CUANDO COMIENZAS A SEGUIR EL PLAN DE RESTAURACIÓN INMUNITARIA

Una vez que hayas completado el resumen de tu plan de restauración inmunitaria, estarás listo para embarcarte en tus primeros treinta días. ¿Hay algo más que debas saber antes de empezar?

En primer lugar, te recomiendo que utilices un diario o un calendario digital para llevar un registro de tu progreso y anotar cómo te sientes a medida que avanzas. Si no prestas mucha atención, es fácil que pases por alto las pequeñas mejorías en tu salud y tu bienestar. Anotar tus síntomas te ayudará a percibir estos pequeños avances y evitar el desánimo.

En segundo lugar, ten en cuenta que tu inmunotipo ha tardado meses, si no años, en desarrollarse, por lo que es importante ser paciente. Este plan de restauración inmunitaria dura treinta días, pero no es una desintoxicación ni una limpieza; está diseñado como punto de partida para un cambio de estilo de vida a largo plazo. Recomiendo centrarse menos en los objetivos en ese primer mes y más en establecer hábitos que te parezcan factibles. Sigue haciéndolo y con el tiempo notarás que tu cuerpo se desinflama, tu energía aumenta y tus síntomas mejoran. Sé que al principio puede parecer lento, pero si lo haces así, es más probable que los nuevos hábitos se mantengan. Al fin y al cabo, la transformación radical no se produce de la noche a la mañana; los pequeños cambios se van sumando y, antes de que te des cuenta, te sentirás de maravilla. De hecho, los estudios demuestran que se necesita una media de sesenta y seis días para crear un nuevo hábito y conseguir que se mantenga. La mayoría de nosotros tenemos algunos hábitos poco saludables muy arraigados que hemos practicado durante mucho tiempo, así que ten paciencia contigo mismo. En realidad, es la suma de tus hábitos diarios lo que determina tu futuro. Como afirma James Clear, autor de *Hábitos atómicos*: «A menudo da la impresión de que los hábitos no cambian nada hasta que se cruza un umbral crítico y aparece un nuevo nivel de rendimiento». Veo lo mismo cada día con mis pacientes. Los resultados positivos pueden parecer inalcanzables cuando uno se siente fatal y lleva mucho tiempo sintiéndose así. Muchos de mis pacientes no saben qué hacer y sus médicos no les dan esperanzas. Tal vez, como tú, probaron alguna dieta que leyeron en un blog o tomaron algunas vitaminas «reforzadoras» del sistema inmunitario durante un tiempo, pero se rindieron porque no notaban ninguna diferencia. Lo entiendo. Por eso he concentrado en esta obra los pasos más impactantes que conozco para revitalizar y equilibrar tu sistema inmunitario.

Me gustaría poder decir que hay un truco o una píldora mágica para transformar instantáneamente la salud de tu sistema inmunitario. No lo hay. Pero si sigues estos pasos y eres paciente contigo y con tu organismo, experimentarás cambios. He visto esto una y otra vez en mis pacientes que han superado sus límites siendo persistentes y confiando en la capacidad innata de sus cuerpos para sanar.

EL TRABAJO DE LABORATORIO Y LOS CUATRO INMUNOTIPOS

Una vez realizado el cuestionario de los cuatro inmunotipos, ya tienes bastante claro cuál es tu inmunotipo primario y quizá también el secundario. Puede que te preguntes si hay alguna forma de confirmar que los resultados del cuestionario son correctos. En mi consulta, suelo diagnosticar un inmunotipo a través del historial clínico del paciente y sus síntomas actuales —de forma similar a como se hace con el cuestionario de los cuatro inmunotipos—, pero también lo confirmo con análisis de sangre. Y aunque obviamente no puedo pedir análisis de laboratorio para cada lector de este libro, puedo indicarte las pruebas que realizaría con cada inmunotipo para que tengas la información correcta y puedas trabajar con tu profesional de la salud y confirmar tu inmunotipo. Esto no es un requisito, pero te será de utilidad si tienes una puntuación alta en más de un inmunotipo, un empate entre dos o simplemente quieres confirmar tus resultados. Hacerte pruebas de laboratorio que confirmen tu inmunotipo también te ayudará a mantenerte motivado para seguir con los cambios de estilo de vida saludable y puede servirte para hacer un seguimiento de tu progreso.

Así que, sin más preámbulos, estas son las pruebas de laboratorio que recomendaría para cada inmunotipo.

Pruebas de laboratorio para el inmunotipo débil

1. Un recuento sanguíneo completo: esto se conoce como un CBC y se realiza rutinariamente como una prueba de detección de anemia. También mide el recuento total de glóbulos blancos, que incluye los neutrófilos, los monocitos (macrófagos bebé) y los linfocitos (en conjunto, tus células T y B). Si tienes un recuento bajo de glóbulos blancos en general o porcentajes bajos de linfocitos y neutrófilos, esto puede indicarte que algo anda mal. Recomiendo que *todos* los inmunotipos se hagan un recuento sanguíneo completo.

2. La relación CD4/CD8: esta prueba mide la proporción de las células T auxiliares con respecto a las células T asesinas. Durante la crisis del sida, los recuentos bajos de células T auxiliares indicaban que el virus estaba destruyendo el sistema inmunitario, y era una señal alarmante. También sabemos que un número de CD4 rezagado es una

señal de que el sistema inmunitario está envejeciendo más rápido de lo que debería. En cambio, un recuento normal de CD4 en los ancianos indica que cuentan con un sistema inmunitario resistente. De hecho, un estudio realizado en Suecia con personas sanas de cien años de edad descubrió que tenían proporciones de CD4/CD8 ¡como las de los jóvenes![1] *Rango normal: 1,5 a 2,5 o más.*

3. Inmunoglobulinas totales: esta es una medida de tu reserva total de anticuerpos. No indica si estás protegido contra infecciones específicas, sino la cantidad de material bruto con la que cuentas. Aunque es poco frecuente, los adultos pueden estar relativamente sanos durante toda su vida, pero luego se descubre que los niveles de IgG o IgA totales son bajos o están en el límite. Esto es importante, ya que los IgG son el tipo de anticuerpos que nos protege a largo plazo de las infecciones y los IgA son los encargados de proteger la superficie del tracto respiratorio y del tracto gastrointestinal. Un nivel bajo de IgG puede ser muy grave, pero es posible tratarlo a largo plazo con inmunoglobulina intravenosa de donantes, si es necesario. La IgA baja no es tratable, sin embargo, no es tan grave, y conocer su estado te permite tomar precauciones adicionales para no enfermar.

4. Anticuerpos contra el virus de Epstein-Barr (VEB): alrededor del 90% de las personas se ha infectado alguna vez con el VEB, el virus responsable de la mononucleosis, generalmente durante la niñez o la adolescencia. Por lo tanto, la mayoría tendremos anticuerpos contra este virus, aunque no recordemos haber enfermado. Esto es totalmente normal. Sin embargo, un resultado elevado en una prueba llamada antígeno temprano D puede significar que

el virus está reactivado y replicándose, lo que indica una incapacidad de nuestro sistema inmunitario para mantenerlo a raya.

Pruebas de laboratorio para detectar un inmunotipo latente

1. Proteína C reactiva (PCR): esta es una de las mejores pruebas que tenemos para la inflamación. Pide específicamente la PCR de alta sensibilidad. Es una prueba más sensible, especialmente para la inflamación en los vasos sanguíneos. Analiza los niveles de la citoquina proinflamatoria IL-6. *Rango normal: menos de 3,0 mg/L.*

2. Hemoglobina A1c e insulina en ayunas: una sola prueba de tu nivel de glucosa puede ser normal el día que te la hagas. La hemoglobina A1c es una prueba mucho mejor porque te proporciona una media de los últimos noventa días de tu nivel de azúcar en sangre. La insulina en ayunas va un paso más allá. Niveles altos de insulina en ayunas, incluso con un nivel de azúcar en sangre normal, pueden indicar que el páncreas está trabajando en exceso, bombeando insulina en un esfuerzo por mantener el azúcar en sangre bajo. Ambos análisis de sangre son fáciles de realizar. *Rango normal: hemoglobina A1c, menos del 5,7%; insulina en ayunas, de 3 a 8 IU/mL.*

3. LDL oxidado: los niveles altos en esta prueba indican que las partículas de colesterol están dañadas u oxidadas. El LDL oxidado estimula la inflamación, especialmente en los vasos sanguíneos, y es una buena prueba para predecir los ataques cardíacos y la enfermedad arterial coronaria en general. *Rango normal: menos de 60 U/L.*

Pruebas de laboratorio para un inmunotipo hiperactivo

Las pruebas de laboratorio para un inmunotipo hiperactivo buscan principalmente signos de dominancia Th2, que pueden ser revelados por las siguientes pruebas:

1. Recuento de eosinófilos: esto se mide en un CBC de rutina, y cuando es elevado podría ser un signo de alergias o una infección por parásitos. *Cualquier porcentaje superior al 3% es anormal.*

2. Inmunoglobulina IgE: cuando está elevada, siempre se correlaciona con el inmunotipo hiperactivo. *Rango normal: menos de 114 kU/L.*

3. Parásitos: debido a la forma en que se replican los parásitos, a menudo no se detectan en un análisis de heces, incluso si estás infectado. Sin embargo, un análisis de heces que muestra parásitos indica un cambio a la dominancia Th2.

¿Qué nos revela un análisis de heces?

La información que se obtiene de los análisis de heces varía mucho de un laboratorio a otro. La mayoría de las cadenas de laboratorios nacionales hacen pruebas de heces para diferentes infecciones bacterianas, como *H. pylori*, Salmonella, *C. difficile*, parásitos y algunos virus. Sin embargo, algunos laboratorios especializados tienen pruebas mucho más exhaustivas y completas para evaluar lo que de verdad ocurre. Algunos de los beneficios de hacerse una de estas pruebas son que sabrás:

- cómo de inflamado está tu intestino;
- cómo digieres las grasas, las proteínas y los carbohidratos;
- cuántas bacterias buenas tienes y cuáles son sus patrones;
- cuántas bacterias patógenas y cuántos parásitos tienes.

En general, estas pruebas de laboratorio realizan un análisis en profundidad de tu salud intestinal en su conjunto, una información con la que es sumamente importante contar cuando estás tratando de transformar tu salud inmunitaria.

Pruebas de laboratorio para un inmunotipo desorientado

1. Recuento sanguíneo completo: como comenté en la sección de pruebas de laboratorio del inmunotipo débil, este simple análisis de sangre te proporciona mucha información. Un cambio que se puede observar y que indica un aumento de la actividad Th17 es un recuento alto de neutrófilos. Estos glóbulos blancos siempre intervienen en la destrucción de los tejidos.

2. Nivel de vitamina D (25-hidroxivitamina D): debido a que la vitamina D es un modulador inmunitario tan importante, y la deficiencia de vitamina D se ha asociado con la enfermedad autoinmune, es conveniente tener unos niveles elevados, entre 50 y 80 ng/ml, para una salud óptima. Frecuentemente se dice que los niveles son normales solo porque caen dentro del rango más amplio del laboratorio de 30 a 100 nm/ml. Los niveles más cercanos a 30 se consideran «adecuados» para la salud ósea, pero para optimizar la salud inmunitaria hay que apuntar más alto. Los estudios sobre la prevención de infecciones víricas han

261

INMUNOTIPO. LA CLAVE PARA FORTALECER TU SISTEMA INMUNITARIO

indicado que son necesarios niveles más altos de vitamina D.[2] De hecho, los niveles bajos de vitamina D se relacionan con una mayor mortalidad por gripe y COVID-19.[3] Existe el riesgo de hipervitaminosis D si se toma demasiada, pero es poco frecuente. Recomiendo que se comprueben los niveles de vitamina D ocho semanas después de la administración de los suplementos para asegurarse de que están dentro de los límites.

3. Proteína C-reactiva (PCR): lo mismo que sucede con el inmunotipo latente, siempre es conveniente medir el nivel de PCR porque sube con el aumento de la actividad de las células Th17 y la citoquina destructiva IL-6. Por tanto, nos da una idea del nivel de inflamación.

4. Anticuerpos autoinmunes comunes: hago un panel de pruebas de varios de estos anticuerpos, que pueden aparecer años antes de que alguien sea sintomático.

   a. ANA: uno de los más importantes es el ANA* (anticuerpo antinuclear), que es un anticuerpo contra el contenido del núcleo de nuestras células. Los ANA suelen estar elevados en el lupus y en otras enfermedades.

   b. Anti-TPO y antitiroglobulina: los anticuerpos anti-TPO y antitiroglobulina están elevados en la enfermedad tiroidea autoinmune.

   c. Anticuerpos celíacos: el cribado de la enfermedad celíaca es importante, e incluye los anticuerpos transglutaminasa tisular (tTG-IgA) y endomisio IgA (EMA), así como los niveles de inmunoglobulinas A y G. Si

---

* N. del T.: Del inglés *AntiNuclear Antibodies*.

la IgA y la IgG totales son bajas, no solo indica una inmunodeficiencia subyacente, sino que también hace que las pruebas de cribado de la celiaquía y las infecciones sean menos fiables.

d. Anticuerpos contra virus: en el inmunotipo desorientado, los niveles de anticuerpos contra los virus de la familia del herpes, como el de Epstein-Barr (VEB), el del herpes simple (VHS) y el citomegalovirus (CMV), pueden ser elevados y seguirán impulsando una respuesta inflamatoria.

5. Prueba de sensibilidad a los alimentos IgG y prueba de heces del microbioma: puede que sean más difíciles de conseguir a través de tu médico, pero podrías encargarlas a un profesional de la medicina funcional. Los pacientes con enfermedades autoinmunes tienen problemas de intestino permeable y sensibilidades alimentarias frecuentes. Es crucial identificar y dejar de comer los alimentos a los que se es sensible, ya que solo aumentan la inflamación. Por último, un análisis exhaustivo de las heces puede detectar inflamación e infecciones ocultas en el intestino, como parásitos y *H. pylori*, así como el patrón de la microflora sana. Estos factores desempeñan un papel muy importante en el desencadenamiento de la enfermedad y el mantenimiento de los síntomas.

Estos análisis pueden ser extremadamente útiles, pero quiero dejar claro que *no los necesitas como prueba antes de empezar a tomar medidas importantes para paliar tus desequilibrios inmunitarios.* Ten en cuenta que, aunque los laboratorios convencionales están capacitados para realizar la mayoría de las pruebas, algunas de estas solo pueden llevarse a cabo en laboratorios especializados y seguramente no estén cubiertas por el seguro.

POSIBLES PROBLEMAS CON EL PLAN
DE RESTAURACIÓN INMUNITARIA
Y CÓMO SUPERARLOS

Al comenzar tu plan de restauración inmunitaria, probablemente te tropezarás con algunas dificultades, ya sea en relación con el propio plan o con la motivación. Tras haber ayudado a muchos pacientes a realizar cambios de estilo de vida muy parecidos, he intentado prever algunos de los problemas con los que te puedes encontrar y ofrecerte un resumen de mis mejores recomendaciones para solucionarlos.

Qué hacer si no puedes mantener la motivación

Si tienes problemas para cumplir el plan de restauración inmunitaria, te recomiendo varias acciones. Pero, en primer lugar, quiero decirte que entiendo que el cambio pueda resultarnos difícil, especialmente cuando se trata de desprendernos de aquello que nos ofrece una sensación gratificante prácticamente inmediata, como ciertos alimentos. Los hábitos están muy arraigados, por lo que, a veces, realizar cambios no solo nos cuesta, sino que puede llegar a provocar ansiedad. Si tienes problemas para finalizar los primeros treinta días, te sugiero:

• Que llames a un amigo: llevar a cabo el plan de restauración inmunitaria con un amigo puede ayudarte a mantener la motivación y hacerlo todo más divertido. Además, ¡estás ayudando a uno de tus seres queridos a mejorar su salud!

- Que busques el apoyo de un entrenador de salud: los entrenadores de salud son algunos de los profesionales más infravalorados en el campo de la salud, y pueden ayudarte a mantenerte motivado y a seguir adelante. Solo tienes que asegurarte de que cuentan con algún tipo de certificación y formación oficial («entrenador o *coach* de salud» no es una expresión regulada, y cualquiera podría hacerse llamar así, aunque no tuviera ninguna formación oficial). Lo bueno de estos profesionales es que muchos de ellos realizan sesiones telefónicas o virtuales, por lo que puedes contratar a uno que se adapte a tus necesidades sin tener que preocuparte por su ubicación.
- Que escribas el porqué de tu deseo de cambio: hay una razón por la que has escogido este libro.

Tal vez estés harto de contagiarte de cualquier gripe o resfriado que veas a tu alrededor; puede que sufras a diario el dolor de una enfermedad autoinmune; quizá tus alergias sean tan graves que estés pensando en mudarte lejos de donde vives. Sea cual sea tu motivo, escríbelo en una carta para ti mismo y léela una vez a la semana. Te reconectará con tus motivaciones y te ayudará a mantener la moral.

Qué hacer si no estás seguro de que tu inmunotipo sea el correcto

Te recomiendo que vuelvas a realizar el test de los cuatro inmunotipos e intentes responder con la mayor sinceridad posible. Asimismo, puedes realizar los análisis de laboratorio recomendados, que te ofrecerán información adicional. También podrías hacer todas las intervenciones recomendadas de los capítulos cinco a nueve, que serán de gran ayuda para cada inmunotipo. Empieza a tomar los suplementos específicos recomendados para tu inmunotipo; sin embargo, si después de sesenta días no sientes ninguna mejoría, pídele a un profesional de la salud que te haga una nueva evaluación.

Qué hacer si te sientes peor después de empezar tu plan de restauración inmunitaria

Es posible que al principio te sientas peor para luego experimentar una mejoría, pero esto debe mantenerse dentro de lo razonable. A veces, cuando se eliminan alimentos como el azúcar, el trigo, los productos lácteos y las bebidas con cafeína, se puede sufrir un ligero síndrome de abstinencia. Es posible que te sientas un poco dolorido, irritable y cansado, y que se te antoje el azúcar o estos otros alimentos durante unos días o una semana. Eso es normal. Lo que no es normal es el dolor, el aumento de los problemas gastrointestinales o la exacerbación de los síntomas, especialmente los de una enfermedad crónica. Si ocurre algo de eso, deja de tomar todos los suplementos y consulta con tu médico.

Qué hacer si desconfías de los suplementos

Los suplementos han adquirido mala fama en los últimos años, y hay que admitir que hay gente en este sector que está mucho más interesada en ganar dinero a tu costa que en cuidar tu salud. De todos modos, hay marcas que se comprometen a crear productos de la máxima calidad, y creo que los suplementos son una parte importante del reequilibrio de un inmunotipo. Si decides renunciar a ellos, procura comer tantas fuentes alimentarias de ese nutriente y tantas frutas y verduras como sea posible. Seguirás obteniendo enormes beneficios.

Qué hacer si el médico no te apoya

Por desgracia, muchos médicos te dirán que la nutrición y los cambios en el estilo de vida no influyen en tu salud. Si tu médico intenta disuadirte de hacer cambios en tu estilo de vida, vuelve a la sección del capítulo uno titulada «La buena noticia: crianza versus naturaleza», donde enumero las estadísticas sobre cómo un estilo de vida saludable ayuda, indiscutiblemente, a prevenir o reducir los problemas de salud. Un buen médico apoyará tus esfuerzos por llevar un estilo de vida más saludable, y si no lo hace, ¡quizá sea el momento de buscar una segunda opinión!

YA HAS CUMPLIDO TUS PRIMEROS TREINTA DÍAS: ¿Y AHORA QUÉ?

¿Cómo te sientes? Date una palmadita en la espalda por haber sido capaz de pasar un mes entero haciendo frente a los malos hábitos y adquiriendo otros nuevos. Aprovecha este momento para evaluar cómo te sientes en general. ¿Has notado algún cambio en tu energía, estado de ánimo, digestión u otros síntomas? ¿Te sientes menos inflamado? Revisa tus juegos de herramientas y escoge un nuevo cambio de estilo de vida de cada categoría para trabajar este mes, pero no dejes de lado los demás. Si los resultados de las pruebas de laboratorio eran anormales antes de empezar el programa, vuelve a hacértelas al cabo de sesenta días, especialmente si estás tomando suplementos como la vitamina D. Si sigues teniendo síntomas significativos de inflamación, alergia, enfermedad autoinmune u otra dolencia, vuelve a la lista de suplementos para asegurarte de que estás tomando la dosis máxima. Además, puedes añadir uno o dos suplementos más para tu tipo. Tras los primeros treinta días, recomiendo volver a realizar el cuestionario de los cuatro inmunotipos para ver cuánto has mejorado. Pero sinceramente espero que no necesites un cuestionario para saber que te sientes mejor, sino que notes esas mejorías en tu energía, estado de ánimo, dolor, otros síntomas y salud en general. El plan de restauración inmunitaria fue diseñado para ser sostenible, así que técnicamente ¡no tienes por qué abandonarlo nunca! Puedes volver a seguirlo una y otra vez, y contestar el cuestionario periódicamente para ver si tu inmunotipo primario ha cambiado.

El secreto para disfrutar del equilibrio inmunitario durante toda la vida

He reflexionado mucho acerca de mi mensaje de despedida de este libro, que constituye la culminación de años de investigación, aprendizaje y experiencia. Y me gustaría que te quedaras con lo siguiente: tu sistema inmunitario está constantemente cambiando y adaptándose, de manera que cada día tienes la oportunidad de realizar extraordinarios cambios para mejorar tu salud. Solo debes decidir qué alimentos vas a comer, cuánto tiempo vas a dedicar a dormir y a hacer ejercicio, y qué harás para gestionar el estrés. Independientemente de que te sientas inflamado, padezcas alergias, enfermedades autoinmunes o te encuentres siempre cansado y enfermo, este plan de restauración inmunitaria te ayudará a sanar y a recuperar la salud.

Esto es lo que enseño a diario a mis pacientes y, ahora que has leído el libro, tienes las herramientas y el conocimiento para mantener tu sistema inmunitario funcionando como una máquina defensora bien engrasada y eficiente. Puede que ya hayas empezado a realizar cambios en tu vida incorporando algunos de los pasos de las herramientas de restauración inmunitaria; quizá utilices cada noche gafas bloqueadoras de la luz azul, tomes curcumina diariamente, dediques quince minutos a meditar y, me atrevo a decir, comas de manera habitual verduras en el almuerzo. Sean cuales sean las medidas que tomes, sigue adelante. Con el tiempo, tu cuerpo te lo devolverá con creces con una mejor salud inmunitaria, más energía y menos inflamación, dolores y molestias.

Uno de mis principales objetivos al escribir este libro era desmitificar el sistema inmunitario, ya que puede resultar muy complejo para la mayoría de las personas. Lo cierto es que ¡ni siquiera los expertos lo entienden del todo! Me sigue asombrando la inteligencia de este sistema que forma parte de nuestro cuerpo. Cada día descubrimos más secretos de la inmunidad que nos van acercando a mejorar al máximo la salud y a prolongar el bienestar durante más tiempo. A lo largo de los últimos años se han efectuado descubrimientos como el de un nuevo tipo de macrófago protector del cerebro que puede ayudar a prevenir el alzhéimer o nuevas formas de utilización de la nanotecnología para aumentar la tolerancia inmunitaria y reducir las alergias alimentarias y, por supuesto, ha habido un auge de las vacunas de ARNm para acabar con una pandemia mundial en un tiempo récord. También avanzamos a pasos agigantados en la comprensión de cómo el estado emocional, la crianza y las conexiones sociales influyen en nuestra capacidad de recuperación y cómo estos factores repercuten en nuestro sistema inmunitario. En un momento en el que existe mucha agitación social en el mundo, entender esta relación es crucial para nuestra salud.

Tanto los científicos como el resto de los ciudadanos deben seguir tratando de averiguar la relación que existe entre nuestra salud inmunitaria y el cambio climático, el crecimiento de la población, la destrucción de los hábitats de los animales y las toxinas ambientales. Sabemos que, aunque los «nuevos» virus sean una novedad para nosotros, llevan cientos de años acechando en la Tierra en otros huéspedes, reproduciéndose y mutando lentamente hasta que ocurre un cambio en el medioambiente y se produce la propagación, lo que nos pone al alcance de esos virus. También sabemos, como ya he comentado, que la contaminación ambiental a gran escala está alterando el desarrollo de nuestro sistema inmunitario y su funcionamiento a lo largo de la vida. Incluso heredamos cambios epigenéticos de nuestros antepasados causados por factores ambientales que ocurrieron hace muchísimas generaciones. Nuestros cuerpos se adaptan lo mejor que pueden a los cambios en el ecosistema y a las amenazas externas, pero no les es posible hacerlo con la suficiente rapidez. La adaptación evolutiva es cuestión de milenios, y nuestro planeta está cambiando a gran velocidad hasta el punto de que nos cuesta seguir el ritmo. No digo esto para preocuparte, sino para que entiendas que los cambios que se producen dentro y fuera de nuestro cuerpo influyen constantemente en el sistema inmunitario. Este tiene una capacidad increíble para aprender, y seguirá haciéndolo a medida que nos enfrentemos a nuevos retos, pero tenemos que ayudarlo prestándole apoyo y protección con nuestra forma de vivir.

Quiero ofrecerte esperanza y prepararte para que tomes las riendas de tu salud, por muy frustrante que te parezca en este momento. Como el sistema inmunitario es tan complejo, quizá dé la impresión de que no tienes control sobre lo que te ocurre. De hecho, una de las cosas que más me molestan es cuando otro médico le dice a un paciente que no puede hacer nada por él aparte de recetarle medicamentos e instarlo a resignarse a su nuevo destino. Esto es, lisa y llanamente, un error; no solo le hace un flaco favor al paciente, sino que, en mi opinión, también muestra una falta de interés y el incumplimiento de la obligación de ponerse al día por parte de ese profesional. Tenemos que pensar de forma innovadora y no aferrarnos a los criterios que funcionaban hace veinte años. Con razonamientos así no tendríamos iPads, Uber, Venmo, Alexa o muchos otros avances tecnológicos que han cambiado nuestras vidas.

Tengo fe en la medicina moderna, pero sin dejar de creer en el poder curativo integral del cuerpo humano. En su libro *Las 9 claves de la curación natural del cáncer y otras enfermedades*, la doctora Kelly A. Turner entrevistó a cientos de médicos y a sus pacientes que habían sobrevivido al cáncer contra todo pronóstico después de que los tratamientos convencionales les hubieran fallado.

Constató que estos supervivientes tendían a presentar los siguientes rasgos y hábitos:

1. Cambiaron su alimentación.
2. Tomaron el control de su salud.
3. Siguieron su intuición.
4. Utilizaron hierbas y suplementos.
5. Liberaron emociones reprimidas.
6. Aumentaron las emociones positivas.
7. Aceptaron el apoyo social.
8. Profundizaron en su conexión espiritual.
9. Tenían fuertes razones para vivir.

Confío en que con una comprensión más profunda de tu propio sistema inmunitario y de cuáles son sus debilidades y fortalezas, con el conocimiento de tu inmunotipo y con un plan hecho a medida para nutrir, proteger, calmar, fortalecer y reorientar tu sistema inmunitario, tú también puedas alcanzar el equilibrio inmunitario para disfrutar de una vida longeva y saludable.

Agradecimientos

El germen para escribir este libro brotó antes de que nadie sospechara siquiera de la pandemia mundial que se nos venía encima. Pero, en cierto modo, el hecho de que un pequeño virus fuera capaz de paralizar el mundo me animó aún más a seguir escribiendo sobre un tema tan significativo y esencial para todos: el sistema inmunitario.

Son muchísimas las personas que me han ayudado a hacer realidad mi sueño de escribir un libro. Quiero dar las gracias específicamente a algunas de ellas, sin las cuales jamás lo habría logrado.

En primer lugar, no habría tenido esta oportunidad sin mi excepcional agente, Heather Jackson. Me siento increíblemente afortunada de que el universo conspirara para que me encontrara con ella y me preguntara: «¿Te has planteado alguna vez escribir un libro?». Su constante aliento y su asombrosa capacidad para ayudarme a visualizar mis ideas han sido de un valor incalculable. Heather, te doy las gracias por ser mi guía y velar siempre por mí.

A mi maravillosa editora, Tracy Behar, de Little, Brown Spark: conocerte fue como ganar la lotería. Estuviste dispuesta a arriesgarte con mi manuscrito y conmigo, y me siento muy agradecida por haber tenido la oportunidad de crear este libro siguiendo tus consejos. Tus impecables correcciones y comentarios han sido fundamentales para escribirlo.

A la genial y extraordinaria colaboradora Gretchen Lidicker: gracias por guiarme para que no me desviara del rumbo y hacerme reír cuando más agobiada estaba. Me siento en deuda contigo y con tu experiencia por haberme ayudado a organizar, perfeccionar y dar forma a un tema que suele ser bastante complejo hasta lograr convertirlo en un libro maravilloso.

A la magnífica diseñadora Marlene Large, que creó las excelentes ilustraciones de este libro: gracias por lograr que los cuatro inmunotipos cobren vida en la página.

Al doctor Firdaus Dharbar, por ser tan amable y generoso al compartir su investigación y conocimientos conmigo: para que la ciencia de la inmunología siga avanzando diariamente, es fundamental contar con científicos de tu talla.

A mi equipo excepcional de supermujeres en el Moday Center, que nos ha mantenido a flote y en plena forma a lo largo de este tumultuoso año: gracias a Kayleigh McClory por ser una increíble nutricionista y por crear un contenido de extraordinaria calidad en las redes sociales, y a Kristie Depippo por ser el pegamento que nos mantiene unidos y funcionando como una máquina bien engrasada. Gracias a ambas por vuestra flexibilidad durante este tiempo de locura. No podría haberlo hecho sin vosotras.

A la inspiradora doctora Katie Takayasu: fue una suerte inmensa que nos conociéramos en Arizona como becarias de medicina integral. Gracias por tus sabios consejos, por hacerme poner los pies en la tierra y por tu sincera amistad.

Gracias a Jason y Colleen Wachob y al equipo de Mindbodygreen por difundir el mensaje de bienestar al mundo y por dar la cara por mí y por otros profesionales de la medicina funcional desde el principio.

Estoy en deuda con los numerosos médicos, científicos y otros profesionales de los que he aprendido a lo largo de los años. He tenido muchos hombros en los que apoyarme. Ya sea en la vida real u *online*, estoy constantemente motivada y apoyada por multitud de brillantes pioneros. Un agradecimiento especial a la doctora Grace Liu, también conocida como la Diosa del Intestino, que me enseñó tanto sobre la microbiota intestinal: ¡eres alucinante!

A mis pacientes, que también son mis maestros, solo puedo deciros que sois la razón por la que me dedico a este trabajo. Me inspiráis cada día. Gracias.

Estoy muy agradecida a los numerosos amigos que me han enviado correos electrónicos o mensajes de texto y que han estado pendientes de mí durante la redacción de este libro. En particular, a Sam Wegman: nuestras frecuentes charlas motivadoras y tu inquebrantable apoyo durante el último año me han ayudado más de lo que imaginas.

A mis increíbles hermanas de la AFL y la tribu de las SS: puede que nunca nos hayamos conocido en persona, pero vuestras palabras de apoyo, vuestras risas y vuestra sabiduría me han hecho cambiar y ser mejor persona. Mi más sincero agradecimiento a todas y cada una de vosotras.

Tengo la suerte de tener unos hermanos y una familia extensa increíbles con los que puedo contar en todo momento, especialmente mis padres, Peggy y Donald Moday, que siempre me alentaron a escribir y a forjar mi propio camino. Siempre seréis mis principales animadores.

Y por último, a mi increíble compañera, Erica, cuya paciencia, amor y comprensión son inconmensurables. Has estado ahí para levantarme la moral cada vez que me desanimaba, para hacerme la cena, para darme espacio y para recordarme que tenía que disfrutar. Hiciste que este año loco fuera realmente maravilloso. Gracias por ser mi fortaleza.

Recursos

A menudo me preguntan: «¿Cómo puedo encontrar un médico o especialista en medicina funcional?». Existen varios programas de formación excelentes en medicina funcional e integrativa, y los profesionales tienen una trayectoria, experiencia y niveles de formación muy variados.

Aquí tienes algunos buenos sitios por los que empezar:

- El Institute for Functional Medicine ('instituto de medicina funcional'). Busca en su base de datos de profesionales un practicante «certificado»: www.ifm.org/find-a-practitioner/.
- La American Academy of Anti-Aging Medicine o A4M ('academia estadounidense de medicina antienvejecimiento') es el líder mundial de la formación médica continua en medicina de la longevidad, resistencia metabólica y atención integral al paciente: www.a4m.com/find-a-doctor.html.

LABORATORIOS CLÍNICOS

Existen muchas empresas excelentes que dirigen numerosos laboratorios de salud funcional capacitados para evaluar los sistemas que hemos visto en este libro. Los que vienen a continuación son los que utilizo habitualmente y los que recomiendo. La mayoría, si no todos, de estos laboratorios requieren que las pruebas sean solicitadas e interpretadas por un profesional certificado.

Microbioma/Salud gastrointestinal

- Pruebas Trio-Smart: www.triosmartbreath.com.
- Commonwealth Diagnostics International: www.commdx.com.
- Doctor's Data: www.Doctorsdata.com.
- Genova Diagnostics: www.gdx.net.
- Diagnostic Solutions Laboratory: www.diagnostic solutions-lab.com.

Pruebas de micronutrientes

- Laboratorios Spectracell: www.spectracell.com.
- Vibrant America: www.vibrant-america.com/micronutriente.

Pruebas de hormonas del estrés

- Prueba DUTCH de precisión analítica (prueba de orina seca para hormonas totales integrales): www.dutchtest.com.

Prueba de sensibilidad alimentaria y autoinmune

- VibrantWellness: www.vibrant-wellness.com/tests/food-sensitivity.
- Laboratorios Cyrex: www.cyrexlabs.com.

Pruebas de toxinas orgánicas, metales pesados y moho

- Great Plains Laboratory: www.greatplainslaboratory.com.
- Quicksilver Scientific: www.quicksilverscientific.com/testing-products.

PRODUCTOS RECOMENDADOS

Para el sueño

Gafas con filtro de luz azul:
- Swanwick: www.swanwicksleep.com.
- Bedtime Bulb: www.bedtimebulb.com.

Aplicaciones y páginas web para bloquear la luz azul:
- F.lux: www.justgetflux.com.
- Twilight: www.twilight.urbandroid.org.

Aplicaciones para el seguimiento del sueño:
- Oura Ring: www.ouraring.com.

Para la gestión del estrés

Aplicaciones para meditación:
- Calm: www.calm.com.
- InsightTimer: www.insighttimer.com.
- Headspace: www.headspace.com.
- Breethe: www.breethe.com.

Técnicas de respiración:
- Four-seven-eight breath: www.drweil.com/videos-features/videos/breathing-exercises-4-7-8-breath.

Técnica de liberación emocional (EFT*) o *tapping*:
- Gary Craig Official EFT Training Centers: www.emofree.com.
- The Tapping Solution: www.thetappingsolution.com.

---

* N. del T.: Del inglés *Emotional Freedom Techniques*.

Salud medioambiental

Para encontrar productos de limpieza y cuidado personal no tóxicos, una guía de protectores solares seguros y mapas de calidad del agua del grifo, visita la web del Environmental Working Group: www.ewg.org.

Purificadores de aire:
- Austin Air Systems: www.austinair.com.
- Purificador de aire Coway: www.cowayairpurifiers.com.
- IQAir: www.iqair.com.

Sistemas de limpieza del agua:
- Aquasana: www.aquasana.com.
- Filtros Berkey: www.berkeyfilters.com.

Suplementos

Hay muchas empresas de suplementos excelentes:
- Pure Encapsulations: www.pureencapsulations.com.
- Thorne: www.thorne.com.
- Metagenics: www.metagenics.com.
- Designs for Health: www.designsforhealth.com.
- Xymogen: www.xymogen.com.
- Mushroom Revival: www.mushroomrevival.com.

Para ver reseñas independientes de muchas otras empresas de suplementos, consulta ConsumerLab: www.consumerlab.com.

Notas

Capítulo 1

1. Marineli F., Tsoucalas G., Karamanou M., Androutsos G. G. «Mary Mallon (1869-1938) and the history of typhoid fever». *Ann Gastroenterol.* 2013; 26 (2): 132-134.
2. Arias E. «United States life tables», 2008. *Natl Vital Stat Rep.* 24 de septiembre de 2012; 61 (3): 1-63. PMID: 24974590.
3. CDC. Heart Disease Facts. Centers for Disease Control and Prevention. Publicado el 8 de septiembre de 2020. Consultado el 25 de abril de 2021. www.cdc.gov/heartdisease/facts.htm.
4. Centers for Disease Control and Prevention. National Diabetes Statistics Report, 2020. Atlanta: Centers for Disease Control and Prevention, U.S. Dept of Health and Human Services, 2020.
5. www.cdc.gov/media/releases/2017/p0718-diabetes-report.html.
6. www.alz.org/alzheimers-dementia/facts-figures.
7. www.cdc.gov/nchs/data/hestat/obesity_adult_07_08/obesity_adult_07_08.pdf.
8. The State of Mental Health in America. Mental Health. Consultado el 25 de abril de 2021. www.mhanational.org/issues/state-mental-health-america#Key.
9. Autoimmune Diseases. National Institute of Environmental Health Sciences. Consultado el 25 de abril de 2021. www.niehs.nih.gov/health/topics/conditions/autoimmune/index.cfm.
10. Anderson G. «Chronic care: making the case for ongoing care». Princeton (NJ): Robert Wood Johnson Foundation; 2010. www.rwjf.org/content/dam/farm/reports/reports/2010/rwjf54583. Consultado el 1 de septiembre de 2014.
11. Martin C. B., Hales C. M., Gu Q., Ogden C. L. «Prescription drug use in the United States, 2015-2016». *NCHS Data Brief*, n.º 334. Hyattsville, MD: National Center for Health Statistics. 2019.
12. www.cdc.gov/nchs/fastats/drug-use-therapeutic.htm.
13. Brody D. J., Gu Q. «Antidepressant use among adults: United States, 2015-2018». *NCHS Data Brief*, n.º 377. Hyattsville, MD: National Center for Health Statistics. 2020.

14. Wongrakpanich S., Wongrakpanich A., Melhado K., Rangaswami J. «A Comprehensive Review of Non-Steroidal Anti-Inflammatory Drug Use in the Elderly». *Aging Dis*. 2018; 9 (1): 143-150. Publicado el 1 de febrero de 2018. doi:10.14336/AD.2017.0306.

15. Centers for Disease Control and Prevention. 2018 Annual Surveillance Report of Drug-Related Risks and Outcomes –United States. Surveillance Special Report. Centers for Disease Control and Prevention, U.S. Department of Health and Human Services. Publicado el 31 de agosto de 2018.

16. Salami J. A., Warraich H., Valero-Elizondo J., *et al.* «National Trends in Statin Use and Expenditures in the US Adult Population from 2002 to 2013: Insights from the Medical Expenditure Panel Survey». *JAMA Cardiol*. 2017; 2 (1): 56-65. doi:10.1001/jamacardio.2016.4700.

17. www.medicine.wustl.edu/news/popular-heartburn-drugs-linked-to-fatal-heart-disease-chronic-kidney-disease-stomachcancer/#:~:text=More%20 than%2015%20million%20Americans%20have%20prescriptions%20 for%20PPIs.

18. www.drugwatch.com/featured/is-your-heartburn-drug-necessary/#:~: text=PPIs%20come%20with%20rare%20but,even%20when%20 they%20shouldn't.

19. Villarroel M. A., Blackwell D. L., Jen A. Tables of Summary Health Statistics for U.S. Adults: 2018 National Health Interview Survey. National Center for Health Statistics. 2019. Disponible en www.cdc.gov/nchs/nhis/SHS/tables.htm. FUENTE: NCHS, National Health Interview Survey, 2018

20. Felger J. C. «Role of Inflammation in Depression and Treatment Implications». *Handb Exp Pharmacol*. 2019; 250: 255-286. doi:10.1007/164_2018_166.

21. Strachan D. P. «Hay fever, hygiene, and household size».*BMJ*. 1989; 299 (6710): 1259-1260. doi:10.1136/bmj.299.6710.1259.

22. Bloomfield S. F., Rook G. A., Scott E. A., Shanahan F., Stanwell-Smith R., Turner P. «Time to abandon the hygiene hypothesis: new perspectives on allergic disease, the human microbiome, infectious disease prevention and the role of targeted hygiene». *Perspect Public Health*. 2016; 136 (4): 213-224.

23. www.hsph.harvard.edu/news/hsph-in-the-news/doctors-nutrition-education/#:~:text=%E2%80%9CToday%2C%20most%20medical%20 schools%20in,in%20nutrition%2C%20it's%20a%20scandal.

24. www.imperial.ac.uk/news/177778/eating-more-fruits-vegetables-prevent-millions/.

25. Liu Y. Z., Wang Y. X., Jiang C. L. «Inflammation: The Common Pathway of Stress-Related Diseases». *Front Hum Neurosci*. 2017; 11: 316. Publicado el 20 de junio de 2017. doi:10.3389/fnhum.2017.00316.

26. https://health.clevelandclinic.org/how-environmental-toxins-can-impact-your-health/.

27. Yang Q., Zhang Z., Gregg E. W., Flanders W. D., Merritt R., Hu F. B. «Added sugar intake and cardiovascular diseases mortality among US adults». *JAMA Intern Med*. 2014; 174 (4): 516-524. doi:10.1001/jamainternmed.2013.13563.

28. Moling O., Gandini L.. «Sugar and the Mosaic of Autoimmunity». *Am J Case Rep.* 2019; 20: 1364-1368. Publicado el 15 de septiembre de 2019. doi:10.12659/AJCR.915703.
29. Prossegger J., Huber D., Grafetstätter C., *et al.* «Winter Exercise Reduces Allergic Airway Inflammation: A Randomized Controlled Study». *Int J Environ Res Public Health.* 2019; 16 (11): 2040. Publicado el 8 de junio de 2019. doi:10.3390/ijerph16112040.

Capítulo 2
1. Carvalheiro H., Duarte C., Silva-Cardoso S., da Silva J. A. P., Souto-Carneiro, M. M. (2015), «CD8+ T Cell Profiles in Patients with Rheumatoid Arthritis and Their Relationship to Disease Activity». *Arthritis & Rheumatology*, 67: 363-371.
2. Pender M. P. «CD8+ T-Cell Deficiency, Epstein-Barr Virus Infection, Vitamin D Deficiency, and Steps to Autoimmunity: A Unifying Hypothesis». *Autoimmune Diseases*, vol. 2012, ID del artículo 189096, 16 páginas, 2012.

Capítulo 3
1. Ciaccia L. «Fundamentals of Inflammation». *Yale J Biol Med.* 2011; 84 (1): 64-65.
2. Micha R. , Mozaffarian D. «Saturated fat and cardiometabolic risk factors, coronary heart disease, stroke, and diabetes: a fresh look at the evidence». *Lipids.* 2010; 45 (10): 893-905. doi:10.1007/s11745-010-3393-4.
3. Dhaka V., Gulia N., Ahlawat K. S., Khatkar B. S. «Trans fats-sources, health risks and alternative approach: A review». *Journal of Food Science and Technology.* Octubre de 2011; 48 (5): 534-541. doi: 10.1007/s13197-010-0225-8.
4. Yang Q., Zhang Z., Gregg E. W., Flanders W. D., Merritt R., Hu F. B. «Added Sugar Intake and Cardiovascular Diseases Mortality Among US Adults». *JAMA Intern Med.* 2014; 174 (4): 516-524. doi:10.1001/jamainternmed.2013.13563.
5. Singer K., DelProposto J., Morris D. L., *et al.* «Diet-induced obesity promotes myelopoiesis in hematopoietic stem cells». *Mol Metab.* 2014; 3 (6): 664-675. Publicado el 10 de julio de 2014. doi:10.1016/j.molmet.2014.06.005.
6. Basaranoglu M., Basaranoglu G., Bugianesi E. «Carbohydrate intake and nonalcoholic fatty liver disease: fructose as a weapon of mass destruction». *Hepatobiliary Surg Nutr.* 2015; 4 (2): 109-116. doi:10.3978/j.issn.2304-3881.2014.11.05.
7. Sarkar D., Jung M. K., Wang H. J. «Alcohol and the Immune System». *Alcohol Res.* 2015; 37 (2): 153-155.
8. Alexopoulos N., Katritsis D., Raggi P. «Visceral adipose tissue as a source of inflammation and promoter of atherosclerosis». *Atherosclerosis.* 2014; 233 (1): 104-112. doi:10.1016/j.atherosclerosis.2013.12.023.

9. Veldhuijzen van Zanten J. J. C. S., Ring C., Carroll D., *et al.* «Increased C reactive protein in response to acute stress in patients with rheumatoid arthritis». *Annals of the Rheumatic Diseases* 2005; 64: 1299-1304.

10. Falconer C. L., Cooper A. R., Walhin J. P., *et al.* «Sedentary time and markers of inflammation in people with newly diagnosed type 2 diabetes». *Nutr Metab Cardiovasc Dis.* 2014; 24 (9): 956-962. doi:10.1016/j.numecd.2014.03.009.

11. Gao N., Xu W., Ji J., *et al.* «Lung function and systemic inflammation associated with short-term air pollution exposure in chronic obstructive pulmonary disease patients in Beijing, China». *Environ Health* 19, 12 (2020). https://doi.org/10.1186/s12940-020-0568-1.

12. Rizzetto L., Fava F., Tuohy K. M., Selmi C. «Connecting the immune system, systemic chronic inflammation and the gut microbiome: The role of sex». *J Autoimmun.* 2018; 92: 12-34. doi:10.1016/j.jaut.2018.05.008.

13. Roivainen M., Viik-Kajander M., Palosuo T., *et al.* «Infections, inflammation, and the risk of coronary heart disease». *Circulation.* 2000; 101 (3): 252-257. doi:10.1161/01.cir.101.3.252.

14. Pothineni N. V. K., Subramany S., Kuriakose K., Shirazi L. F., Romeo F., Shah P. K., Mehta J. L. «Infections, atherosclerosis, and coronary heart disease». *European Heart Journal*, 2017; 38 (43): 3195-3201. https://doi.org/10.1093/eurheartj/ehx362.

15. Rose N. R. «Infection, mimics, and autoimmune disease». *J Clin Invest.* 2001; 107 (8): 943-944. doi:10.1172/JCI12673.

16. Cunningham M. W. «Pathogenesis of Group A Streptococcal Infections». *Clinical Microbiology Reviews.* Julio de 2000, 13 (3): 470-511. doi: 10.1128/CMR.13.3.470.

17. James J. A., Robertson J. M. «Lupus and Epstein-Barr». *Curr Opin Rheumatol.* 2012; 24 (4): 383-388. doi:10.1097/BOR.0b013e3283535801.

18. Singh S. K., Girschick H. J. «Lyme borreliosis: from infection to autoimmunity». *Clin Microbiol Infect.* 2004; 10 (7): 598-614. doi:10.1111/j.1469-0691.2004.00895.x.

19. Kalish R. A., Leong J. M., Steere A. C. «Association of treatment-resistant chronic Lyme arthritis with HLA-DR4 and antibody reactivity to OspA and OspB of Borrelia burgdorferi». *Infect Immun.* 1993; 61 (7): 2774-2779. doi:10.1128/IAI.61.7.2774-2779.1993.

20. Liu Y., Sawalha A. H., Lu Q. «COVID-19 and autoimmune diseases». *Curr Opin Rheumatol.* 2021; 33 (2): 155-162. doi:10.1097/BOR.0000000000000776.

21. Rehman S., Majeed T., Ansari M. A., Al-Suhaimi E. A. «Syndrome resembling Kawasaki disease in COVID-19 asymptomatic children». *J Infect Public Health.* 2020; 13 (12): 1830-1832. doi:10.1016/j.jiph.2020.08.003.

22. Saad M. A., Alfishawy M., Nassar M., Mohamed M., Esene I. N. y Elbendary A., «COVID-19 and Autoimmune Diseases: A Systematic Review of Reported Cases». *Current Rheumatology Reviews* (2021) 17: 193. https://doi.org/10.2174/1573397116666201029155856.

23. Wang E. Y., Mao T., Klein J., *et al.* «Diverse Functional Autoantibodies in Patients with COVID-19». *Preprint. medRxiv.* 2020; 2020.12.10.20247205. Publicado el 12 de diciembre de 2020. doi:10.1101/2020.12.10.20247205.

24. Rubin R. «As Their Numbers Grow, COVID-19 "Long Haulers" Stump Experts». *JAMA.* 2020; 324 (14): 1381-1383. doi:10.1001/jama.2020.17709.

25. Mizushima N., Levine B., Cuervo A. M., Klionsky D. J. «Autophagy fights disease through cellular self-digestion». *Nature.* 2008; 451 (7182): 1069-1075. doi:10.1038/nature06639.

26. Levine B., Deretic V. «Unveiling the roles of autophagy in innate and adaptive immunity». *Nat Rev Immunol.* 2007; 7 (10): 767-777. doi:10.1038/nri2161.

27. Funderburk S. F., Marcellino B. K., Yue Z. «Cell "self-eating" (autophagy) mechanism in Alzheimer's disease». *Mt Sinai J Med.* 2010; 77 (1): 59-68. doi:10.1002/msj.20161.

28. Lünemann, J., Münz, C. «Autophagy in CD4 + T-cell immunity and tolerance». *Cell Death Differ* 16, 79-86 (2009). https://doi.org/10.1038/cdd.2008.113.

29. Yun C. W., Lee S. H. «The Roles of Autophagy in Cancer». *Int J Mol Sci.* 2018; 19 (11): 3466. Publicado el 5 de noviembre de 2018. doi:10.3390/ijms19113466.

30. Nakamura S., Yoshimori T. «Autophagy and Longevity». *Mol Cells.* 2018; 41 (1): 65-72. doi:10.14348/molcells.2018.2333.

31. Martinez-Lopez N., Tarabra E., Toledo M., *et al.* «System-wide Benefits of Intermeal Fasting by Autophagy». *Cell Metab.* 2017; 26 (6): 856-871.e5. doi:10.1016/j.cmet.2017.09.020.

32. Choi I. Y., Lee C., Longo V. D. «Nutrition and fasting mimicking diets in the prevention and treatment of autoimmune diseases and immunosenescence». *Mol Cell Endocrinol.* 2017; 455: 4-12. doi:10.1016/j.mce.2017.01.042.

Cuatro 4

1. Rashid T., Ebringer A., «Autoimmunity in Rheumatic Diseases Is Induced by Microbial Infections via Crossreactivity or Molecular Mimicry». *Autoimmune Diseases.* 2012, artículo ID 539282, 2012. https://doi.org/10.1155/2012/539282.

2. Park H., Li Z., Yang X. O., *et al.* «A distinct lineage of CD4 T cells regulates tissue inflammation by producing interleukin 17». *Nat Immunol.* 2005; 6 (11): 1133-1141. doi:10.1038/ni1261.

3. Weaver C. T., Harrington L. E., Mangan P. R., Gavrieli M., Murphy K. M. «Th17: an effector CD4 T cell lineage with regulatory T cell ties». *Immunity.* Junio de 2006; 24 (6): 677-688. doi: 10.1016/j.immuni.2006.06.002. PMID: 16782025.

4. Tesmer L. A., Lundy S. K., Sarkar S., Fox D. A. «Th17 cells in human disease». *Immunol Rev.* 2008; 223: 87-113. doi:10.1111/j.1600-065X.2008.00628.x.

5. Yasuda K., Takeuchi Y., Hirota K. «The pathogenicity of Th17 cells in autoimmune diseases». *Semin Immunopathol.* Mayo de 2019; 41 (3): 283-297. doi:

10.1007/s00281-019-00733-8. Epub 19 de marzo de 2019. Erratum in: Semin Immunopathol. 29 de abril de 2019. PMID: 30891627.
6. Vignali D. A., Collison L. W., Workman C. J. «How regulatory T cells work». Nat Rev Immunol. 2008; 8 (7): 523-532. doi:10.1038/nri2343.

Capítulo 5
1. Vitaterna M. H., Takahashi J. S., Turek F. W. «Overview of circadian rhythms». Alcohol Res Health. 2001; 25 (2): 85-93.
2. Comas M., Gordon C. J., Oliver B. G., et al. «A circadian based inflammatory response –implications for respiratory disease and treatment». Sleep Science Practice 1, 18 (2017). https://doi.org/10.1186/s41606-017-0019-2.
3. Carrillo-Vico A., Lardone P. J., Alvarez-Sánchez N., Rodríguez-Rodríguez A., Guerrero J. M. «Melatonin: buffering the immune system». Int J Mol Sci. 2013; 14 (4): 8638-8683. Publicado el 22 de abril de 2013. doi:10.3390/ijms14048638.
4. Provencio I., Jiang G., De Grip W. J., Hayes W. P., Rollag M. D. «Melanopsin: An opsin in melanophores, brain, and eye». Proc Natl Acad Sci USA. 1998; 95 (1): 340-345. doi:10.1073/pnas.95.1.340.
5. Wahl S., Engelhardt M., Schaupp P., Lappe C., Ivanov I.V. «The inner clock-Blue light sets the human rhythm». J Biophotonics. 2019; 12 (12): e201900102. doi:10.1002/jbio.201900102.
6. Gradisar M., Wolfson A. R., Harvey A. G., Hale L., Rosenberg R., Czeisler C. A. «The sleep and technology use of Americans: findings from the National Sleep Foundation's 2011 Sleep in America poll». J Clin Sleep Med. 2013; 9 (12): 1291-1299. Publicado el 15 de diciembre de 2013. doi:10.5664/jcsm.3272.
7. Chang A. M., Aeschbach D., Duffy J. F., Czeisler C. A. «Evening use of light-emitting eReaders negatively affects sleep, circadian timing, and next-morning alertness». Proc Natl Acad Sci USA. 2015; 112 (4): 1232-1237. doi:10.1073/pnas.1418490112.
8. Dimitrov S., Benedict C., Heutling D., Westermann J., Born J., Lange T. «Cortisol and epinephrine control opposing circadian rhythms in T cell subsets». Blood. 2009; 113 (21): 5134-5143. doi:10.1182/blood-2008-11-190769.
9. Besedovsky L., Lange T., Born J. «Sleep and immune function». Pflugers Arch. 2012; 463 (1): 121-137. doi:10.1007/s00424-011-1044-0.
10. Mullington J., Korth C., Hermann D. M., et al. «Dose-dependent effects of endotoxin on human sleep». Am J Physiol Regul Integr Comp Physiol. 2000; 278 (4): R947-R955. doi:10.1152/ajpregu.2000.278.4.R947.
11. Imeri L., Opp M. R. «How (and why) the immune system makes us sleep». Nat Rev Neurosci. 2009; 10 (3): 199-210. doi:10.1038/nrn2576.
12. Kluger M. J., Kozak W., Conn C. A., Leon L. R., Soszynski D. «The adaptive value of fever». Infect Dis Clin North Am. 1996; 10 (1): 1-20. doi:10.1016/s0891-5520(05)70282-8.

13. Reiter R. J., Mayo J. C., Tan D. X., Sainz R. M., Alatorre-Jimenez M., Qin L. «Melatonin as an antioxidant: under promises but over delivers». *J Pineal Res*. 2016; 61 (3): 253-278. doi:10.1111/jpi.12360.

14. Knutson K. L., Spiegel K., Penev P., Van Cauter E. «The metabolic consequences of sleep deprivation». *Sleep Med Rev*. 2007; 11 (3): 163-178. doi:10.1016/j. smrv.2007.01.002.

15. Spiegel K., Leproult R., Van Cauter E. «Impact of sleep debt on metabolic and endocrine function». *Lancet*. 1999; 354 (9188): 1435-1439. doi:10.1016/ S0140-6736(99)01376-8.

16. Knutson K. L. «Impact of sleep and sleep loss on glucose homeostasis and appetite regulation». *Sleep Med Clin*. 2007; 2 (2): 187-197. doi:10.1016/j. jsmc.2007.03.004.

17. Dias J. P., Joseph J. J., Kluwe B., *et al.* «The longitudinal association of changes in diurnal cortisol features with fasting glucose: MESA». *Psychoneuroendocrinology*. 2020; 119: 104698. doi:10.1016/j.psyneuen.2020.104698.

18. Sanyaolu A., Okorie C., Marinkovic A., *et al.* «Comorbidity and its Impact on Patients with COVID-19» [publicado *online* antes de ser impreso el 25 de junio de 2020]. *SN Compr Clin Med*. 2020; 1-8. doi:10.1007/s42399-020-00363-4.

19. Chiappetta, S., Sharma, A. M., Bottino, V., *et al.* «COVID-19 and the role of chronic inflammation in patients with obesity». *Int J Obes* 44, 1790-1792 (2020). https://doi.org/10.1038/s41366-020-0597-4.

20. Lange T., Perras B., Fehm H. L., Born J. «Sleep enhances the human antibody response to hepatitis A vaccination». *Psychosom Med*. 2003; 65 (5): 831-835. doi:10.1097/01.psy.0000091382.61178.f1.

21. Taylor D. J., Kelly K., Kohut M. L., Song K. S. «Is Insomnia a Risk Factor for Decreased Influenza Vaccine Response?». *Behav Sleep Med*. 2017; 15 (4): 270-287. doi:10.1080/15402002.2015.1126596.

22. Cohen S., Doyle W. J., Alper C. M., Janicki-Deverts D., Turner R. B. «Sleep habits and susceptibility to the common cold». *Arch Intern Med*. 2009; 169 (1): 62-67. doi:10.1001/archinternmed.2008.505.

23. Collins K. P., Geller D. A., Antoni M., *et al.* «Sleep duration is associated with survival in advanced cancer patients». *Sleep Med*. 2017; 32: 208-212. doi:10.1016/j.sleep.2016.06.041.

24. Irwin M., McClintick J., Costlow C., Fortner M., White J., Gillin J. C. «Partial night sleep deprivation reduces natural killer and cellular immune responses in humans». *FASEB J*. 1996; 10 (5): 643-653. doi:10.1096/fasebj.10.5.8621064.

25. Hirshkowitz M., Whiton K., Albert S. M., *et al.* «National Sleep Foundation's sleep time duration recommendations: methodology and results summary». *Sleep Health*. 2015; 1 (1): 40-43. doi:10.1016/j.sleh.2014.12.010.

26. Haghayegh S., Khoshnevis S., Smolensky M. H., Diller K. R., Castriotta R. J. «Before-bedtime passive body heating by warm shower or bath to improve

sleep: A systematic review and meta-analysis». *Sleep Med Rev.* 2019; 46: 124-135. doi:10.1016/j.smrv.2019.04.008.

27. Lillehei A. S., Halcon L. L. «A systematic review of the effect of inhaled essential oils on sleep». *J Altern Complement Med.* 2014; 20 (6): 441-451. doi:10.1089/acm.2013.0311.

28. McDonnell B., Newcomb P. «Trial of Essential Oils to Improve Sleep for Patients in Cardiac Rehabilitation». *J Altern Complement Med.* 2019; 25 (12): 1193-1199. doi:10.1089/acm.2019.0222.

29. Taibi D. M., Vitiello M. V. «A pilot study of gentle yoga for sleep disturbance in women with osteoarthritis». *Sleep Med.* 2011; 12 (5): 512-517. doi:10.1016/j.sleep.2010.09.016.

30. Srivastava J. K., Shankar E., Gupta S. «Chamomile: A herbal medicine of the past with bright future». *Mol Med Rep.* 2010; 3 (6): 895-901. doi:10.3892/mmr.2010.377.

31. Ngan A., Conduit R. «A double-blind, placebo-controlled investigation of the effects of Passiflora incarnata (passionflower) herbal tea on subjective sleep quality». *Phytother Res.* 2011; 25 (8): 1153-1159. doi:10.1002/ptr.3400.

32. Shechter A., Kim E. W., St-Onge M. P., Westwood A. J. «Blocking nocturnal blue light for insomnia: A randomized controlled trial». *J Psychiatr Res.* 2018; 96: 196-202. doi:10.1016/j.jpsychires.2017.10.015.

Capítulo 6

1. Goldstein D. S., McEwen B. «Allostasis, homeostats, and the nature of stress». *Stress.* 2002; 5 (1): 55-58. doi:10.1080/102538902900012345.

2. Moreno-Smith M., Lutgendorf S. K., Sood A.K. «Impact of stress on cancer metastasis». *Future Oncol.* 2010; 6 (12): 1863-1881. doi:10.2217/fon.10.142.

3. Dimsdale J. E. «Psychological stress and cardiovascular disease». *J Am Coll Cardiol.* 2008; 51 (13): 1237-1246. doi:10.1016/j.jacc.2007.12.024.

4. Hammen C. «Stress and depression». *Annu Rev Clin Psychol.* 2005; 1: 293-319. doi:10.1146/annurev.clinpsy.1.102803.143938.

5. Song H., Fang F., Tomasson G., *et al.* «Association of Stress-Related Disorders with Subsequent Autoimmune Disease». *JAMA.* 2018; 319 (23): 2388-2400. doi:10.1001/jama.2018.7028.

6. Dhabhar F. S. «Effects of stress on immune function: the good, the bad, and the beautiful». *Immunol Res.* 2014; 58 (2-3): 193-210. doi:10.1007/s12026-014-8517-0.

7. Hassett A. L., Clauw D. J. «The role of stress in rheumatic diseases». *Arthritis Res Ther.* 2010; 12 (3): 123. doi:10.1186/ar3024.

8. Mawdsley J. E., Rampton D. S. «Psychological stress in IBD: new insights into pathogenic and therapeutic implications». *Gut.* 2005; 54 (10): 1481-1491. doi:10.1136/gut.2005.064261.

9. Suárez A. L., Feramisco J. D., Koo J., Steinhoff M. «Psychoneuroimmunology of psychological stress and atopic dermatitis: pathophysiologic and therapeutic

updates». *Acta Derm Venereol.* 2012; 92 (1): 7-15. doi:10.2340/00015555-1188.

10. Chen E., Miller G. E. «Stress and inflammation in exacerbations of asthma». *Brain Behav Immun.* 2007; 21 (8): 993-999. doi:10.1016/j.bbi.2007.03.009.

11. Dhabhar F. S., Malarkey W. B., Neri E., McEwen B. S. «Stress-induced redistribution of immune cells –from barracks to boulevards to battlefields: a tale of three hormones –Curt Richter Award winner». *Psychoneuroendocrinology.* 2012; 37 (9): 1345-1368. doi:10.1016/j.psyneuen.2012.05.008.

12. Nieman D. C., Wentz L. M. «The compelling link between physical activity and the body's defense system». *J Sport Health Sci.* 2019; 8 (3): 201-217. doi:10.1016/j.jshs.2018.09.009.

13. Evans E. S., Hackney A. C., McMurray R. G., *et al.* «Impact of Acute Intermittent Exercise on Natural Killer Cells in Breast Cancer Survivors». *Integr Cancer Ther.* 2015; 14 (5): 436-445. doi:10.1177/1534735415580681.

14. Ford, E. S. «Does Exercise Reduce Inflammation? Physical Activity and C-Reactive Protein Among U.S. Adults». *Epidemiology* 2002; 13 (5): 561-568.

15. Edwards K. M., Burns V. E., Reynolds T., Carroll D., Drayson M., Ring C. «Acute stress exposure prior to influenza vaccination enhances antibody response in women». *Brain Behav Immun.* 2006; 20 (2): 159-168. doi:10.1016/j.bbi.2005.07.001.

16. Campbell J. P., Turner J. E. «Debunking the Myth of Exercise-Induced Immune Suppression: Redefining the Impact of Exercise on Immunological Health Across the Lifespan». *Front Immunol.* 2018; 9: 648. Publicado el 16 de abril de 2018. doi:10.3389/fimmu.2018.00648.

17. Friedenreich C. M. «Physical activity and cancer prevention: from observational to intervention research». *Cancer Epidemiol Biomarkers Prev.* 2001; 10 (4): 287-301.

18. Beavers K. M., Brinkley T. E., Nicklas B. J. «Effect of exercise training on chronic inflammation». *Clin Chim Acta.* 2010; 411 (11-12): 785-793. doi:10.1016/j.cca.2010.02.069.

19. da Silveira M. P., da Silva Fagundes K. K., Bizuti M. R., Starck É., Rossi R. C., de Resende E., Silva D. T. «Physical exercise as a tool to help the immune system against COVID-19: an integrative review of the current literature». *Clin Exp Med.* 2021; 21 (1): 15-28. doi:10.1007/s10238-020-00650-3.

20. Morey J. N., Boggero I. A., Scott A. B., Segerstrom S. C. «Current Directions in Stress and Human Immune Function». *Curr Opin Psychol.* 2015; 5: 13-17. doi:10.1016/j.copsyc.2015.03.007.

21. Chandola T., Brunner E., Marmot M. «Chronic stress at work and the metabolic syndrome: prospective study». *BMJ.* 2006; 332 (7540): 521-525. doi:10.1136/bmj.38693.435301.80.

22. Kivimäki M., Kawachi I. «Work Stress as a Risk Factor for Cardiovascular Disease». *Curr Cardiol Rep.* 2015; 17 (9): 630. doi:10.1007/s11886-015-0630-8.

23. Saul A. N., Oberyszyn T. M., Daugherty C., *et al.* «Chronic stress and susceptibility to skin cancer». *J Natl Cancer Inst.* 2005; 97 (23): 1760-1767. doi:10.1093/jnci/dji401.

24. Moreno-Smith M., Lutgendorf S. K., Sood A. K. «Impact of stress on cancer metastasis». *Future Oncol.* 2010; 6 (12): 1863-1881. doi:10.2217/fon.10.142.

25. Bookwalter D. B., Roenfeldt K. A., LeardMann C. A., *et al.* «Posttraumatic stress disorder and risk of selected autoimmune diseases among US military personnel». *BMC Psychiatry* 20, 23 (2020). https://doi.org/10.1186/s12888-020-2432-9.

26. Dube S. R., Fairweather D., Pearson W. S., Felitti V. J., Anda R. F., Croft J. B. «Cumulative childhood stress and autoimmune diseases in adults». *Psychosom Med.* 2009; 71 (2): 243-250. doi:10.1097/PSY.0b013e3181907888.

27. Zannas A. S., West A. E. «Epigenetics and the regulation of stress vulnerability and resilience». *Neuroscience.* 2014; 264: 157-170. doi:10.1016/j.neuroscience.2013.12.003.

28. Black D. S., Slavich G. M. «Mindfulness meditation and the immune system: a systematic review of randomized controlled trials». *Ann N Y Acad Sci.* 2016; 1373 (1): 13-24. doi:10.1111/nyas.12998.

29. Haluza D., Schönbauer R., Cervinka R. «Green perspectives for public health: a narrative review on the physiological effects of experiencing outdoor nature». *Int J Environ Res Public Health.* 2014; 11 (5): 5445-5461. Publicado el 19 de mayo de 2014. doi:10.3390/ijerph110505445.

30. Peluso M. A., Guerra de Andrade L. H. «Physical activity and mental health: the association between exercise and mood». *Clinics* (Sao Paulo). 2005; 60 (1): 61-70. doi:10.1590/s1807-59322005000100012.

31. Anderson T., Lane A. R., Hackney A. C. «Cortisol and testosterone dynamics following exhaustive endurance exercise». *Eur J Appl Physiol.* 2016; 116 (8): 1503-1509. doi:10.1007/s00421-016-3406-y.

32. Takayama F., Aoyagi A., Takahashi K., Nabekura Y. «Relationship between oxygen cost and C-reactive protein response to marathon running in college recreational runners». *Open Access J Sports Med.* 2018; 9: 261-268. Publicado el 27 de noviembre de 2018. doi:10.2147/OAJSM.S183274.

33. Anderson T., Lane A. R., Hackney A. C. «Cortisol and testosterone dynamics fol lowing exhaustive endurance exercise». *Eur J Appl Physiol.* Agosto de 2016; 116 (8): 1503-1509. doi: 10.1007/s00421-016-3406-y. Epub 4 de junio de 2016. PMID: 27262888.

34. Kreher J. B., Schwartz J. B. «Overtraining syndrome: a practical guide». *Sports Health.* 2012; 4 (2): 128-138. doi:10.1177/1941738111434406.

35. Panossian A. G., Efferth T., Shikov A. N., *et al.* «Evolution of the adaptogenic concept from traditional use to medical systems: Pharmacology of stress-and aging-related diseases». *Med Res Rev.* 2021; 41 (1): 630-703. doi:10.1002/med.21743.

36. Li Y., Pham V., Bui M., *et al.* «Rhodiola rosea L.: an herb with anti-stress, anti-aging, and immunostimulating properties for cancer chemoprevention». *Curr Pharmacol Rep.* 2017; 3 (6): 384-395. doi:10.1007/s40495-017-0106-1.

37. Cicero A. F., Derosa G., Brillante R., Bernardi R., Nascetti S., Gaddi A. «Effects of Siberian ginseng (Eleutherococcus senticosus maxim) on elderly quality of life: a randomized clinical trial». *Arch Gerontol Geriatr*, suppl. 2004; (9): 69-73. doi:10.1016/j.archger.2004.04.012.

38. Panossian A., Wikman G. «Effects of Adaptogens on the Central Nervous System and the Molecular Mechanisms Associated with Their Stress-Protective Activity». *Pharmaceuticals* (Basel). 2010; 3 (1): 188-224. Publicado el 19 de enero de 2010. doi:10.3390/ph3010188.

39. Chandrasekhar K., Kapoor J., Anishetty S. «A prospective, randomized double-blind, placebo-controlled study of safety and efficacy of a high- concentration full-spectrum extract of ashwagandha root in reducing stress and anxiety in adults». *Indian J Psychol Med.* 2012; 34 (3): 255-262. doi:10.4103/0253-7176.106022.

40. Baek J. H., Heo J. Y., Fava M., *et al.* «Effect of Korean Red Ginseng in individuals exposed to high stress levels: a 6-week, double-blind, randomized, placebo-controlled trial». *J Ginseng Res.* 2019; 43 (3): 402-407. doi:10.1016/j.jgr.2018.03.001.

41. Scholey A., Gibbs A., Neale C., *et al.* «Anti-stress effects of lemon balm-containing foods». *Nutrients.* 2014; 6 (11): 4805-4821. Publicado el 30 de octubre de 2014. doi:10.3390/nu6114805.

42. Talbott S. M., Talbott J. A., Pugh M. «Effect of Magnolia officinalis and Phellodendron amurense (Relora®) on cortisol and psychological mood state in moderately stressed subjects». *J Int Soc Sports Nutr.* 2013; 10 (1): 37. Publicado el 7 de agosto de 2013. doi:10.1186/1550-2783-10-37.

Capítulo 7

1. Nagler-Anderson C. «Man the barrier! Strategic defences in the intestinal mucosa». *Nat Rev Immunol.* 2001; 1 (1): 59-67. doi:10.1038/35095573.

2. Vighi G., Marcucci F., Sensi L., Di Cara G., Frati F. «Allergy and the gastrointestinal system». *Clin Exp Immunol.* 2008; 153, supl. 1: 3-6. doi:10.1111/j.1365-2249.2008.03713.x.

3. Sender R., Fuchs S., Milo R. «Revised Estimates for the Number of Human and Bacteria Cells in the Body». *PLoS Biol.* 2016; 14 (8): e1002533. Publicado el 19 de agosto de 2016. doi:10.1371/journal.pbio.1002533.

4. Lyon L. «All disease begins in the gut: was Hippocrates right?». *Brain.* Marzo de 2018; 141 (3): e20. https://doi.org/10.1093/brain/awy017.

5. Lloyd-Price J., Abu-Ali G., Huttenhower C. «The healthy human microbiome». *Genome Med.* 2016; 8 (1): 51. Publicado el 27 de abril de 2016. doi:10.1186/s13073-016-0307-y.

6. O'Hara A. M., Shanahan F. «The gut flora as a forgotten organ». *EMBO Rep.* 2006; 7 (7): 688-693. doi:10.1038/sj.embor.7400731.

7. Tamburini S., Shen N., Wu H., *et al.* «The microbiome in early life: implications for health outcomes». *Nat Med* 22, 713-722 (2016). https://doi.org/10.1038/nm.4142.

8. Belkaid Y., Hand T. W. «Role of the microbiota in immunity and inflammation». *Cell.* 2014; 157 (1): 121-141. doi:10.1016/j.cell.2014.03.011.

9. Troy E. B., Kasper D. L. «Beneficial effects of Bacteroides fragilis polysaccharides on the immune system». *Front Biosci* (Landmark Ed). 2010; 15: 25-34. Publicado el 1 de enero de 2010. doi:10.2741/3603.

10. Ege M. J. «The Hygiene Hypothesis in the Age of the Microbiome». *Ann Am Thorac Soc.* 2017; 14 (supl. 5): S348-S353. doi:10.1513/AnnalsATS.201702-139AW.

11. Lazar V., Ditu L. M., Pircalabioru G. G., *et al.* «Aspects of Gut Microbiota and Immune System Interactions in Infectious Diseases, Immunopathology, and Cancer». *Front Immunol.* 2018; 9: 1830. Publicado el 15 de agosto de 2018. doi:10.3389/fimmu.2018.01830.

12. Kamada N., Chen G. Y., Inohara N., Núñez G. «Control of pathogens and pathobionts by the gut microbiota». *Nat Immunol.* 2013; 14 (7): 685-690. doi:10.1038/ni.2608.

13. Baldini F., Hertel J., Sandt E., *et al.* «Parkinson's disease-associated alterations of the gut microbiome predict disease-relevant changes in metabolic functions». *BMC Biol.* 2020; 18 (1): 62. Publicado el 9 de junio de 2020. doi:10.1186/s12915-020-00775-7.

14. Kowalski K., Mulak A. «Brain-Gut-Microbiota Axis in Alzheimer's Disease». *J Neurogastroenterol Motil.* 2019; 25 (1): 48-60. doi:10.5056/jnm18087.

15. Knight-Sepulveda K., Kais S., Santaolalla R., Abreu M. T. «Diet and Inflammatory Bowel Disease». *Gastroenterol Hepatol* (N Y). 2015; 11 (8): 511-520.

16. Devkota S., Wang Y., Musch M. W., *et al.* «Dietary-fat-induced taurocholic acid promotes pathobiont expansion and colitis in Il10-/-mice». *Nature.* 2012; 487 (7405): 104-108. doi:10.1038/nature11225.

17. Strober W. «Adherent-invasive E. coli in Crohn disease: bacterial "agent provocateur"». *J Clin Invest.* 2011; 121 (3): 841-844. doi:10.1172/JCI46333.

18. Yue B., Luo X., Yu Z., Mani S., Wang Z., Dou W. «Inflammatory Bowel Disease: A Potential Result from the Collusion between Gut Microbiota and Mucosal Immune System». *Microorganisms.* 2019; 7 (10): 440. Publicado el 11 de octubre de 2019. doi:10.3390/microorganisms7100440.

19. Horta-Baas G., Romero-Figueroa M. D. S., Montiel-Jarquín A. J., Pizano-Zárate M. L., García-Mena J., Ramírez-Durán N. «Intestinal Dysbiosis and Rheumatoid Arthritis: A Link between Gut Microbiota and the Pathogenesis of Rheumatoid Arthritis». *J Immunol Res.* 2017; 2017: 4835189. doi:10.1155/2017/4835189.

20. Gill T., Asquith M., Rosenbaum J. T., Colbert R. A. «The intestinal microbiome in spondyloarthritis». *Curr Opin Rheumatol.* 2015; 27 (4): 319-325. doi:10.1097/BOR.0000000000000187.

21. Codoñer F. M., Ramírez-Bosca A., Climent E., *et al.* «Gut microbial composition in patients with psoriasis». *Sci Rep.* 2018; 8 (1): 3812. Publicado el 28 de febrero de 2018. doi:10.1038/s41598-018-22125-y.

22. Jie Z., Xia H., Zhong S. L., *et al.* «The gut microbiome in atherosclerotic cardiovascular disease». *Nat Commun.* 2017; 8 (1): 845. Publicado el 10 de octubre de 2017. doi:10.1038/s41467-017-00900-1.

23. Gurung M., Li Z., You H., *et al.* «Role of gut microbiota in type 2 diabetes pathophysiology». *EBioMedicine.* 2020; 51: 102590. doi:10.1016/j.ebiom.2019.11.051.

24. Jin M., Qian Z., Yin J., Xu W., Zhou X. «The role of intestinal microbiota in cardiovascular disease». *J Cell Mol Med.* 2019; 23 (4): 2343-2350. doi:10.1111/jcmm.14195.

25. Fasano A. «Zonulin and its regulation of intestinal barrier function: the biological door to inflammation, autoimmunity, and cancer». *Physiol Rev.* 2011; 91 (1): 151-175. doi:10.1152/physrev.00003.2008.

26. Fasano A. «Intestinal permeability and its regulation by zonulin: diagnostic and therapeutic implications». *Clin Gastroenterol Hepatol.* 2012; 10 (10): 1096-1100. doi:10.1016/j.cgh.2012.08.012.

27. Barbaro M. R., Cremon C., Morselli-Labate A. M., *et al.* «Serum zonulin and its diagnostic performance in non-coeliac gluten sensitivity». *Gut* 2020; 69: 1966-1974.

28. Talpaert M. J., Gopal Rao G., Cooper B. S., Wade P. «Impact of guidelines and enhanced antibiotic stewardship on reducing broad-spectrum antibiotic usage and its effect on incidence of Clostridium difficile infection». *J Antimicrob Chemother.* 2011; 66 (9): 2168-2174. doi:10.1093/jac/dkr253.

29. Ktsoyan Z., Budaghyan L., Agababova M., *et al.* «Potential Involvement of Salmonella Infection in Autoimmunity». *Pathogens.* 2019; 8 (3): 96. Publicado el 3 de julio de 2019. doi:10.3390/pathogens8030096.

30. Quagliani D., Felt-Gunderson P. «Closing America's fiber intake gap: communication strategies from a food and fiber summit». *Am J Lifestyle Med.* 2016; 11 (1): 80-85. Publicado el 7 de julio de 2016. doi:10.1177/1559827615588079.

31. Zimmer J., Lange B., Frick J. S., *et al.* «A vegan or vegetarian diet substantially alters the human colonic faecal microbiota». *Eur J Clin Nutr.* 2012; 66 (1): 53-60. doi:10.1038/ejcn.2011.141.

32. Wu X., Wu Y., He L., Wu L., Wang X., Liu Z. «Effects of the intestinal microbial metabolite butyrate on the development of colorectal cancer». *J Cancer.* 2018; 9 (14): 2510-2517. Publicado el 15 de junio 2018. doi:10.7150/jca.25324.

33. Mesnage R., Teixeira M., Mandrioli D., *et al.* «Use of shotgun metagenomics and metabolomics to evaluate the impact of glyphosate or Roundup MON 52276 on the gut microbiota and serum metabolome of Sprague-Dawley rats». *Environ Health Perspect.* 2021; 129 (1): 17005. doi:10.1289/EHP6990.

34. Kogevinas M. «Probable carcinogenicity of glyphosate». *BMJ.* 2019; 365: l1613 doi:10.1136/bmj.l1613.

35. Hemarajata P., Versalovic J. «Effects of probiotics on gut microbiota: mechanisms of intestinal immunomodulation and neuromodulation». *Therap Adv Gastroenterol.* 2013; 6 (1): 39-51. doi:10.1177/1756283X12459294.

Capítulo 8

1. Thompson P. A., Khatami M., Baglole C. J., *et al.* «Environmental immune disruptors, inflammation and cancer risk». *Carcinogenesis.* 2015; 36 supl. 1: S232-S253. doi:10.1093/carcin/bgv038.
2. Dietert R. R., Etzel R. A., Chen D., *et al.* «Workshop to identify critical windows of exposure for children's health: immune and respiratory systems work group summary». *Environ Health Perspect.* 2000; 108 supl. 3: 483-490. doi:10.1289/ehp.00108s3483.
3. Winans B., Humble M. C., Lawrence B. P. «Environmental toxicants and the developing immune system: a missing link in the global battle against infectious disease?». *Reprod Toxicol.* 2011; 31 (3): 327-336. doi:10.1016/j.reprotox.2010.09.004.
4. Braun K. M., Cornish T., Valm A., Cundiff J., Pauly J. L., Fan S. «Immunotoxicology of cigarette smoke condensates: suppression of macrophage responsiveness to interferon gamma». *Toxicol Appl Pharmacol.* Abril de 1998; 149 (2): 136v43. doi: 10.1006/taap.1997.8346. PMID: 9571981.
5. Stevens E. A., Mezrich J. D., Bradfield C. A. «The aryl hydrocarbon receptor: a perspective on potential roles in the immune system». *Immunology.* 2009; 127 (3): 299-311. doi:10.1111/j.1365-2567.2009.03054.x.
6. Robinson L., Miller R. «The impact of bisphenol A and phthalates on allergy, asthma, and immune function: a review of latest findings». *Curr Environ Health Rep.* 2015; 2 (4): 379-387. doi:10.1007/s40572-015-0066-8.
7. Le Magueresse-Battistoni B., Vidal H., Naville D. «Environmental pollutants and metabolic disorders: the multi-exposure scenario of life». *Front Endocrinol* (Lausanne). 2018; 9: 582. Publicado el 2 de octubre de 2018. doi:10.3389/fendo.2018.00582.
8. Sobel E. S., Gianini J., Butfiloski E. J., Croker B. P., Schiffenbauer J., Roberts S. M. «Acceleration of autoimmunity by organochlorine pesticides in (NZB x NZW) F1 mice». *Environ Health Perspect.* Marzo de 2005; 113 (3): 323-328. doi: 10.1289/ehp.7347. PMID: 15743722; PMCID: PMC1253759.
9. Cooper G. S., Wither J., Bernatsky S., *et al.* «Occupational and environmental exposures and risk of systemic lupus erythematosus: silica, sunlight, solvents». *Rheumatology* (Oxford). 2010; 49 (11): 2172-2180. doi:10.1093/rheuma tology/keq214.
10. Blake B. E., Fenton S. E. «Early life exposure to periand polyfluoroalkyl substances (PFAS) and latent health outcomes: A review including the placenta as a target tissue and possible driver of per and postnatal effects». *Toxicology.* 2020; 443: 152565. doi:10.1016/j.tox.2020.152565.

11. «Mon Monograph: Perfluorooctanoic Acid or Perfluorooctane Sulfonate»; septiembre de 2016. National Toxicology Program US Department of Health and Human Services.

12. Domingo J. L., Nadal M. «Human exposure to per and polyfluoroalkyl substances (PFAS) through drinking water: A review of the recent scientific literature». *Environ Res*. Octubre de 2019; 177: 108648. doi: 10.1016/j.envres.2019.108648. Epub 12 de agosto de 2019. PMID: 31421451.

13. Vojdani A., Pollard K. M., Campbell A. W. «Environmental triggers and autoimmunity». *Autoimmune Dis*. 2014; 2014:798029. doi:10.1155/2014/798029.

14. Quirós-Alcalá L., Hansel N. N., McCormack M. C., Matsui E. C. «Paraben exposures and asthma-related outcomes among children from the US general population». *J Allergy Clin Immunol*. 2019; 143 (3): 948-956.e4. doi:10.1016/j.jaci.2018.08.021.

15. Larsson M., Hägerhed-Engman L., Kolarik B., James P., Lundin F., Janson S., Sundell J., Bornehag C. G. «PVC –as flooring material– and its association with incident asthma in a Swedish child cohort study». *Indoor Air*. Diciembre de 2010; 20 (6): 494-501. doi: 10.1111/j.1600-0668.2010.00671.x. PMID: 21070375.

16. Elter E., Wagner M., Buchenauer L., Bauer M., Polte T. «Phthalate Exposure during the prenatal and lactational period increases the susceptibility to rheumatoid arthritis in mice». *Front Immunol*. 3 de abril de 2020; 11: 550. doi: 10.3389/fimmu.2020.00550. PMID: 32308655; PMCID: PMC7145968.

17. Darbre P. D., Harvey P. W. «Parabens can enable hallmarks and characteristics of cancer in human breast epithelial cells: a review of the literature with ref erence to new exposure data and regulatory status». *J Appl Toxicol*. Septiembre de 2014; 34 (9): 925-938. doi: 10.1002/jat.3027. Epub 22 de julio de 2014. PMID: 25047802.

18. Savage J. H., Matsui E. C., Wood R. A., Keet C. A. «Urinary levels of triclosan and parabens are associated with aeroallergen and food sensitization». *J Allergy Clin Immunol*. 2012; 130 (2): 453-460.e7. doi:10.1016/j.jaci.2012.05.006.

19. Overexposed. Environmental Working Group. Consultado el 25 de abril de 2021. https://www.ewg.org/research/overexposed-organophosphate-insecticides-childrens-food.

20. Malagón-Rojas J. N., Parra Barrera E. L., Lagos L. «From environment to clinic: the role of pesticides in antimicrobial resistance». *Rev Panam Salud Publica*. 2020; 44: e44. Publicado el 23 de septiembre de 2020. doi:10.26633/RPSP.2020.44.

21. Gangemi S., Gofita E., Costa C., *et al*. «Occupational and environmental exposure to pesticides and cytokine pathways in chronic diseases (Review)». *Int J Mol Med*. 2016; 38 (4): 1012-1020. doi:10.3892/ijmm.2016.2728.

22. Litteljohn D., Mangano E., Clarke M., Bobyn J., Moloney K., Hayley S. «Inflammatory mechanisms of neurodegeneration in toxin-based models of Parkinson's disease». *Parkinsons Dis*. 2010; 2011: 713517. Publicado el 30 de diciembre de 2010. doi:10.4061/2011/713517.

23. Lee G. H., Choi K. C. «Adverse effects of pesticides on the functions of immune system». *Comp Biochem Physiol C Toxicol Pharmacol*. Septiembre de 2020; 235: 108789. doi: 10.1016/j.cbpc.2020.108789. Epub 3 de mayo de 2020. PMID: 32376494.

24. Nayak A. S., Lage C. R., Kim C. H. «Effects of low concentrations of arsenic on the innate immune system of the zebrafish (Danio rerio)». *Toxicol Sci*. Julio de 2007; 98 (1): 118-124. doi: 10.1093/toxsci/kfm072. Epub 30 de marzo de 2007. PMID: 17400579.

25. Skoczyn'ska A., Poreba R., Sieradzki A., Andrzejak R., Sieradzka U. «Wpływ ołowiu i kadmu na funkcje układu immunologicznego [The impact of lead and cadmium on the immune system]». *Med Pr*. 2002; 53 (3): 259-264. Polish. PMID: 12369510.

26. Silva I. A., Nyland J. F., Gorman A., *et al*. «Mercury exposure, malaria, and serum antinuclear/antinucleolar antibodies in Amazon populations in Brazil: a cross-sectional study». *Environ Health*. 2004; 3 (1): 11. Publicado el 2 de noviembre de 2004. doi:10.1186/1476-069X-3-11.

27. Silva I. A., Nyland J. F., Gorman A., *et al*. «Mercury exposure, malaria, and serum antinuclear/antinucleolar antibodies in Amazon populations in Brazil: a cross-sectional study». *Environ Health*. 2004; 3 (1): 11. Publicado el 2 de noviembre de 2004. doi:10.1186/1476-069X-3-11.

28. Hodges R. E., Minich D. M. «Modulation of Metabolic Detoxification Pathways Using Foods and Food-Derived Components: A Scientific Review with Clinical Application». *J Nutr Metab*. 2015; 2015: 760689. doi:10.1155/2015/760689.

29. Eylar E., Rivera-Quinones C., Molina C., Báez I., Molina F., Mercado C. M. «N-Acetylcysteine enhances T cell functions and T cell growth in culture», *International Immunology*, 1983; 5 (1): 97-101. https://doi.org/10.1093/intimm/5.1.97.

30. Polonikov A. «Endogenous Deficiency of Glutathione as the Most Likely Cause of Serious Manifestations and Death in COVID-19 Patients». *ACS Infect Dis*. 2020; 6 (7): 1558-1562. doi:10.1021/acsinfecdis.0c00288.

31. Eliaz I., Weil E., Wilk B. «Integrative medicine and the role of modified citrus pectin/alginates in heavy metal chelation and detoxification –five case reports». *Forschende Komplementarmedizin*. 2007; 14 (6): 358-364.

32. Uchikawa T., Kumamoto Y., Maruyama I., Kumamoto S., Ando Y., Yasutake A. «The enhanced elimination of tissue methylmercury in Parachlorella beijerinckii-fed mice». *Journal of Toxicological Sciences*. 2011; 36 (1): 121-126.

33. Zellner T., Prasa D., Färber E., Hoffmann-Walbeck P., Genser D., Eyer F. «The use of activated charcoal to treat intoxications». *Dtsch Arztebl Int*. 2019; 116 (18): 311-317. doi:10.3238/arztebl.2019.0311.

34. Kraljevic' Pavelic' S., Simovic' Medica J., Gumbarevic' D., Filoševic' A., Pržulj N., Pavelic' K. «Critical review on zeolite clinoptilolite safety and medical applications in vivo». *Front Pharmacol*. 2018; 9:1350. Publicado el 27 de noviembre de 2018. doi:10.3389/fphar.2018.01350.

Capítulo 9

1. Obukhov A. G., Stevens B. R., Prasad R., Li Calzi S., Boulton M. E., Raizada M. K., Oudit G. Y., Grant M. B. «SARS-CoV-2 infections and ACE2: Clinical outcomes linked with increased morbidity and mortality in individuals with diabetes». *Diabetes*. Septiembre de 2020; 69 (9): 1875-1886. doi: 10.2337/dbi20-0019. Epub 15 de julio de 2020. PMID: 32669391; PMCID: PMC7458035.

2. Alcock J., Maley C. C., Aktipis C. A. «Is eating behavior manipulated by the gastrointestinal microbiota? Evolutionary pressures and potential mechanisms». *Bioessays*. 2014; 36 (10): 940-949. doi:10.1002/bies.201400071.

3. «How much sugar is too much?». www.heart.org. Consultado el 25 de abril de 2021. https://www.heart.org/en/healthy-living/healthy-eating/eat-smart/sugar/how-much-sugar-is-too-much.

4. Jung E. S., Park J. I., Park H., Holzapfel W., Hwang J. S., Lee C. H. «Seven-day green tea supplementation revamps gut microbiome and caecum/skin metabolome in mice from stress». *Sci Rep*. 5 de diciembre de 2019; 9 (1): 18418. doi: 10.1038/s41598-019-54808-5. PMID: 31804534; PMCID: PMC6895175.

5. Bungau S., Abdel-Daim M. M., Tit D. M., *et al.* «Health benefits of polyphenols and carotenoids in age-related eye diseases». *Oxid Med Cell Longev*. 2019; 2019: 9783429. Publicado el 12 de febrero de 2019. doi:10.1155/2019/9783429.

6. Wu D. «Green tea EGCG, T-cell function, and T-cell-mediated autoimmune encephalomyelitis». *J Investig Med*. Diciembre de 2016; 64 (8): 1213-1219. doi: 10.1136/jim-2016-000158. Epub 16 de agosto de 2016. PMID: 27531904.

7. Chaplin A., Carpéné C., Mercader J. «Resveratrol, metabolic syndrome, and gut microbiota». *Nutrients*. 2018; 10 (11): 1651. Publicado el 3 de noviembre de 2018. doi:10.3390/nu10111651.

8. Lin R., Piao M., Song Y. «Dietary quercetin increases colonic microbial diversity and attenuates colitis severity in Citrobacter rodentium-infected mice». *Front Microbiol*. 2019; 10: 1092. Publicado el 16 de mayo de 2019. doi:10.3389/fmicb.2019.01092.

9. Jafarinia M., Sadat Hosseini M., Kasiri N., *et al.* «Quercetin with the potential effect on allergic diseases». *Allergy Asthma Clin Immunol*. 2020; 16: 36. Publicado el 14 de mayo de 2020. doi:10.1186/s13223-020-00434-0.

10. Chambial S., Dwivedi S., Shukla K. K., John P. J., Sharma P. «Vitamin C in disease prevention and cure: an overview». *Indian J Clin Biochem*. 2013; 28 (4): 314-328. doi:10.1007/s12291-013-0375-3.

11. Hemilä H., de Man A. M. E. «Vitamin C and COVID-19». *Front Med* (Lausanne). 2021; 7: 559811. Publicado el 18 de enero de 2021. doi:10.3389/fmed.2020.559811.

12. de Melo A. F., Homem-de-Mello M. «High-dose intravenous vitamin C may help in cytokine storm in severe SARS-CoV-2 infection». *Critical Care*. 2020; 24 (1). doi:10.1186/s13054-020-03228-3.

13. Ran L., Zhao W., Wang J., *et al.* «Extra dose of vitamin C based on a daily supplementation shortens the common cold: A meta-analysis of 9 randomizeized controlled trials». *Biomed Res Int.* 2018; 2018: 1837634. Publicado el 5 de julio de 2018. doi:10.1155/2018/1837634.

14. Office of Dietary Supplements, National Institutes of Health Dietary Supplement Fact Sheet: Vitamin E. From: www.ods.od.nih.gov/factsheets/vitamine. asp. Consultado en agosto de 2010.

15. Kalayci O., Besler T., Kilinç K., Sekerel B. E., Saraçlar Y. «Serum levels of antioxidant vitamins (alpha tocopherol, beta carotene, and ascorbic acid) in children with bronchial asthma». *Turk J Pediatr.* Enero-marzo de 2000; 42 (1): 17-21. PMID: 10731863.

16. Meydani S. N., Leka L. S., Fine B. C., *et al.* «Vitamin E and respiratory tract infections in elderly nursing home residents: a randomized controlled trial» [la corrección publicada aparece en *JAMA.* 15 de septiembre de 2004; 292 (11): 1305] [la corrección publicada aparece en *JAMA,* 2 de mayo de 2007; 297 (17): 1882]. *JAMA.* 2004; 292 (7): 828-836. doi:10.1001/jama.292.7.828.

17. Bungau S., Abdel-Daim M. M., Tit D. M., *et al.* «Health benefits of polyphenols and carotenoids in age-related eye diseases». *Oxid Med Cell Longev.* 2019; 2019: 9783429. Publicado el 1 de febrero de 2019. doi:10.1155/2019/9783429.

18. Huang Z., Liu Y., Qi G., Brand D., Zheng S. G. «Role of vitamin A in the immune system». *J Clin Med.* 2018; 7 (9): 258. Publicado el 6 de septiembre de 2018. doi:10.3390/ jcm7090258.

19. Al Senaidy A. M. «Serum vitamin A and beta-carotene levels in children with asthma». *J Asthma.* Septiembre de 2009; 46 (7): 699-702. doi: 10.1080/02770900903056195. PMID: 19728208.

20. Schambach F., Schupp M., Lazar M. A., Reiner S. L. «Activation of retinoic acid receptor-alpha favours regulatory T cell induction at the expense of IL-17- secreting T helper cell differentiation». *Eur J Immunol.* Septiembre de 2007; 37 (9): 2396-2399. doi: 10.1002/eji.200737621. PMID: 17694576.

21. Czarnewski P., Das S., Parigi S. M., Villablanca E. J. «Retinoic acid and its role in modulating intestinal innate immunity». *Nutrients.* 13 de enero de 2017; 9 (1): 68. doi: 10.3390/nu9010068. PMID: 28098786; PMCID: PMC5295112.

22. Leung W. C., Hessel S., Méplan C., Flint J., Oberhauser V., Tourniaire F., Hesketh J. E., von Lintig J., Lietz G. «Two common single nucleotide polymorphisms in the gene encoding beta-carotene 15,15'-monoxygenase alter beta-carotene metabolism in female volunteers». *FASEB J.* Abril de 2009; 23 (4): 1041-1053. doi: 10.1096/fj.08-121962. Epub 22 de diciembre de 2008. PMID: 19103647.

23. Omeed Sizar, Swapnil Khare, Amandeep Goyal, Pankaj Bansal, Givler A. «Vitamin D deficiency». Publicado el 3 de enero de 2021. https://www.ncbi.nlm. nih.gov/books/NBK532266/.

24. Garland C. F., Kim J. J., Mohr S. B., *et al.* «Meta-analysis of all-cause mortality according to serum 25-hydroxyvitamin D». *Am J Public Health*. 2014; 104 (8): e43-e50. doi: 10.2105/AJPH.2014.302034.

25. Prietl B., Pilz S., Wolf M., Tomaschitz A., Obermayer-Pietsch B., Graninger W., Pieber T. R. «Vitamin D supplementation and regulatory T cells in apparently healthy subjects: vitamin D treatment for autoimmune diseases?». *Isr Med Assoc J*. Marzo de 2010; 12 (3): 136-9. PMID: 20684175.

26. Cantorna M. T., Snyder L., Lin Y. D., Yang L. «Vitamin D and 1,25(OH)2D regulation of T cells». *Nutrients*. 2015; 7 (4): 3011-3021. Publicado el 22 de abril de 2015. doi:10.3390/nu7043011.

27. Pierrot-Deseilligny C., Souberbielle J. C. «Contribution of vitamin D insufficiency to the pathogenesis of multiple sclerosis». *Ther Adv Neurol Disord*. 2013; 6 (2): 81-116. doi:10.1177/1756285612473513.

28. Bhutta Z. A. «Vitamin D reduces respiratory tract infections frequency». *J Pediatrics*. 2017; 186: 209-212. doi:10.1016/j.jpeds.2017.04.021.

29. Combs G. F. Jr. «Status of selenium in prostate cancer prevention». *Br J Cancer*. 2004; 91 (2): 195-199. doi:10.1038/sj.bjc.6601974.

30. Huang Z., Rose A. H., Hoffmann P. R. «The role of selenium in inflammation and immunity: from molecular mechanisms to therapeutic opportunities». *Antioxid Redox Signal*. 2012; 16 (7): 705-743. doi:10.1089/ars.2011.4145.

31. Wood S. M., Beckham C., Yosioka A., Darban H., Watson R. R. «Beta-Carotene and selenium supplementation enhances immune response in aged humans». *Integr Med*. 21 de marzo de 2000; 2 (2): 85-92. doi: 10.1016/s1096-2190(00)00009-3. PMID: 10882881.

32. World Health Organization. «The World Health report 2002». *Midwifery*. (2003) 19: 72-73. 10.1054/midw.2002.0343.

33. Wessels I., Maywald M., Rink L. «Zinc as a gatekeeper of immune function». *Nutrients*. 2017; 9 (12): 1286. Publicado el 25 de noviembre de 2017. doi:10.3390/nu9121286.

34. Rao G., Rowland K. «PURLs: Zinc for the common cold —not if, but when». *J Fam Pract*. 2011; 60 (11): 669-671.

35. Novak M., Vetvicka V. «Beta-glucans, history, and the present: immuno-modulatory aspects and mechanisms of action». *J Immunotoxicol*. Enero de 2008; 5 (1): 47-57. doi: 10.1080/15476910802019045. PMID: 18382858.

36. Shin M. S., Park H. J., Maeda T., Nishioka H., Fujii H., Kang I. «The effects of AHCC®, a standardized extract of cultured Lentinura edodes mycelia, on natural killer and t cells in health and disease: Reviews on human and animal studies». *J Immunol Res*. 2019; 2019:3758576. Publicado el 20 de diciembre de 2019. doi:10.1155/2019/3758576.

37. Murphy E. J., Masterson C., Rezoagli E., *et al.* «B-Glucan extracts from the same edible shiitake mushroom Lentinus edodes produce differential in-vitro immunomodulatory and pulmonary cytoprotective effects —Implications for coronavirus disease (COVID-19) immunotherapies». *Sci Total Environ*. 2020; 732: 139330. doi:10.1016/j.scitotenv.2020.139330.

38. Saleh M. H., Rashedi I., Keating A. «Immunomodulatory properties of Coriolus versicolor: The Role of polysaccharopeptide». *Front Immunol.* 6 de septiembre de 2017; 8: 1087. doi: 10.3389/fimmu.2017.01087. PMID: 28932226; PMCID: PMC 5592279.

39. Guggenheim A. G., Wright K. M., Zwickey H. L. «Immune modulation from five major mushrooms: Application to integrative oncology». *Integr Med* (Encinitas). 2014; 13 (1): 32-44.

40. Wachtel-Galor S., Yuen J., Buswell J. A., *et al.* «Ganoderma lucidum (Lingzhi or Reishi): A medicinal mushroom». En: Benzie I. F. F. , Wachtel-Galor S., eds. *Herbal Medicine: Biomolecular and Clinical Aspects*, 2.ª edición. Boca Raton (FL): CRC Press/Taylor & Francis; 2011. Capítulo 9. Disponible en: https://www.ncbi.nlm.nih.gov/books/NBK92757/?report=classic.

41. Hewlings S. J., Kalman D. S. «Curcumin: A review of its effects on human health». *Foods.* 2017; 6 (10): 92. Publicado el 22 de octubre de 2017. doi:10.3390/foods 6100092.

42. Burge K., Gunasekaran A., Eckert J., Chaaban H. «Curcumin and intestinal inflammatory diseases: Molecular mechanisms of protection». *Int J Mol Sci.* 2019; 20 (8): 1912. Publicado el 18 de abril de 2019. doi:10.3390/ijms20081912.

43. Enyeart J. A., Liu H. L., Enyeart J. J. «Curcumin inhibits ACTH- and angiotensin II-stimulated cortisol secretion and Ca(v)3.2 current». *J Nat Prod.* 2009; 72 (8): 1533-1537. doi:10.1021/np900227x.

44. Shen L., Liu L., Ji H. F. «Regulative effects of curcumin spice administration on gut microbiota and its pharmacological implications». *Food Nutr. Res.* 2017; 61: 1361780. doi: 10.1080/16546628.2017.1361780.

45. Brück J., Holstein J., Glocova I., *et al.* «Nutritional control of IL-23/Th17-mediated autoimmune disease through HO-1/STAT3 activation». *Sci Rep.* 14 de marzo de 2017; 7: 44482. doi: 10.1038/srep44482. PMID: 28290522; PMCID: PMC5349589.

46. Shep D., Khanwelkar C., Gade P., *et al.* «Safety and efficacy of curcumin versus diclofenac in knee osteoarthritis: a randomized open-label parallel-arm study». *Trials* 20, 214 (2019). https://doi.org/10.1186/s13063-019-3327-2.

47. Dai Q., Zhou D., Xu L., Song X. «Curcumin alleviates rheumatoid arthritis-induced inflammation and synovial hyperplasia by targeting mTOR pathway in rats». *Drug Des Devel Ther.* 2018; 12: 4095-4105. Publicado el 3 de diciembre de 2018. doi:10.2147/DDDT.S175763.

48. Nicoll R., Henein M. Y. «Ginger (Zingiber officinale Roscoe): a hot remedy for cardiovascular disease?». *Int J Cardiol.* 24 de enero de 2009; 131 (3): 408-409. doi: 10.1016/j.ijcard.2007.07.107. Epub 26 de noviembre de 2007. PMID: 18037515.

49. Mallikarjuna K., Sahitya Chetan P., Sathyavelu Reddy K., Rajendra W. «Ethanol toxicity: rehabilitation of hepatic antioxidant defense system with dietary ginger». *Fitoterapia.* Abril de 2008; 79 (3): 174-178. doi: 10.1016/j.fitote.2007.11.007. Epub 29 de noviembre de 2007. PMID: 18182172.

50. Ajith T. A., Nivitha V., Usha S. «Zingiber officinale Roscoe alone and in combination with alpha-tocopherol protect the kidney against cisplatin-induced acute renal failure». *Food Chem Toxicol*. Junio de 2007; 45 (6): 921-927. doi: 10.1016/j.fct.2006.11.014. Epub 29 de noviembre de 2006. PMID: 17210214.

51. Karuppiah P., Rajaram S. «Antibacterial effect of Allium sativum cloves and Zingiber officinale rhizomes against multiple-drug resistant clinical pathogens». *Asian Pac J Trop Biomed*. 2012; 2 (8): 597-601. doi:10.1016/S2221-1691 (12)60104-X.

52. Mara Teles A., Araújo dos Santos B., Gomes Ferreira C., *et al*. «Ginger (Zingiber officinale) antimicrobial potential: A review». *Ginger Cultivation and Its Antimicrobial and Pharmacological Potentials*. Publicado *online* el 19 de febrero de 2020. Consultado el 25 de abril de 2021. http://dx.doi.org/10.5772/intechopen.89780.

53. Nikkhah Bodagh M., Maleki I., Hekmatdoost A. «Ginger in gastrointestinal disorders: A systematic review of clinical trials». *Food Sci Nutr*. 2018; 7 (1): 96-108. Publicado el 5 de noviembre de 2018. doi:10.1002/fsn3.807.

54. Vomund S., Schäfer A., Parnham M. J., Brüne B., von Knethen A. «Nrf2, the master regulator of anti-oxidative responses». *Int J Mol Sci*. 2017; 18 (12): 2772. Publicado el 20 de diciembre de 2017. doi:10.3390/ijms18122772.

55. Fahey J. W., Zhang Y., Talalay P. «Broccoli sprouts: An exceptionally rich source of inducers of enzymes that protect againstchemical carcinogens». *Proc Natl Acad Sci USA*. Septiembre de 1997, 94 (19): 10367-10372; DOI: 10.1073/pnas.94.19.10367.

56. López-Chillón M. T., Carazo-Díaz C., Prieto-Merino D., Zafrilla P., Moreno D. A., Villaño D. «Effects of long-term consumption of broccoli sprouts on inflammatory markers in overweight subjects». *Clin Nutr*. Abril de 2019; 38 (2): 745-752. doi: 10.1016/j.clnu.2018.03.006. Epub 13 de marzo de 2018. PMID: 29573889.

57. Arreola R., Quintero-Fabián S., López-Roa R. I., *et al*. «Immunomodulation and anti-inflammatory effects of garlic compounds». *J Immunol Res*. 2015; 2015: 401630. doi:10.1155/2015/401630.

58. Varshney R., Budoff M. J. «Garlic and heart disease». *J Nutrition*. 2016; 146 (2): 416S-421S.https://doi.org/10.3945/jn.114.202333.

59. Bayan L., Koulivand P. H., Gorji A. «Garlic: a review of potential therapeutic effects». *Avicenna J Phytomed*. 2014; 4 (1): 1-14.

Capítulo 10

1. Guggenheim A. G., Wright K. M., Zwickey H. L. «Immune modulation from five major mushrooms: Application to integrative oncology». *Integr Med* (Encinitas). 2014; 13 (1): 32-44.

2. Cardwell G., Bornman J. F., James A. P., Black L. J. «A review of mushrooms as a potential source of dietary vitamin D». *Nutrients*. 2018; 10 (10): 1498. Publicado el 13 de octubre de 2018. doi:10.3390/nu10101498.

3. Falandysz J. «Selenium in edible mushrooms». *J Environ Sci Health C Environ Carcinog Ecotoxicol Rev*. Julio-septiembre de 2008; 26 (3): 256-299. doi: 10.1080/10590 500802350086. PMID: 18781538.

4. Salve J., Pate S., Debnath K., Langade D. «Adaptogenic and anxiolytic effects of ashwagandha root extract in healthy adults: A double-blind, randomized, placebo-controlled clinical study». *Cureus*. 2019; 11 (12): e6466. Publicado el 25 de diciembre de 2019. doi:10.7759/cureus.6466.

5. Grudzien M., Rapak A. «Effect of natural compounds on NK cell activation». *J Immunol Res*. 25 de diciembre de 2018; 2018:4868417. doi: 10.1155/2018/4868417. PMID: 30671486; PMCID: PMC6323526.

6. Khan S., Malik F., Suri K. A., Singh J. «Molecular insight into the immune upregulatory properties of the leaf extract of Ashwagandha and identification of Th1 immunostimulatory chemical entity». *Vaccine*. 9 de octubre de 2009; 27 (43): 6080-6087. doi: 10.1016/j.vaccine.2009.07.011. Epub 21 de julio de 2009. PMID: 19628058.

7. Saba E., Lee, Kim M., Kim S. H., Hong S. B., Rhee M. H. «A comparative study on immune-stimulatory and antioxidant activities of various types of ginseng extracts in murine and rodent models». *J Ginseng Res*. 2018; 42 (4): 577-584. doi:10.1016/j.jgr.2018.07.004.

8. Ulfman L. H., Leusen J. H. W., Savelkoul H. F. J., Warner J. O., van Neerven R. J. J. «Effects of bovine immunoglobulins on immune function, allergy, and infection». *Front Nutr*. 2018; 5: 52. Publicado el 22 de junio de 2018. doi:10.3389/fnut.2018.00052.

9. Hałasa M., Maciejewska D., Bas'kiewicz-Hałasa M., Machalin'ski B., Safranow K., Stachowska E. «Oral supplementation with bovine colostrum decreases intestinal permeability and stool concentrations of zonulin in athletes». *Nutrients*. 2017; 9 (4): 370. Publicado el 8 de abril de 2017. doi:10.3390/nu9040370.

10. Patırog˘ lu T., Kondolot M. «The effect of bovine colostrum on viral upper respiratory tract infections in children with immunoglobulin A deficiency». *Clin Respir J*. Enero de 2013; 7 (1): 21-26. doi: 10.1111/j.1752-699X.2011.00268.x. Epub 6 de septiembre de 2011. PMID: 21801330.

11. Velikova T., Tumangelova-Yuzeir K., Georgieva R., *et al*. «Lactobacilli supplemented with larch arabinogalactan and colostrum stimulates an immune response towards peripheral NK activation and gut tolerance». *Nutrients*. 2020; 12 (6): 1706. Publicado el 7 de junio de 2020. doi:10.3390/nu12061706.

12. Riede L., Grube B., Gruenwald J. «Larch arabinogalactan effects on reducing incidence of upper respiratory infections». *Curr Med Res Opin*. 2013; 29 (3): 251-258. doi: 10.1185/03007995.2013.765837.

13. Barak V., Halperin T., Kalickman I. «The effect of Sambucol, a black elderberry-based natural product, on the production of human cytokines: I. Inflammatory cytokines». *Eur Cytokine Netw*. Abril-junio de 2001; 12 (2): 290-296. PMID: 11399518.

14. Kunnumakkara A. B., Bordoloi D., Padmavathi G., *et al.* «Curcumin, the golden nutraceutical: multitargeting for multiple chronic diseases». *Br J Pharmacol.* 2017; 174 (11): 1325-1348. doi:10.1111/bph.13621.

15. Stohs S. J., Chen O., Ray S. D., Ji J., Bucci L. R., Preuss H. G. «Highly bioavailable forms of curcumin and promising avenues for curcumin-based research and application: A review». *Molecules.* 2020; 25 (6): 1397. Publicado el 19 de marzo de 2020. doi:10.3390/molecules25061397.

16. Ramírez-Garza S. L., Laveriano-Santos E. P., Marhuenda-Muñoz M., *et al.* «Health effects of resveratrol: Results from human intervention trials». *Nutrients.* 2018; 10 (12): 1892. Publicado el 3 de diciembre de 2018. doi:10.3390/nu10121892.

17. Movahed A., Nabipour I., Lieben Louis X., *et al.* «Antihyperglycemic effects of short term resveratrol supplementation in type 2 diabetic patients». *Evid Based Complement Alternat Med.* 2013; 2013: 851267. doi:10.1155/2013/851267.

18. Rahman M. H., Akter R., Bhattacharya T., *et al.* «Resveratrol and neuroprotection: Impact and its therapeutic potential in Alzheimer's disease». *Front Pharmacol.* 2020; 11: 619024. Publicado el 30 de diciembre de 2020. doi:10.3389/fphar.2020.619024.

19. Timmers S., Konings E., Bilet L., *et al.* «Calorie restriction-like effects of 30 days of resveratrol supplementation on energy metabolism and metabolic profile in obese humans». *Cell Metab.* 2011; 14 (5): 612-622. doi:10.1016/j.cmet.2011.10.002.

20. Li Z., Geng Y. N., Jiang J. D., Kong W. J. «Antioxidant and anti-inflammatory activities of berberine in the treatment of diabetes mellitus». *Evid Based Complement Alternat Med.* 2014; 2014: 289264. doi: 10.1155/2014/289264.

21. Yin J., Xing H., Ye J. «Efficacy of berberine in patients with type 2 diabetes mellitus». *Metabolism.* 2008; 57 (5): 712-717. doi:10.1016/j.metabol.2008.01.013.

22. Deo S. S., Mistry K. J., Kakade A. M., Niphadkar P. V. «Role played by Th2 type cytokines in IgE mediated allergy and asthma». *Lung India.* 2010; 27 (2): 66-71. doi:10.4103/0970-2113.63609.

23. Mlcek J., Jurikova T., Skrovankova S., Sochor J. «Quercetin and its anti-allergic immune response». *Molecules.* 2016; 21 (5): 623. Publicado el 12 de mayo de 2016. doi:10.3390/molecules21050623.

24. Wang W., Jing W., Liu Q. «Astragalus oral solution ameliorates allergic asthma in children by regulating relative contents of CD4+CD25highCD127low Treg cells». *Front Pediatr.* 2018; 6: 255. Publicado el 20 de septiembre de 2018. doi:10.3389/fped.2018.00255.

25. Chen S. M., Tsai Y. S., Lee S. W., Liu Y. H., Liao S. K., Chang W. W., Tsai P. J. «Astragalus membranaceus modulates Th1/2 immune balance and activates PPARh in a murine asthma model». *Biochem Cell Biol.* Octubre de 2014; 92 (5): 397-405. doi: 10.1139/bcb-2014-0008. Epub 2 de septiembre de 2014. PMID: 25264079.

26. Takano H., Osakabe N., Sanbongi C., *et al.* «Extract of Perilla frutescens enriched for rosmarinic acid, a polyphenolic phytochemical, inhibits seasonal allergic rhinoconjunctivitis in humans». *Experimental Biology and Medicine*. 2004; 229 (3): 247-254.

27. Bakhshaee M., Mohammad Pour A. H., Esmaeili M., *et al.* «Efficacy of supportive therapy of allergic rhinitis by stinging nettle (Urtica dioica) root extract: A randomized, double-blind, placebo-controlled, clinical trial». *Iran J Pharm Res*. 2017; 16 (supl.): 112-118.

28. Chandrasekaran A., Molparia B., Akhtar E., *et al.* «The autoimmune protocol diet modifies intestinal RNA expression in inflammatory bowel disease». *Crohns Colitis* 360. 2019; 1 (3): otz016. doi:10.1093/crocol/otz016.

29. Bakdash G., Vogelpoel L. T., van Capel T. M., Kapsenberg M. L., de Jong E. C. «Retinoic acid primes human dendritic cells to induce gut-homing, IL-10- producing regulatory T cells». *Mucosal Immunol*. Marzo de 2015; 8 (2): 265-278. doi: 10.1038/mi.2014.64. Epub 16 de julio de 2014. PMID: 25027601.

30. Elias K. M., Laurence A., Davidson T. S., *et al.* «Retinoic acid inhibits Th17 polarization and enhances FoxP3 expression through a Stat-3/Stat-5 independent signaling pathway». *Blood*. 2008; 111 (3): 1013v1020. doi:10.1182/blood-2007-06-096438.

31. Bastos M. S., Rolland Souza A. S., Costa Caminha M. F., *et al.* «Vitamin A and pregnancy: A narrative review». *Nutrients*. 2019; 11 (3): 681. Publicado el 22 de marzo de 2019. doi:10.3390/nu11030681.

32. Krakauer T., Li B. Q., Young H. A. «The flavonoid baicalin inhibits superantigen- induced inflammatory cytokines and chemokines». *FEBS Lett*. 29 de junio de 2001; 500 (1-2): 52-55. doi: 10.1016/s0014-5793(01)02584-4. PMID: 11434925.

33. Yang J., Yang X., Yang J., Li M. «Baicalin ameliorates lupus autoimmunity by inhibiting differentiation of Tfh cells and inducing expansion of Tfr cells». *Cell Death Dis*. 2019; 10 (2): 140. Publicado el 13 de febrero de 2019. doi:10.1038/s41419-019-1315-9.

34. Liang S., Deng X., Lei L., *et al.* «The comparative study of the therapeutic effects and mechanism of baicalin, baicalein, and their combination on ulcerative colitis rat». *Front Pharmacol*. 2019; 10: 1466. Publicado el 13 de diciembre de 2019. doi:10.3389/fphar.2019.01466.

35. Wu J., Li H., Li M. «Effects of baicalin cream in two mouse models: 2,4-dinitrofluorobenzene-induced contact hypersensitivity and mouse tail test for psoriasis». *Int J Clin Exp Med*. 15 de febrero de 2015; 8 (2): 2128-2137. PMID: 25932143; PMCID: PMC4402790.

36. Kurniawan H., Franchina D. G., Guerra L., *et al.* «Glutathione restricts serine metabolism to preserve regulatory T cell function». *Cell Metab*. 5 de mayo de 2020; 31 (5): 920-936.e7. doi: 10.1016/j.cmet.2020.03.004. Epub 25 de marzo de 2020. PMID: 32213345; PMCID: PMC7265172.

37. Kadry M. O. «Liposomal glutathione as a promising candidate for immunolo-gical rheumatoid arthritis therapy». *Heliyon*. 2019; 5 (7): e02162. Publicado el 27 de julio de 2019. doi:10.1016/j.heliyon.2019.e02162.

38. Cascão R., Fonseca J. E., Moita L. F. «Celastrol: A spectrum of treatment opportunities in chronic diseases». *Front Med* (Lausanne). 15 de junio de 2017; 4:69. doi: 10.3389/fmed.2017.00069. PMID: 28664158; PMCID: PMC5471334.

39. Ibid.

40. Wang H. L., Jiang Q., Feng X. H., *et al.* «Tripterygium wilfordii Hook F versus conventional synthetic disease-modifying anti-rheumatic drugs as mono- therapy for rheumatoid arthritis: a systematic review and network meta-analysis». *BMC Complement Altern Med*. 2016; 16: 215. Publicado el 13 de julio de 2016. doi:10.1186/s12906-016-1194-x.

41. Baek S. Y., Lee J., Lee D. G., *et al.* «Ursolic acid ameliorates autoimmune ar-thritis via suppression of Th17 and B cell differentiation». *Acta Pharmacol Sin*. 2014; 35 (9): 1177-1187. doi:10.1038/aps.2014.58.

Capítulo 11

1. Strindhall J., Nilsson B. O., Löfgren S., *et al.* «No Immune Risk Profile among individuals who reach 100 years of age: findings from the Swedish NONA immune longitudinal study». *Exp Gerontol*. 2007; 42 (8): 753-761. doi:10.1016/j.exger.2007.05.001.

2. Sabetta J. R., DePetrillo P., Cipriani R. J., Smardin J., Burns L. A., Landry M. L. «Serum 25-hydroxyvitamin D and the incidence of acute viral respiratory tract infections in healthy adults». *PLoS One*. 2010; 5 (6): e11088. Publicado el 14 de junio de 2010. doi:10.1371/journal.pone.0011088.

3. Grant W. B., Lahore H., McDonnell S. L., *et al.* «Evidence that Vitamin D supplementation could reduce risk of influenza and COVID-19 infections and deaths». *Nutrients*. 2020; 12 (4): 988. Publicado el 2 de abril de 2020. doi:10.3390/nu12040988.

Índice temático

Sobre la autora

L a doctora Heather Moday es alergóloga e inmunóloga colegia- da, además de doctora en medicina integral y funcional. Tras trabajar durante años como alergóloga e inmunóloga en la práctica privada, se especializó en medicina integral en el Arizona Center for Integrative Medicine, en Tucson, y obtuvo la certificación del Institute for Functional Medicine. Forma parte del «Colectivo» de Mindbodygreen, la web de bienestar que reúne a los cincuenta me- jores expertos en el ámbito del bienestar. Trabaja, a través de su clí- nica, el Centro Moday, para capacitar a los pacientes a recuperar su salud mediante programas de estilo de vida integral, que se centran en revertir las enfermedades crónicas, así como la creación de un estado de bienestar óptimo. Reside en Virginia con su pareja y sus gatos, Flannel y Raphael, y su perro, Remi. Puedes seguirla en Ins- tagram, @theimmunityMD, y en Facebook, @modaycenter215.